좋은통증
나쁜통증

일러두기

본문 중 만성 통증 사례에 표기한 Ⓝ, Ⓐ, Ⓙ, Ⓥ는 각각 아래와 같은 단어의 약자입니다.

- Ⓝ Name
- Ⓐ Age
- Ⓙ Job
- Ⓥ VAS(Visual Analogue Scale)

좋은 통증 나쁜 통증

한경림 지음

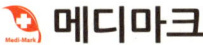
메디마크

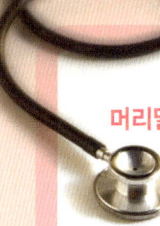

머리말

통증은 증상이 아니라 질병이다

　마취통증의학과 수련의 시절, 전신마취를 두려워하는 85세 할머니에게 부위마취를 하고 수술하는 동안 할머니 머리맡에서 조용조용 이야기를 나눴던 기억이 난다. 당시 할머니는 어깨관절이 다 망가져 어깨관절치환술을 받아야 했는데, 고혈압·심장병·당뇨 등의 지병이 있어 혹 전신마취를 하고 깨어나지 못하면 어쩌나 걱정을 많이 하셨다. 물론 이중, 삼중의 안전장치 하에 전신마취를 하기 때문에 잘못될 염려는 없었지만 할머니의 걱정이 워낙 커 수술하려는 팔만 상완신경차단술로 완전 마취하는 부위마취를 했다. 아프지 않게 하는 것은 말초신경, 척수신경, 뇌신경에 약물을 투여하여 신경의 전도를 막는 것이고, 부위마취(신경차단술)는 주로 말초신경과 척수신경에 주사를 하는 방법이다.

　사람의 몸에 칼을 대고 살을 가르고 뼈를 잘라내면서 정신이 깨어있다는 것은 당시 마취통증의학과 의사인 나에게는 즐거운 경험이었고, 신경차단술로 아픈 자극을 느끼지 못하게 하는 술기가 매우 매력적으로 느껴졌다. 그래서 마취통증의학과 전공의와 전임의를 하는 6년 동안 팔, 다리, 복부 등 각각 원하는 부위만큼 마취시키는 술기에 숙달하려고 노력했고, 누구보다 부위마취를 많이 했던 것으로 기억한다.

의과대학을 졸업하고 수련의와 전임의 과정을 거치는 동안 나는 '통증'을 질병이 있어서 오는 증상, 수술적 자극이 있을 때 혹은 수술 후에 오는 신체적 반응 정도로 알고 있었던 것 같다. 부위마취를 좋아했던 그 당시의 나는 심한 수술적 자극에서 오는 통증을 못 느끼게 하는 방법으로 신경차단술, 이름 그대로 신경을 수술 시간 동안 차단해서 통증을 못 느끼게 하는 시술을 좋아하는 의사였다. 그랬던 나에게 신경차단술이 마취의 방법만이 아니라 통증을 치료할 수 있는 새로운 치료법이라는 것을 알려준 분이 있었다. 바로 1996년 마취통증의학과 전임의를 하던 시절, 나의 스승이신 김찬 선생님이다. 당시 선생님은 우리나라에 다양한 신경차단술을 도입해 통증 치료의 새로운 장을 열고 계셨다. 그때까지만 해도 통증으로 고생하는 분들이 통증을 달랠 수 있는 방법은 진통제가 거의 유일했다. 그런데 내가 아는 부위마취의 몇몇 술기와 교과서에서만 보던 뇌신경을 포함한 우리 몸의 모든 신경에 주사를 놓아 신경을 치료하는 방법으로 통증 환자들의 고통을 덜어주는 모습은 나에게 새로운 도전이 되었다.

1997년 3월부터 통증 치료를 위한 신경차단술을 배우며 통증 환자를 치료하는 의사로서의 새로운 삶이 시작되었다. 통증의학에 발을 담근 그해부터 지금까지 눈에 보이지 않는 통증과 신경차단술이라는 무기를 가지고 환자의 통증을 이해하고 고통을 조금이라도 덜어줄 수 있는 길이 무엇인가를 찾으며 정신없이 살아온 것 같다.

처음 통증을 치료하는 의사의 길에 들어섰을 때만 해도 나는 신경차단술의 매력에 빠져 아픈 부위로 가는 신경을 차단해 환자의 통증이 줄어들 것을 기대하는 풋내기 초보 통증 의사였다. 이 책에서 내가 말하고 싶은 '나쁜 통증'의 진정한 의미를 깨닫지 못한 채 막연히 통증은 어딘가 몸에 분명한 이상이 있기 때문에 아픈 것이라는 일방통행적 개념밖에 없는 무지한 의사였다.

1997년 가을 어느 날로 기억된다. 외모가 단아하고 깔끔한 인상의 48세 여자 환자가 온몸의 통증을 호소하며 내원했다. 척추 MRI와 혈액검사에서 모두 정상이었는데 온몸의 관절 부위와 어깨, 팔, 엉덩이 부위의 근육 통증이 심하다며 여기저기 주사를 놔 달라고 요구했다. 그 모습을 보고 '혹시 저 여자는 가족이나 주위 사람들의 관심을 끌려고 아픈가? 정신적으로 문제가 있는 건 아닌가? 운동을 열심히 하면 좋아질 텐데 왜 운동을 안 하고 병원을 매일 오나?'라는 생각을 했던 적이 있다. 지금 생각하면 환자의 통증을 이해하지 못한 내 자신이 부끄럽고, 그 환자에게 미안한 마음뿐이지만 당시 통증 의사 초년병이었던 내가 '섬유근육통증'이란 병을 쉽게 이해하기는 어려웠다.

환자를 괴롭힌 통증은 소위 '나쁜 통증'이다. 나쁜 통증이란 통증을 일으킨 원인이 사라졌는데도 통증을 전달하는 신경계의 이상으로 통증이 지속되는 만성적인 통증을 말한다. 이러한 나쁜 통증은 외관상으로나 검사상으로 아픈 이유가 없거나 원인과 잘 맞지 않는 통증인 경우가 대부분이다. 최근 20~30년 동안 통증을 연구하는 전 세계의 연구자와 의학자들이 나쁜 통증이 일어나는 이유를 설명하기 위해 끝없는 연구 결과를 쏟아내고 있다.

통증 의학의 커다란 전환점인 1965년, 통증의 관문조절설이 대두되기 전까지만 해도 통증은 통증을 전달하는 신경에 의해서 전달되고 촉각이나 다른 감각들은 그들 고유의 감각을 전달하는 신경에 의해 전달된다고 보았다. 따라서 만성 통증으로 시달리는 경우, 통증이 있는 부위로 가는 신경을 자르면 통증이 없어질 것이라고 생각했다.

1965년 이후 통증의학은 급속도로 발전했다. 1980년대 이후 통증의 분자 세포학적 연구가 활발해지면서 통증의학계는 큰 전환점을 맞게 된다. 즉, 말초신경의 염증이나 손상은 척수와 뇌와 같은 중추신경을 통증에 민감한 상태로 변하게 만드는 '중추신경 감작(central sensitization)'을 일으키고, 중추신경 감작이 일어난 후 일정 시간이 흐르면 신경은 비가역적인 변화(neuroplasticity)를 일으켜 통증이 영구화된다는 개념이 대두되었다. 중추신경 감작에 대한 이러한 연구 결과들은 통증이 더 이상 질병의 증상에 머물지 않고 통증 자체가 신경의 영구적 이상을 초래하는 신경계 질환이라고 인식하게 만드는 계기가 되었다. 그 후 21세기가 되면서 기능적 MRI 연구 등을 통하여 통증을 인지하는 뇌의 기능 변화, 통증 발생과 만성화에 대한 연구가 이루어지고 있다. 통증에 대한 인식도 많이 바뀌었다. 현재 통증은 육체적, 정서적, 정신적, 사회적 이상에 의해 발생하는 것으로 신경계의 불균형에 의한 신경 질환으로 자리 잡고 있다.

이렇게 통증의학의 획기적인 연구 결과들이 쏟아져 나오는 21세기가 되면서 통증 의사 초년병 시절에 이해할 수 없어 속으로 짜증을 냈던 통증 환자들에 대한 미안함과 의사로서 '나쁜 통증'에 대한 이해와 호기심은 더욱 커져갔다. 그래서 환자들의 통증에 대한 표현을 하나도 놓치지 않고 귀 기울여 들으려 노력하고, 환자의 고통이 어떤 것인지, 동물 실험에서 보이는 통증 반응들과 환자들의 통증에서 어떤 점이 유사한지 연관지어보려고 노력하고 있다. 더불어 이제는 나의 자랑스러운 소중한 무기가 된 신경차단술을 이용하여 환자의 통증을 진단하고 치료하면서, 통증의 감각적인 부분과 뇌신경의 관여 정도를 분석함으로써 통증의 원인에 보다 가깝게 접근해 근본적인 치료를 할 수 있게 되었다.

이처럼 통증의학은 최근 30여 년 동안 빠르게 발전했지만 아직도 의료 현실에서는 통증을 정확히 이해하고 치료하지 못하고 있는 것 같다. 지금으로부터 약 7년 전, 본문 중에 소개한 것처럼 손끝의 작은 손상 이후 통증이 지속돼 아픈 부위를 절단하고 아픈 부위로 가는 신경을 절단하는 수술을 13차례나 받고 찾아왔던 안타까운 환자가 있었다. 아픈 부위를 제거하면 아프지 않게 될 것이라는 이론은 이미 20세기 초반의 통증 개념이다. 만성적으로 통증이 지속되는 기전을 연구하기 위한 동물 실험 모델이 동물의 신경을 절단한 후 신경의 반응을 보는 실험이라는 것을 아직도 이해하지 못하는 의료인들이 많다. 이제는 아프다고 아픈 부위를 제거하거나 아픈 부위로 가는 신경을 절단하는 시술은 절대 하지 않는다. 그렇게 신경이 손상되면 오히려 만성 통증을 불러오는 중추신경의 감작을 일으킨다는 것을 알았기 때문이다.

만성 통증은 단순히 아픈 자극에 비례해서 감각적으로 아픈 상태가 아니다. 이것을 이해하지 못해 중추신경계 감작과 관련된 많은 만성 통증 질환 환자들을 간혹 예민하거나 다른 이익을 위해서 아픈 것이라 오해하는 경우도 있다. 이 책을 쓰게 된 동기도 이와 무관하지 않다. 17년 동안 통증으로 고통받는 환자들의 이야기를 귀 기울여 들으면서, 우리 몸의 항상성을 유지하기 위해 꼭 필요한 통증(좋은 통증)이 잘못 인식돼 우리 몸과 마음을 갉아먹는 악마의 모습(나쁜 통증)을 하고 있다는 것을 환자와 가족, 통증 환자를 치료하는 의료인들에게 조금이나마 알리고 싶었다. 그렇다고 의학적으로만 통증에 접근하면 내용이 너무 어려워질 수 있어 환자들이 호소했던 통증을 그림으로 표현해 누구나 쉽게 볼 수 있는 책을 만들고자 노력했다.

통증 전문의를 찾아오는 대부분의 만성 통증 환자들은 통증 자체의 감각적인 강도나 통증 지속시간도 중요하지만 그로 인해 고통받고 생활의 질이 떨어지는 것, 가족과 사회로부터 위축되고 고립되는 것, 자존감이 떨어지는 것, 동반하고 있는 불안·우울·불면 등이 더 중요할 수 있다. 최근 현대의학이 점차 극도로 전문화되어 가는 경향이 있는 반면 통증의학은 한 사람의 신체와 정신의 총체적인 고통을 다루는 학문이다. 그래서 나로 하여금 끊임없이 도전하게끔 만든다.

여전히 의사들을 포함한 많은 사람들은 눈에 보이는 것, 신체적인 것은 확인할 수 있지만 눈에 보이지 않는 것, 정신적인 것은 확인할 수 없기 때문에 아직도 만성 통증의 이해와 치료도 제각각이다. 의료계에서도 통증의학을 하나의 학문으로 공부할 수 있는 기회가 아직도 턱없이 부족하고, 의료인들에게도 만성 통증은 통증 자체가 존재하는 것인지 환자의 뇌 안에 있는 것인지 혼란스러운 존재이기도 하다. 이 책이 통증을 제대로 이해하는 데 도움이 되고, 만성 통증으로 고통받는 주변 사람들을 다시 한 번 돌아볼 수 있게 하는 계기가 되었으면 좋겠다. 그래서 환자들의 고통을 그의 가족들과 친지, 친구들이 조금이라도 이해할 수 있다면 환자들에게 큰 힘이 될 것이다.

통증 전문의의 길은 쉽지 않다. 그래도 80세 어른이 척추 압박 골절이 되어 허리 통증으로 꼼짝도 못하고 누워만 지내다가 척추체 성형술을 받고 다음 날부터 걸어서 퇴원하는 모습이나 삼차신경통 환자가 밥도 못 먹고 말도 못하고 고생하다가 삼차신경차단술 후 한 달 만에 마음 놓고 밥을 먹을 수 있어 고맙다는 말씀을 하실 때는 통증 전문의로서의 삶에 보람을 느낀다. 하지만 아직 갈 길이 멀다. 원인이 불분명한 만성 통증으로 고생하는 환자들의 보이지 않는 고통을 조금이라도 덜어드리는 동반자가 되려면 더욱더 노력해야 한다. 이 책은 지금까지의 과정을 중간 점검하고, 더 열심히 노력하겠다는 의지를 담은 것이기도 하다.

  이 책의 본문 가운데 증례로 나오는 가명의 환자들은 그동안 실제 만났던 환자들이며, 그 분들께 진심으로 감사를 드린다. 또한 17년 전 신경차단술기에 호기심이 많던, 통증에는 무지한 의사를 통증 치료 술기에 능숙하게 키워주시고, 오로지 통증 환자의 치료에만 전념하게 기회를 주신 스승님이신 김찬 선생님께도 깊은 감사를 드린다. 통증 치료 의사의 길로 들어선 17년 동안 수험생이라고 놀리면서도 나를 항상 지지해주고 응원해준 남편과 부모님께, 그리고 이제 훌쩍 성인이 된 아이들에게도 감사를 전한다. 마지막으로 1년여 이상 인내를 가지고 내가 책을 완성할 때까지 기다려주고 좋은 책을 만들기 위해 조언을 아끼지 않은 출판사 여러분들과 환자들의 통증을 그림으로 표현해준 조카 양지영에게도 진심으로 고마움을 전하면서 이 책을 마무리한다.

2013년 봄
저자 한 경 림

추천사

만성 통증에 시달리는 환자들에게
희망과 용기를 주는 책이 되길……

    1990년 이전만 해도 국내에서는 통증은 증상일 뿐, 그 자체가 하나의 질병이라 생각하지 않았다. 통증을 일으키는 원인 질병을 치료하면 통증은 저절로 없어지는 것이라 여겼기 때문에 당연히 통증을 적극적으로 치료하지 않았다. 고작해야 심각한 통증에 시달리는 말기암 환자나 수술 후 환자에 한해 보조적 요법으로 통증 치료를 하는 데 그쳤다.

    나 또한 그때까지만 해도 통증이 적극적인 치료가 필요한 질병이라 생각지 못했다. 하지만 일본의 간토테이신병원에 연수를 간 것이 계기가 되어 그동안 보지 못했던 통증의 세계에 눈을 뜨게 되었다. 간토테이신병원은 일본의 유명한 통증클리닉이 있는 병원인데, 대상포진, 삼차신경통, 많은 척추 질환 환자에게 생기는 통증을 별도의 질병으로 보고 치료하고 있었다.

    통증도 질병이라는 인식은 큰 충격이었다. 이후 한국으로 돌아와 국내에서 최초로 통증 질환에 대한 신경치료를 전문적으로 하는 신경통증클리닉을 만들었다. 그 과정이 쉽지는 않았지만 나의 작은 노력 덕분에 통증에 대한 인식이 조금은 나아진 것 같아 보람을 느낀다.

신경통증클리닉을 만든 지 20여 년이 훌쩍 지났다. 20여 년의 세월 동안 국내에서는 선구적인 새로운 방법으로 통증을 치료하면서 예전 같았으면 체념하고 살았을 수많은 만성 통증 환자들을 통증으로부터 해방시킬 수 있었다. 이 책의 저자인 한경림 교수는 20여 년의 세월 중 17년을 나와 함께한 동료이자 수제자이다.

한경림 교수를 보면 '청출어람'이란 말이 실감난다. 처음 초롱초롱한 눈빛으로 최고의 통증 전문의가 되겠다고 했던 때가 엊그제 같은데, 어느새 나를 능가하는 훌륭한 통증 전문의로 성장했다. 아무리 고약한 통증도, 아무리 만성화된 고질적인 통증도 한 교수는 포기하지 않고 최선을 다해 치료를 해 결국 환자가 통증으로부터 벗어날 수 있게 해준다. 한 교수 앞에서는 어떤 통증도 무력해질 수밖에 없다.

한 교수가 통증에 관한 책을 낸다고 했을 때부터 기대가 컸다. 나 또한 오래 전에 〈통증 치료 건강법〉이란 책을 냈지만 그동안 통증 치료 기술이 발달하고, 통증과 관련해 새롭게 밝혀진 연구 결과도 많아 보강하고 싶은 부분이 많다. 그러던 차에 한 교수가 그동안 차곡차곡 쌓은 노하우를 정리해 책을 낸다고 하니 반갑고 고마운 마음이 드는 것이 사실이었다.

예전보다는 많이 나아졌지만 아직도 통증을 단지 질병에 동반하는 증상이라 생각하는 사람들이 많다. 일반 사람들은 말할 것도 없고, 의사들 중에서도 통증을 제대로 이해하고 치료가 필요한 질병인지를 아는 분들은 그리 많지 않다. 누군가는 통증이 무엇인지, 어떻게 치료하고 관리해야 하는지를 체계적으로로 정리할 필요가 있었는데, 그 쉽지 않은 작업을 한 교수가 해주어서 정말 고맙다.

완성된 원고를 보니 약 1년여 동안 한 교수가 얼마나 많은 노력을 했는지 그대로 느낄 수 있었다. 증상을 중심으로 통증을 설명해 일반인들이 쉽게 이해하고 공감할 수 있을 뿐만 아니라 통증 깊숙이 들어가 통증이 발생하는 근본적인 원인과 기전까지도 친절하게 설명해 다른 의사들이 보아도 많은 도움을 얻을 수 있을 것으로 보인다.

무엇보다 이 책은 인터넷이나 기존 책에서 너나 할 것 없이 다 이야기하는 내용이 아니라 한 교수가 환자들을 진료하면서 경험적으로 터득하고 확인한 알짜 정보를 담고 있어 박수를 보내고 싶다. 그동안 원인도 불분명한 만성 통증에 시달리던 많은 환자들에게 큰 도움이 될 것이라 기대한다.

2013년 5월
김 찬

CONTENTS

머리말 통증은 증상이 아니라 질병이다   4
추천사 만성 통증에 시달리는 환자들에게 희망과 용기를 주는 책이 되길……   11

Part 1 몸이 보내는 이상신호, 통증 바로 알기

01 통증의 두 얼굴, 좋은 통증과 나쁜 통증   18
02 우리는 통증을 어떻게 느끼게 될까?   22
03 신경병증성 통증, 나쁜 통증   25
04 좋은 통증과 나쁜 통증은 통증 전달과정이 다르다   29
05 나쁜 통증, 불치병이 아니다   39
06 통증은 주관적이다   46
07 통증과 스트레스   49

Part 2 두통과 안면통증

01 삼차신경통 얼굴에서 번개가 쳐요   56
02 설인신경통 혀와 귓속이 송곳으로 찌르고 간장을 붓는 것처럼 아프고 쓰려요   62
03 비정형 안면신경통 콧구멍에 나사를 박아놓고, 잇몸을 바늘로 찌르듯이 아파요   67
04 불타는 입 증후군 입이 화끈거리고 아파요   74
05 긴장성 두통 머리가 조이는 듯 아프고 어깨에 돌덩이를 올려놓은 것 같아요   78
06 편두통 한쪽 머리가 쿵쿵 울리고 깨질 듯 아파요   84
07 군발성 두통 주기적으로 머리가 깨질 것처럼, 눈 속이 터질 것처럼 아파요   93
08 후두신경통 뒷머리가 찌릿하고 눈까지 아파요   98
09 경추성 두통 목을 움직일 때마다 뒷머리에서 이마까지 통증이 와요   104

Part 3 목, 어깨, 팔을 괴롭히는 통증

01 **근근막통증증후군** 목뒤가 뻣뻣하고, 팔이 쑤시고 아파요   110
02 **목 디스크** 뒷목이 뻣뻣하고 팔, 어깨, 가슴이 아파요   127
03 **수근관증후군** 손목이 아프고 손가락이 저려요   136
04 **오십견** 팔을 뒤로 돌리려면 어깨가 너무 아파요   147

Part 4 허리, 엉덩이, 다리, 발을 위협하는 통증

01 **허리디스크** 엉덩이가 쿡쿡 쑤시고 다리가 땡겨요   162
02 **척추관협착증** 조금만 걸어도 다리가 터질 듯이 아프고 저려요   177
03 **하지불안증후군** 밤에 다리를 흔들고 잠을 설쳐요   186
04 **척추압박골절** 조금만 움직여도 통증이 심해 꼼짝도 못해요   191
05 **족저근막염** 발뒤꿈치가 송곳에 찔린 듯 자지러지게 아파요   199
06 **강직성 척추염** 등이 아파서 새벽에 일어나요   213
07 **버거씨병** 발가락에 생긴 상처가 낫지 않고 가만 있을 때 통증이 심해요   223
08 **동맥경화성 혈관폐색증** 걸을 때 엉덩이와 발이 심하게 저리고 잠깐 서 있으면 조금 괜찮아져요   228

Part 5 다양한 신경병증성 통증

01 **대상포진** 찌릿찌릿, 뜨끔거리는 극심한 통증 후 피부 발진이 생겼어요   234
02 **대상포진후 신경통** 피부 발진은 좋아졌는데 통증은 더 심해졌어요   243
03 **당뇨병성 신경병증** 양쪽 발바닥이 자갈돌 밟는 것처럼 아파요   248
04 **환상지통, 단단통** 잘려진 팔·다리가 아파요   255
05 **중추성 통증증후군** 뇌·척수를 다친 후 통증이 사라지지 않아요   263
06 **척추수술후 통증증후군** 척추 수술을 했는데도 여전히 아프고 저려요   268

Part 6 온몸을 돌아다니며 괴롭히는 전신 통증

01 **복합부위 통증증후군** 살짝만 건드려도 화끈거리고 칼로 베는 것 같아요   278
02 **섬유근육통증** 너무 예민해서 여기저기가 아프다고요?   292

Part 7 기능성 통증증후군

01 **기능성 가슴 통증** 가슴과 배가 송곳으로 찌르듯이 아파요   308
02 **기능성 복통** 배와 옆구리가 뼈가 끊어지는 것처럼 아파요   315
03 **기능성 골반통** 장염을 앓고 난 후 아랫도리가 아파요   321
04 **기능성 항문 통증** 항문 주위가 고춧가루를 뿌려놓은 것처럼
　　　　　　　　　　화끈거리고 아파요   326

GOOD
PAIN
BAD
PAIN

PART 01
몸이 보내는 이상신호, 통증 바로 알기

01 통증의 두 얼굴, 좋은 통증과 나쁜 통증

02 우리는 통증을 어떻게 느끼게 될까?

03 신경병증성 통증, 나쁜 통증

04 좋은 통증과 나쁜 통증은 통증 전달과정이 다르다

05 나쁜 통증, 불치병이 아니다

06 통증은 주관적이다

07 통증과 스트레스

01
통증의 두 얼굴, 좋은 통증과 나쁜 통증

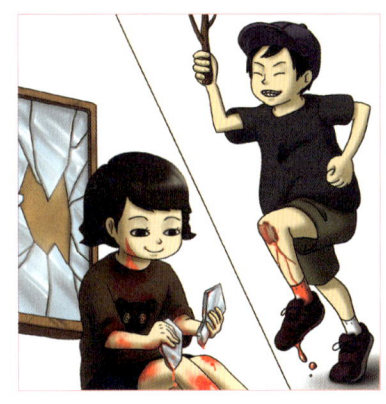

한 아이가 놀다 넘어져서 무릎이 크게 깨졌다. 뼈가 훤히 드러나 보일 정도로 상처가 깊고 피가 철철 흐르는데도 아이는 툭툭 털고 일어나더니 얼굴 표정 하나 바뀌지 않고 다시 신나게 논다.

영화에서나 나올 법한 이야기다. 지극히 드물기는 하지만 실제로 이런 사람들이 있다. 바로 태어날 때부터 통증을 느끼지 못하는 '선천성 무통증 환자(congenital insensitivity to pain)'들이다. 이들은 통증은 물론 온도 감각도 느끼지 못한다. 추워서 동상이 걸려도, 뜨거운 불에 데어 화상을 입어도 느끼지 못한다.

시도 때도 없이 통증에 시달리는 분들은 통증을 느끼지 못하는 '선천성 무통증 환자'들이 부러울지도 모르겠다.

어떤 형태의 통증이든 통증이 있다는 것은 썩 유쾌한 일이 아니다. 그나마 일시적인 통증이라면 괜찮지만 특별한 원인도 없이 통증이 계속되면 그것만큼 고통스러운 일도 없다. 이 병원, 저 병원 찾아다니며 치료를 받아도 전혀 통증이 가라앉지 않으면 사는 게 축복이 아니라 고행처럼 느껴지기도 한다.

하지만 과연 통증이 나쁘기만 한 것일까? 통증에는 좋은 통증과 나쁜 통증이 있다. 넘어져서 무릎이 깨지거나 다리가 부러지면 당연히 아파야 한다. 그런데 통증을 느끼지 못해 다친 줄도 모르고 지내다 치료 시기를 놓치면 깨진 무릎의 상처는 아물지 못하고 염증이 더 심해지거나 출혈이 계속돼 생명이 위태로운 지경에까지 이를 수 있다.

통증의 사전적 의미는 '실질적이거나 잠재적인 조직 손상 이후 발생하는 불유쾌한 감각적, 정서적인 경험'이다. 조직 손상이란 넘어져서 뼈가 부러졌다든지, 발목을 삐끗했다든지, 칼로 손가락을 베었다든지, 뜨거운 물이 다리에 흘러 화상을 입었다든지 혹은 맹장 수술을 받았는데 수술 후 상처 부위에 통증이 있다든지 하는 경우를 말한다.

이처럼 분명한 조직 손상 이후에 따라오는 통증은 좋은 통증이다. 이때의 통증은 우리 몸에서 발생한 손상에 대한 위협을 알리고, 똑같은 손상을 입지 않도록 몸을 피하고 방어할 수 있게 해준다. 예를 들면, 끓는 주전자에 손을 가까이 댄 아이는 본능적으로 깜짝 놀라면서 뒤로 물러난다. 이후 아이는 끓는 주전자에 손을 대면 뜨거움 때문에 아프다는 것을 알고 있으므로 함부로 손을 대려 하지 않는다.

또한 통증은 손상이 회복되는 데도 큰 도움이 된다. 앞의 선천성 무통증 환자 사례에서도 이야기했듯이 다쳐도 통증을 느끼지 못하면 치료 시기를 놓쳐 큰 위험에 처할 수 있다. 하지만 통증이 발생하면 얘기는 달라진다. 통증을 느끼면 우리 몸에 손상이 있음을 알아차리고 빨리 치료를 시작할 수 있다.

배가 아파 뒹굴뒹굴 구르다 응급실로 가서 급성 맹장염을 진단받고 수술을 받는 것을 생각해보자. 이때 배가 아픈 것은 맹장염을 적절한 시기에 치료할 수 있게 해주는 경고의 통증이다. 뿐만 아니라 통증은 손상이 회복될 때까지 우리 몸을 보호하는 기능도 한다. 다리가 부러지면 움직일 때 더 통증이 심해진다. 부러진 뼈는 움직이지 않아야 더 빨리 붙기 때문에 움직일 때 통증을 일으켜 움직이지 못하도록 보호하는 것이다.

이처럼 통증은 우리 몸을 보호하기 위한 '알람장치'와도 같다. 우리 몸이 손상될 위험을 알려주고 보호해주는 역할을 하는 통증은 좋은 통증이다. 골절이나 맹장염일 때의 통증, 수술 후의 통증과 같이 '급성 통증'이나 아픈 자극이 있을 때 아픔만큼 통증이 나타나는 '침해수용성 통증(nociceptive pain)'이 좋은 통증에 속한다.

좋은 통증은 없어서는 안 될 통증이다. 선천성 무통증 환자들은 통증과 온도감각을 전달하는 신경계에 유전적인 돌연변이가 일어나 통증과 온도 감각을 뇌로 전달하지 못한다. 즉 음식을 씹을 때 자기 혀를 씹거나 실수로 포크로 눈을 찔러도 아프지 않기 때문에 어렸을 때부터 크고 작은 손상으로부터 몸을 보호할 수가 없다. 결국 어렸을 때부터 외부의 자극이나 손상으로부터 자기 몸을 보호하지 못하고, 20세가 되기도 전에 몸에 치명적인 손상을 입어 사망할 확률이 높다.

일반적으로 좋은 통증은 우리 몸에 손상이 일어났을 때 발생하고, 손상이 회복되면서 사라져야 정상이다. 그런데 삐끗한 지 두 달이 넘도록 발목이 아프다든지, 골절이 되어 수술하고 뼈는 잘 아물었는데도 다리가 아픈 경우, 폐 수술을 하고 상처가 다 나았는데도 가슴 부위에 통증이 있다면 그 통증은 좋은 통증이라 하기 어렵다. 뇌 사진은 정상이라는데 시도 때도 없이 찾아오는 얼굴 통증이나 두통, 디스크는 심하지 않다는데 허리나 다리에 통증이 오는 것, 내과에서 뱃속은 정상이라는데 배가 아프고 가슴이 쓰린 것은 좋은 통증일 수 없다. 우리 몸의 이상을 알리고 손상이 치유되도록 경고하는 좋은 통증과는 달리 통증 전달 신경계의 이상으로 지속되는 만성적인 통증은 나쁜 통증이다.

나쁜 통증은 통증을 일으킬 만한 눈에 보이는 분명한 원인이 없는 경우가 많다. 눈에 보이지 않는 신경의 이상에서 오는 통증이기 때문에 좋은 통증처럼 분명하지 않다. 그렇기 때문에 나쁜 통증을 앓고 있는 사람은 당사자는 무척 고통스러운데도 주변 사람들은 이해하기 힘들다. 간혹 병원을 찾아가도 의사들이 곱지 않은 시선으로 바라보는 걸 경험하기도 한다. 아플 이유도 없는데 아프다고 하는 예민한 환자 혹은 신경을 많이 써서 아프다고 느끼는 환자라는 오해를 받을 수도 있다. 이처럼 나쁜 통증은 일상생활이나 사회생활을 방해하고 삶의 질을 떨어뜨리는 나만의 고통으로 자리 잡는다.

사람들은 통증이 생기면 어딘가 이상이 있어서 아픈 것이라 여기기 때문에 나쁜 통증이 찾아오면 통증의 원인을 찾기 위해 여기저기 돌아다니는 경우가 많다. 일부는 그냥 시간이 가면 낫겠지 하고 방치하기도 한다. 그러다 만성이 되면 아무도 알아주지 않는 통증으로 고통의 시간을 보내게 된다. 나쁜 통증은 방치할수록 치료하기가 어렵다. 나쁜 통증을 참는 것은 미덕이 아니라 병을 키우는 미련한 행위다. 나쁜 통증은 눈에 보이는 원인이 없다고 하더라도 통증을 전달하는 신경에는 이상이 생긴 '통증 전달 신경계의 질병'이므로 방치해서는 안 된다.

02 우리는 통증을 어떻게 느끼게 될까?

벽에 못을 박다 잘못해서 망치로 손가락을 내리치면 눈앞이 캄캄해질 정도로 극심한 통증을 느끼게 된다. 손가락을 다쳐 통증을 느끼는 과정은 순식간에 일어난다. 불과 0.1초도 채 걸리지 않기 때문에 시간차를 거의 느낄 수 없다. 하지만 손가락을 다쳐 통증을 느끼기까지는 상당히 복잡하고 정교한 시스템이 작동한다.

우리 몸에 통증을 일으키는 자극은 크게 신경을 압박하는 기계적인 자극, 과도한 열이나 심한 냉각과 같은 온도 자극, 강한 산성 물질과 같은 화학적인 자극 세 가지다. 이런 자극이 신경에 가해지면 말초조직에 있는 통각 수용체, 즉 통증을 전달하는 신경세포가 활성화된다. 활성화된 신경은 척수 부위에서 뇌신경과 연결되어 대뇌의 감각중추까지 자극을 전달한다.

통증은 우리 몸에 아픈 자극이 가해졌을 때 통증을 전달하는 신경계를 통해 뇌신경까지 통증 정보를 전달한 결과라고 할 수 있다. 통증 자극을 전달하는 경로는 두 가지로 구분된다. 첫 번째 경로는 척수 신경을 통해 뇌의 시상하부를 거쳐 대뇌 피질의 몸감각 피질 영역(somatosensory cortex)으로 통증 정보를 전달한다. 두 번째 경로는 감정을 조절하고 생각과 기대, 각성, 기분, 기억 등

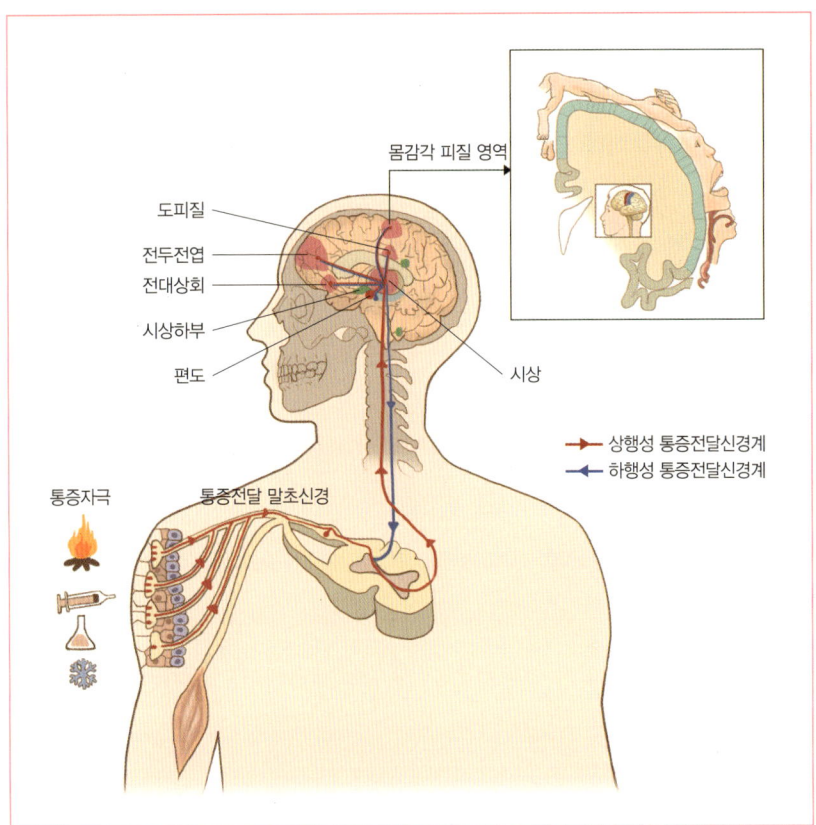

그림 1 통증 전달 신경계. 말초에서 통증 자극이 오면 척수를 거쳐 뇌의 시상부위를 지난 다음 몸감각 대뇌피질로 연결된 신경줄(neospinothalamic tract)을 따라 뇌에서 통증의 부위와 강도를 느낀다. 또 다른 말초신경을 타고 온 통증 자극은 말초신경에서부터 시상부위에서 뇌의 변연계 및 전체 뇌 부위로 전달(paleospinothalamic tract)되는데, 여기서는 개개인의 과거 경험과 기억을 통해 통증을 해석하고, 통증에 대한 각성, 두려움, 회피반응 등 통증을 느끼는 감정이 섞여 고통을 느끼게 된다. 또한 시상, 시상하부, 변연계, 수도관회백질에서는 통증을 억제하는 신경이 척수로 내려와 통증 자극을 중재한다(discending inhibitory system).

정서적인 것을 관장하는 대뇌 부위인 변연계와 전두엽 등 대뇌 전반으로 통증 정보를 보낸다.

통증이 어느 위치에서 발생한 것인지, 통증의 강도나 기간은 어느 정도인지, 통증이 전기에 감전된 것처럼 찌릿한 통증인지 혹은 고춧가루를 뿌린 것처럼 쓰린 통증인지 등 통증의 양상을 감지하는 것은 대뇌피질의 몸감각 영역의 몫이다. 또한 사람은 자신의 과거 경험이나 기억, 사회적·문화적 상태에 따라서 같은 통증이라도 다르게 느낄 수 있다. 이는 통증 자극이 대뇌에서 감정이나 각성, 동기 부여, 기억, 두려움, 우울, 불면 등 정서적인 것을 조절하는 뇌의 변연계와 상호 작용을 하는 두 번째 경로를 통하여 통증 자극을 인지하기 때문이다.

또한 수도관주위회백질(periaqueductal gray), 시상하부(hypothalamus), 변연계(limbic system) 등 뇌의 특정 부위와 척수(spinal cord)에는 통증을 조율할 수 있는 신경세포가 있는데, 이러한 신경들은 말초에서 감지되는 통증 자극을 억제하기도 증강시키기도 한다. 하행성 통증 억제 신경계의 활동성이 감소하면 통증을 일으키지 않을 정도의 자극에서도 통증이 느껴지거나 다른 사람에 비하여 통증에 대한 역치가 떨어져 같은 정도의 자극에서도 증가된 통증을 느끼게 된다. 그림1

이처럼 통증은 아픈 자극에 의해 느끼는 강한 감각임과 동시에 대뇌의 여러 부위와 연동되어 개인의 과거 경험과 기억을 바탕으로 통증에 대한 두려움, 회피, 각성, 기대, 우울 등 정서적인 면이 혼합된 개개인의 복잡한 경험이다. 따라서 같은 통증 자극에 대해서도 각각의 환자가 느끼는 통증의 정도는 다를 수 있고, 통증으로 인해 느끼는 환자의 고통도 다를 수밖에 없다.

신경병증성 통증, 나쁜 통증

김순복(72세, 여) 할머니는 1년 전 대상포진으로 크게 고생한 적이 있다. 처음에는 팔이 찌릿찌릿하고 뜨끔거려 병원을 찾았다. 병원에서는 목 디스크가 의심된다며 경추 MRI 검사를 했는데, 경추 5번과 6번 사이의 간격이 좁아져 있기는 하지만 극심한 통증을 일으킬 만큼 심각하지는 않다고 했다. 일단 병원에서 처방해준 진통제를 먹고 통증을 달랬는데, 며칠 지나자 빨갛게 발진이 생겼다.

놀라서 한달음에 병원을 다시 찾아갔다. 피부 발진을 보고 병원에서는 '대상포진'이라고 확진을 내렸다. 대상포진 바이러스에 대한 약을 먹고 연고를 바르자 얼마 지나지 않아 피부 발진은 말끔하게 사라졌는데, 웬일인지 통증은 더 심해졌다. 한 달이 지나고, 두 달이 지나도 통증이 여전해 하루하루 고통스러운 시간들을 보내고 있다.

처음 김복순 할머니에게 찾아온 통증은 좋은 통증이다. 팔이 아프다는 것을 통증으로 알려줌으로써 병원을 찾아 대상포진을 진단받고 항바이러스 치료를 받을 수 있게 해주었기 때문이다. 하지만 피부가 모두 나은 뒤 한 달, 두 달 치료를 해도 가라앉지 않고 오히려 점점 심해진 통증은 나쁜 통증이라 할 수 있다.

시간이 지나도 사라지지 않는 나쁜 통증은 대부분 신경에 이상이 생겼을 때 나타난다. 적절한 치료를 통해 손상된 신경이 회복되면 다행이지만 신경이 원래의 모습을 잃고 이상한 모습으로 변해 제 기능을 하지 못하면 통증이 지속된다. 이처럼 '신경의 손상이나 기능 이상에서 시작되는 통증'을 '신경병증성 통증'이라고 하는데, 만성적인 나쁜 통증은 대부분 '신경병증성 통증'에 속한다. 대표적인 신경병증성 통증은 대상포진 후 신경통, 삼차신경통, 당뇨병성 말초신경염, 척수 손상 후의 통증, 뇌졸중 후 통증, 흉곽수술 후 통증증후군(유방암이나 폐암 수술 후의 가슴 통증), 암이 직접 신경에 전이되어서 발생하는 통증, 항암제 사용 후 발생한 말초신경병증, 복합부위 통증증후군, 환지통, 수근관증후군, 척추 디스크나 협착증 등을 들 수 있다. 그림 2

신경병증성 통증은 주로 '찌릿하다, 화끈거린다, 시리다, 저리다, 스멀거린다'와 같이 표현된다. 신경병증성 통증은 신경계의 손상이나 기능 이상에 의한 신경 변성을 가져와 만성화의 과정으로 가며 통증 자체가 신경계의 변성을

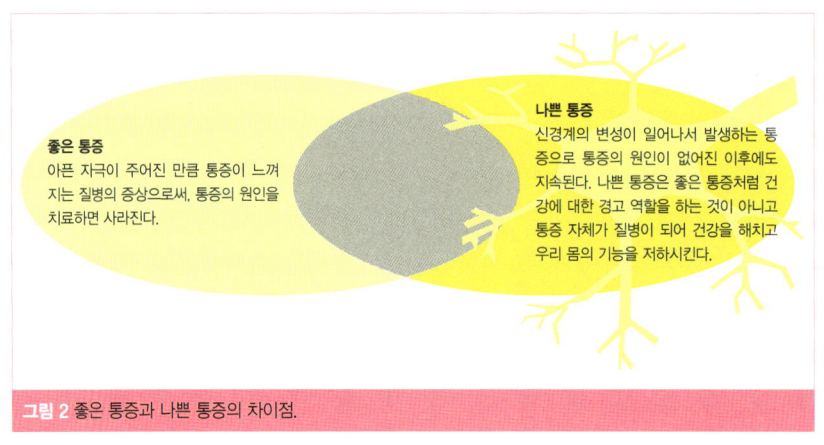

그림 2 좋은 통증과 나쁜 통증의 차이점.

거치는 질환의 성격을 가진다. 즉 어떤 질환이 있을 때 하나의 증상이 나타나는 좋은 통증과 달리 나쁜 통증은 통증이 곧 병인 것이다.

우리 몸의 정상적인 통증 전달 신경계는 가는 신경 섬유(Aδ와 C섬유)에 의해 통증 자극이 척수를 거쳐 뇌까지 전달된다. 반면 신경병증성 통증은 정상 상태에서는 가벼운 촉각을 담당하는 굵은 신경 섬유(Aβ섬유)가 통증 자극을 전달하는 작용을 같이 한다. 따라서 가볍게 건드리는 자극에도 우리의 뇌는 아픈 통증으로 받아들이는 일이 발생한다.

예를 들어 당뇨병성 말초신경병증 때문에 손발이 저려 잠을 못 자는 환자를 생각해보자. 이 환자는 이미 당뇨가 있어 치료를 받고 있고 당 조절을 잘하고 있었지만 시간이 흘러 말초신경에 변성이 와 통증이 나타나고 있는 상태다. 이때의 통증은 더 이상 통증의 원인을 알려주고 치료하라는 알람 역할을 하는 좋은 통증이라 볼 수 없다. 이미 환자는 자신이 당뇨가 있다는 것을 잘 알고 있을 뿐만 아니라 혈당을 유지하려고 열심히 노력하고 있는 상태이기 때문이다. 그런 상태에서 통증은 괴로움과 불면을 가져오는 스트레스로 작용해 혈당을 더 올리고, 손발이 저려 운동을 기피하도록 함으로써 건강을 악화시켜 삶을 더욱 고통스럽게 만드는 요인이 될 뿐이다.

무엇보다 신경 손상이나 기능 이상에 의해 발생하는 통증은 시간이 흐르면서 신경 변성을 일으키고, 일정한 시간이 지나면 쉽게 변하지 않는 '비가역적인 상태(neuronal plasticity)'로 되기 때문에 무서운 병이 된다. 이 상태가 되면 치료를 해도 통증이 쉽게 사라지지 않는다. 따라서 신경이 변성된 상태로 굳어지기 전에 빨리 손상된 신경을 치료해야 만성 통증을 예방할 수 있다.

당뇨병성 말초신경병증에 의해서 손발 통증이 발생하면 혈당을 정상으로 유지하는 것은 물론이고 말초신경이 변성되는 것을 예방하기 위한 신경 치료를 병행해야 만성 통증으로 넘어가지 않는다. 당뇨병성 말초신경병증을 가진 환자는 당뇨병과 말초신경병증 두 가지 질환을 가지고 있는 것으로 이해해야 하고, 당뇨병만 치료하면 말초신경병증이 함께 치료되는 것이 아니라는 점을 기억해야 한다.

좋은 통증과 나쁜 통증은
통증 전달과정이 다르다

옛날 할머니들은 아이가 배가 아프다고 울면 "할머니 손은 약손, 우리 강아지 배는 똥배"라고 노래를 부르며 배를 쓰다듬어주곤 했다. 그러면 신기하게도 어느덧 통증이 줄어들면서 아이는 쌔근쌔근 꿈나라로 간다. 정말 할머니 손이 요술이라도 부린 것일까? 할머니가 배를 쓰다듬었을 때 가라앉는 통증은 정상적인 생리 현상으로 일어나는 좋은 통증이다.

하지만 아픈 부위를 쓰다듬었을 때 늘 통증이 가라앉는 것은 아니다. 때로는 할머니 약손이 아무런 효과가 없을 때도 있다. 통증 부위를 만지면 오히려 통증이 더 심해질 수 있는데, 이런 통증은 전형적인 나쁜 통증에 속한다.

이런 차이가 생기는 이유는 좋은 통증과 나쁜 통증은 자극을 느끼고 뇌로 통증 정보를 전달하는 과정이 다르기 때문이다. 좋은 통증은 몸에 이상이 생겼음을 알려주는 알람장치 역할을 하지만 나쁜 통증은 고통만 안겨주어 삶을 피폐하게 만드는 역할을 할 뿐이다.

좋은 통증의 통증 전달 경로

통증을 일으키는 자극이 가해지면 그때부터 우리 몸은 통증 정보를 뇌로 전달하는 작업을 시작한다. 우선 자극으로 말초신경 끝에 있는 통각 수용체가 활성화되면 통증 정보는 말초신경을 따라 척수로 들어오고, 척수에서 뇌의 시상부위로 연결되는 신경과 연결된 후 시상부위에서 다시 뇌의 감각 신경 중추와 뇌의 전반적인 부위로 투사되어 분포된다. 이런 통증 전달 신경계에서 좋은 통증을 전달하는 말초신경은 통증과 온도 감각을 전달하는 '가는 신경 섬유(Aδ와 C섬유)'이다. 건드리는 자극이나 문지르는 자극과 같이 아프지 않은 감각을 전달하는 말초신경은 '굵은 신경 섬유(Aβ섬유)'인데, 촉각과 통증은 각기 다른 신경줄을 따라 뇌까지 전달된다. 아래 그림3 은 말초신경이 각각의 굵기에 따라서 기능이 다르다는 것을 보여준다.

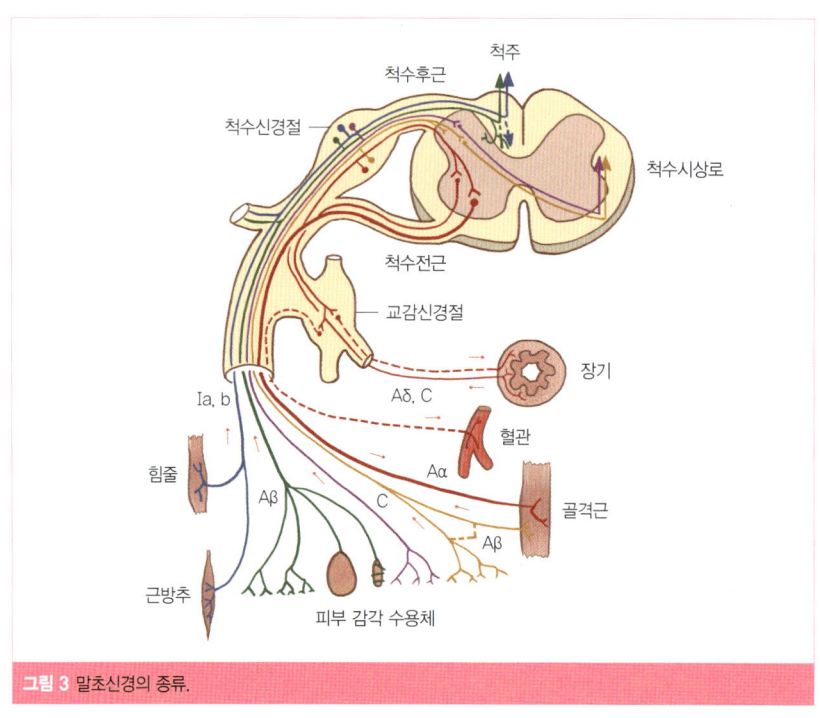

그림 3 말초신경의 종류.

말초신경은 신경의 굵기와 전도 속도에 따라서 A, B, C섬유로 나뉘고, A섬유는 다시 Aα, Aβ, Aγ, Aδ로 나뉜다. 말초신경은 감각신경, 운동신경, 자율신경으로 구성된다. 통증과 온도 감각을 전달하는 신경은 Aδ와 C섬유이고, 촉각을 전달하는 신경은 Aβ, 근육에 분포하는 감각 신경(몸의 중심과 위치에 대한 고유 감각)은 Aα, Aγ섬유, 운동신경으로 근육에 분포하는 신경은 Aα, Aβ섬유이며, 자율신경을 구성하는 신경은 B, C섬유이다. 이렇게 우리 몸은 느끼고 움직이고 항상성을 유지하기 위하여 고유의 굵기의 신경들이 기능을 분담한다.

말초신경 중 통증을 전달하는 고유의 가는 신경 섬유를 따라 뇌까지 전달되는 통증은 정상적인 상태에서 느끼는 좋은 통증이다. 보통 배탈이 나면 굶거나 부드러운 죽을 먹거나 따뜻한 물을 마시면서 위와 장을 쉬게 해준다. 그렇게 했는데도 계속 배가 아프면 병원에 가서 치료를 받고 약을 처방받아 복용한다. 이렇게 할 수 있는 이유는 뇌가 통증 정보를 전달받고 위와 장을 보호하고 치료하도록 지시하기 때문이다.

그렇다면 할머니가 아이의 아픈 배를 부드럽게 쓰다듬었을 때 통증이 가라앉는 이유는 뭘까? 배가 아플 때 통증을 전달하는 신경은 가는 신경섬유이지만 할머니 손으로 배를 문질러주면 촉각을 감지하는 굵은 신경섬유가 자극된다. 그러면 뇌는 통증을 억제하는 물질을 분비하도록 지시해 가는 신경섬유의 자극으로 발생한 통증을 억제한다. 즉 정상적인 상태에서 굵은 신경섬유는 가는 신경섬유의 자극을 억제하는 기능을 한다. 이처럼 굵은 신경섬유를 통해 우리 몸은 통증이 발생했을 때 정상적으로 뇌와 척수에서 통증 자극을 억제할 수 있다.

나쁜 통증의 통증 전달 경로

정상적인 상태에서는 통증이 있는 부위를 부드럽게 쓰다듬으면 통증이 가라앉는다. 하지만 우리 몸이 자극에 정상적으로 반응하지 못하는 상태라면 통증이 있는 부위를 주무르고 문지를 때 통증이 줄어들기는커녕 오히려 심해진다. 최악의 경우에는 통증을 일으킬 만한 아무런 자극이 없는 상태에서 통증이 일어나기도 한다. 이는 주무르고 문지르는 자극에 반응하는 굵은 신경섬유가 자극되었을 때 통증을 억제하지 못하고 오히려 통증을 유발하는 상태가 되었기 때문이다.

왜 굵은 신경섬유가 원래 맡고 있는 고유의 기능을 상실한 것일까? 이는 통증 전달 신경계에 변화가 일어났기 때문이다. 변화는 크게 네 가지로 설명할 수 있다.

나쁜 통증을 유발하는 첫 번째 변화는 너무 강한 통증 자극 혹은 반복적인 통증 자극이 장시간 지속적으로 말초신경에 가해지면 통증을 전달하는 가는 신경이 지속적으로 활성화(peripheral sensitization)되는 상태가 된다. 이런 상태가 지속되면 말초신경이 척수와 연결되는 부위와 척수에서 다시 뇌와 연결되는 부위에서 분비되는 신경전달물질이 정상적으로 분비되지 못한다.

신경전달물질은 말초 부위에서 입수한 통증 정보를 척수와 시상 부위를 경유해 뇌로 전달하는 데 결정적인 역할을 한다. 그런데 통증 자극이 계속 반복되면 신경전달물질은 지속적으로 신경에 통증 정보를 전달할 수 있는 상태로 바뀌게 된다. 이러한 신경전달물질의 기능적 변화는 NMDA 수용체(N-methyl-D-aspartate receptor)가 활성화되면서 일어난다. 정상적인 통증 전달 체계에서는 NMDA 수용체가 작동하지 않는다. 하지만 반복되는 통증 자극이 들어올 경우 NMDA 수용체가 활성화되면서 신경세포 내로 지속적인 칼슘이온이 들어오게 된다. 신경세포 내에 칼슘이온이 증가하면 신경세포 내에서 만성 통증 관련 단백질이 만들어지고, 통증을 억제하는 신경의 세포가 자멸(apoptosis)한다. 따라서 정상적인 통증 자극보다 낮은 상태의 자극이나 통증 자극이 없어도 통증을 느끼는 상태로 변하게 된다. 그림 4

이처럼 신경전달물질이 과도하게 분비되고, 그로 인해 신경세포 내에서 통

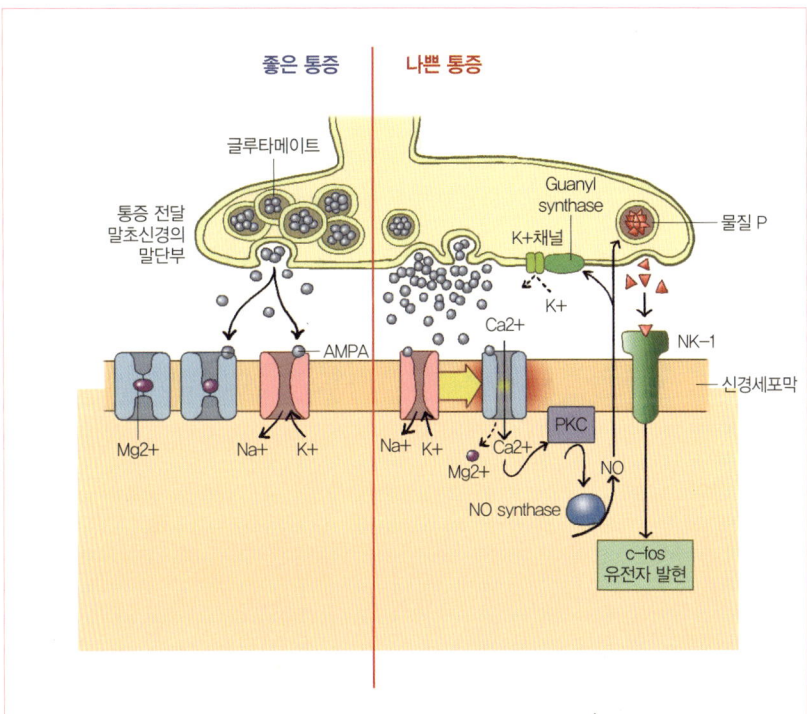

그림 4 좋은 통증과 나쁜 통증의 척수 쪽 신경 말단에서의 신경전달물질 활성화 비교.
좋은 통증일 때는 신경 전달 체계에서의 NMDA 수용체가 작동하지 않지만, 만성 통증 상태에서는 척수에 있는 통증 전달 신경세포에서 신경을 흥분시키는 신경전달물질(글루타메이트, 물질 P 등)이 NMDA 수용체를 활성화시킨다. 그 결과 신경세포 내로 칼슘이온이 들어오면서 새로운 단백질 합성을 유도하고 이는 신경세포의 역치를 낮추어 정상적인 자극보다 낮은 정도의 자극에 반응하게 하므로 작은 자극에도 통증을 느끼고 통증이 만성화된다.

증 유발 단백질이 생성되는 것과 같이 신경의 성질이 변하면 정상적으로는 통증을 일으키지 않을 정도의 가벼운 자극에도 통증 전달 신경이 민감하게 반응하여 통증을 일으키는 상태로 변하게 된다. 이런 변화가 일어난 척수신경을 의학적으로는 중추성 감작(central sensitization)이 일어났다고 한다. 척수신경에서 중추성 감작이 일어나면 살짝 건드리는 정도의 아프지 않은 자극에도 통증(이질통)을 느끼게 되고 통증 자극을 가하면 더 큰 정도의 통증(통각 과민)을 느끼는 상태로 변하게 된다.

나쁜 통증이 일어나는 통증 전달 신경계의 두 번째 변화는 굵은 신경에서 찾아볼 수 있다. 통증을 전달하는 말초신경이 손상되거나 기능에 이상이 생기면 굵은 신경이 자라나서 가는 신경의 신경 전달 기능 일부를 담당한다. **그림 5** 이렇게 되면 굵은 신경에 대한 자극, 즉 건드리거나 문지르는 자극이 척수를 거쳐 뇌로 전달될 때 굵은 신경이 아닌 가는 신경의 정보를 전달하는 신경궤도를 타고 가면서 뇌에서는 통증 자극으로 인식된다. 이렇게 느껴지는 통증을

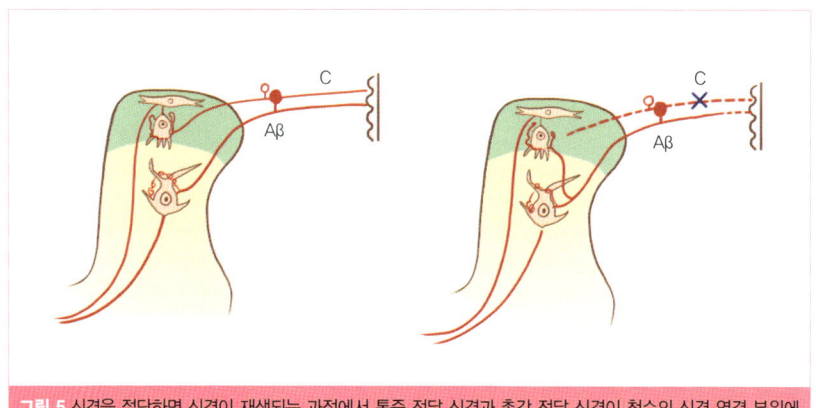

그림 5 신경을 절단하면 신경이 재생되는 과정에서 통증 전달 신경과 촉각 전달 신경이 척수의 신경 연결 부위에서 서로 연결되어 살짝 건드리는 감각도 통증을 전달하는 신경을 타고 뇌로 전달되어 통증으로 느껴진다.

'이질통'이라고 한다. 이질통이란 정상적으로는 통증을 일으키지 않는 자극을 통증으로 느끼는 상태를 말한다.

만성 통증을 앓고 있는 환자들 중에는 가볍게 건드리는 정도의 자극에도 소스라치게 놀라며 아파하는 사람들이 많다. 앞가슴과 겨드랑이 등에 대상포진이 생긴 후 통증이 지속되는 '대상포진 후 신경통'으로 고생하는 환자들이 좋은 예이다. 이들은 옷이 스치기만 해도 통증이 발생하기 때문에 집에서는 아예 옷을 벗고 지내는 경우가 흔하다. 혹은 교통사고로 팔로 가는 신경을 다쳐 팔을 움직이지 못하는 환자가 옷이 스치는 정도의 자극에도 큰 통증을 느껴 추운 겨울날에도 윗옷을 벗고 지내는 경우가 그런 것이다.

나쁜 통증을 일으키는 세 번째 변화는 말초신경에서 들어온 통증 자극에 대하여 척수나 뇌에 있는 통증 억제 신경의 기능 이상을 들 수 있다. 우리 몸은 강한 통증 자극이 있을 때 뇌에서 통증을 조율해 통증을 억제하거나 증폭시키기도 한다. 그런데 척수와 뇌에서 통증 억제 신경이 통증 자극을 제대로 조율하지 못하면 나쁜 통증이 발생한다. 통증을 억제하는 대표적인 신경전달물질은 세로토닌이나 노르아드레날린, 엔도르핀과 같은 아편양 물질 등인데, 통증을 억제하는 신경에 이상이 생기면 이러한 신경전달물질이 제대로 분비되지 않아 나쁜 통증이 생긴다.

나쁜 통증을 일으키는 네 번째 변화는 지속되는 통증 자극이 있거나 뇌의 통증 억제 신경의 기능 부족에 따라 나타난다. 이 경우 뇌신경은 통증 자극에 대한 역치가 떨어지는 변화가 일어나고 통증 자극을 기억하는 단백질 합성이 이루어진다. 이렇게 통증에 대해 민감해지는 뇌 상태를 의학적으로 중추성 감작(central sensitization)이라고 하며, 이러한 뇌신경의 영구적 변성은 통증을 만성화하게 만든다.

뇌는 어떻게 통증을 조절할까?

올림픽을 비롯한 스포츠 경기에서 종종 선수들이 다치는 모습을 보게 된다. 코뼈가 부러지거나 다리를 다쳐 도저히 경기를 계속할 수 없을 것 같은데도 통증을 참고 끝까지 경기에 임하는 모습은 각본 없는 드라마 그 자체다. 경기를 하는 동안에는 방금 전 부상을 입은 선수라 믿기지 않을 정도로 생동감이 넘친다.

어떻게 이런 일이 가능할까? 뇌와 척수가 통증을 억제하는 기능을 하기 때문이다. 그림 6 에서 보는 것처럼 통증은 통증 자극이 척수를 통해 뇌로 전달되면 동시에 뇌에서부터 다시 하행성으로 통증을 조절할 수 있는 신경들이 자극되어 통증을 조절하는 기능을 가지고 있다. 운동선수들이 피를 흘리면서도 끝까지 경기를 할 수 있는 것도 이 때문이다. 즉 피부, 근육, 인대가 손상돼 통증이 발생해도 승리를 향한 긴장감으로 무장된 뇌에서는 통증을 억제할 수 있는 신경전달물질을 분비하고, 그로 인해 뇌에서는 부상된 곳에서 오는 통증 자극을 감지하지 못하게 되는 것이다.

최근에는 기능적 MRI(functional MRI, f-MRI)로 뇌 혈류 변화를 측정하여 스트레스를 받는 상황에서 통증에 대한 역치가 올라가는 것을 증명했다. 이를 기반으로 스트레스로 인한 진통 효과(stress-induced analgesia)에 대한 연구가 진행되고 있다. 운동선수가 부상을 입고도 끝까지 경기에 임할 수 있는 것도 스트레스 유발 진통 효과로 설명할 수 있다. 운동선수는 경기를 할 때 꼭 이겨야 한다는 스트레스를 받는다. 이러한 스트레스가 지속되는 한 통증을 억제할 수 있는 신경이 활성화되어 웬만큼 심한 통증도 참을 수 있게 되는 것이다.

통증을 억제하는 기능을 하는 뇌는 주로 시상 및 시상하부, 편도핵, 뇌간의 상부내측 핵을 거쳐 척수의 후근에 걸쳐 있는 신경세포들이다. 이러한 신경세포들은 내인성 아편양 물질(endogenous opioids)을 분비하고, 이 물질은 GABA성 중재신경을 자극하여 통증을 억제하는 기능을 한다. 또한 하행성 통증 억제 신경계에서는 또 다른 통증 억제 물질인 세로토닌과 노르아드레날린을 분비해 통증을 억제한다. 그림6

한편 가슴이나 복부 통증이 있으면서 모든 내과 검사에서는 정상 소견을 보이는 기능성 통증증후군 환자들 중에는 정신적 스트레스를 겪은 이후 통증이 발생했다는 분들이 많다. 하행성 통증 신경계는 긴장하거나 무서운 상태에서

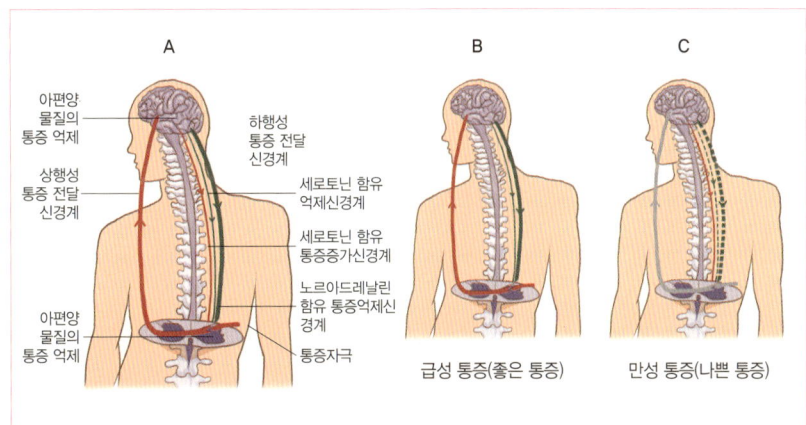

그림 6 통증 전달 체계.
A: 상행성 통증 전달계와 하행성 통증 전달계.
B: '급성 통증' 혹은 '좋은 통증'은 통증을 일으키는 자극만큼이 뇌로 전달되어 통증을 느낀다. 또한 통증 억제 신경계 중 내인성 아편양 물질을 분비하는 신경세포가 활성화되면서 통증이 조절된다.
C: '만성 통증' 혹은 '나쁜 통증'은 통증을 일으키는 자극이 없을 때도 통증을 억제하는 신경계의 이상에 의해 통증을 느낀다. 이는 주로 통증 억제 신경계 중 노르아드레날린과 세로토닌을 분비하는 신경계의 조절 기능에 이상이 생기면서 발생한다.

는 통증을 억제하는 신경세포가 활성화된다. 반면 불안하거나 걱정이 많은 상태에서는 통증을 증폭시키는 세포가 활성화된다. 이러한 하행성 통증 신경계 조절 기능의 평형이 깨지면 통증에 대한 역치가 떨어져 통증이 증가한다.

통증은 자극이 말초신경에 전달되면 빠르게 전달되는 상행성 통증 전달 신경계(neospinothalamic tract)를 따라 뇌의 몸 감각 영역으로 전달되어 통증의 위치, 강도, 성질, 통증 지속 기간 등을 통증 감각으로 느끼게 하고, 느리게 전달되는 상행성 통증 전달 신경계(paleospinothalamic tract)를 통하여 하행성 통증 억제 신경계가 있는 신경세포로 전달된다. 하행성 통증 억제 신경세포가 많이 분포된 시상하부는 신경계와 내분비계를 연결하는 부위로 통증과 연관된 자율신경기능을 조절하는 역할과 온도 조절, 피로감, 수면에 관계한다. 또한 편도핵은 뇌에서 기억과 감정에 관여하는 부위이기도 하며, 수도관주위회백질은 내인성 아편양 물질이 다량 분비되는 곳이다. 따라서 통증 자극은 단순히 가해지는 자극에 비례해 통증이 느껴지는 것이 아니고, 하행성 통증 억제 신경계 세포가 모여 있는 뇌의 부위에서 어떻게 조절되는가에 따라서 심하고 고통스럽게 오래 지속될 수 있다.

나쁜 통증, 불치병이 아니다

나쁜 통증은 통증의 원인이 해결되었거나 통증을 유발할 뚜렷한 이유가 없는데도 장시간 지속되는 만성 통증이라는 특징을 지닌다. 오랫동안 원인을 알 수 없는 통증에 시달리는 것처럼 고통스러운 일은 없다. 게다가 통증을 없애기 위해 해볼 수 있는 치료를 다 해보았는데도 통증이 사라지지 않는다면 그때의 절망감은 말로 다 표현할 수 없을 정도로 엄청나다. 어떻게 해도 통증이 사라지지 않을 것이라 자포자기하면서 심한 우울증을 겪는 환자들도 많다.

하지만 만성 통증은 불치병이 아니다. 만성 통증은 신경계가 변성돼 발생하는 질병이므로 치료가 그리 간단치는 않다. 이미 이상한 성질로 변화된 신경계를 원래의 상태로 회복시키는 것이 쉽지 않기 때문이다.

그렇지만 분명 치료 방법이 있다. 만성 통증도 원인이 다양하기 때문에 어떤 신경계에 문제가 있는지를 정확하게 파악하고 적절한 치료를 하면 얼마든지 완치가 가능하다.

항우울제와 항간질약이 만성 통증 일차 치료약

나쁜 통증으로 고통받는 환자가 병원을 방문하면 일차적으로 항우울제와 항간질약을 처방한다. 그러면 환자들은 영문을 알 수 없다는 표정으로 질문한다.

"제가 왜 항우울제를 먹어야 하나요? 우울해서 아픈 게 아니에요."

"항간질약을 왜 먹어야 하지요? 간질병 환자도 아닌데……."

이러한 궁금증을 풀기 위해서는 나쁜 통증이 어떻게 발생하는지를 이해해야 한다. 통증이 발생했을 때 통증을 억제하는 역할을 하는 것은 하행성 통증 억제 신경계이다. 그런데 이 신경계에 문제가 생겨 기능에 이상이 생기면 통증을 억제하지 못해 통증이 더 심해지거나 만성화된다.

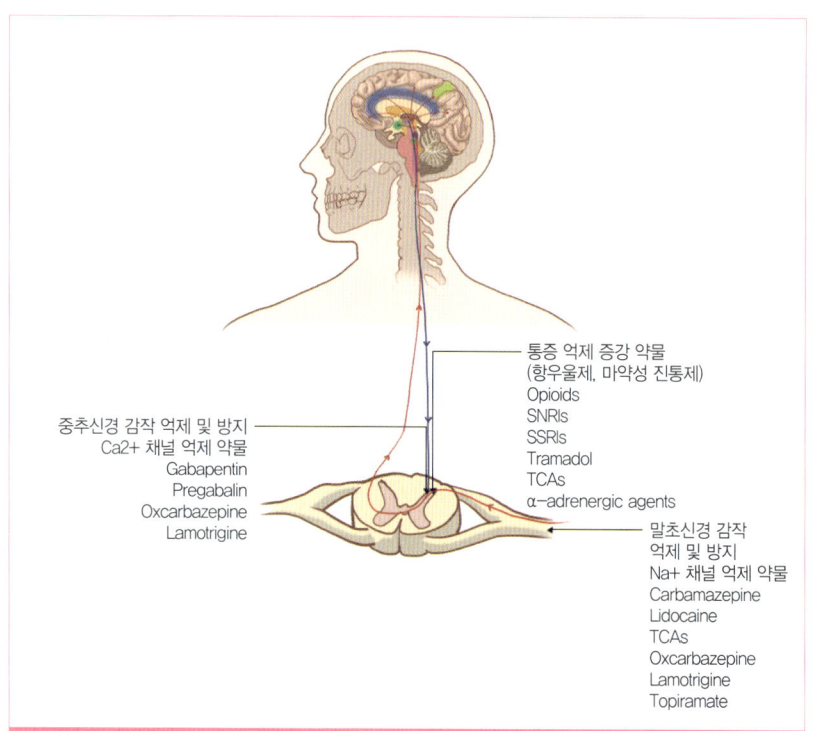

그림 7 나쁜 통증의 치료 약물. 말초신경 감작과 중추신경 감작을 억제하거나 방지하는 약물들과 통증 억제를 증강시키는 약물들이 있다. SNRI(Serotonin-Norepinephrine Reuptake Inhibitor), SSRI(Selective Serotonin Reuptake Inhibitor), TCA(TriCyclic Antidepressant).

일반적으로 하행성 통증 억제 신경계는 아편과 유사한 물질과 세로토닌이나 노르아드레날린을 분비해 척수에서 억제 개재신경(inhibitory interneuron)을 활성화시킴으로써 통증을 일으키는 신경의 흥분을 억제하는 물질을 분비시켜 통증 자극으로부터 발생한 신경의 흥분을 가라앉힌다. 항우울제는 우리 몸에서 세로토닌과 노르아드레날린의 재흡수를 억제하여 혈중에 이러한 물질을 높게 유지하는 작용을 하는 약물이다. 따라서 통증 억제 신경계에서 세로토닌과 노르아드레날린이 적게 분비되어도 항우울제의 도움으로 이러한 물질의 농도를 높게 유지할 수 있어 통증 억제 기능이 강화된다. 일반적으로 통증 치료를 위해 항우울제를 사용할 때는 일반 우울증을 치료할 때보다 적은 용량을 처방한다.

이러한 나쁜 통증은 말초신경의 흥분, 중추신경의 감작, 통증 억제 신경계의 기능 저하로부터 온다. 나쁜 통증은 이러한 신경의 복잡한 기능 이상에서 발생하는데, 환자의 통증 상태와 양상에 따라서 각각의 환자에게 적절한 약물

> **TIP**
>
> **일반 소염진통제? 나쁜 통증에는 역부족!**
> 일반적으로 통증이 있어서 병원을 찾으면 비스테로이드성 소염진통제를 처방받는 경우가 많다. 좋은 통증일 경우에는 소염진통제가 말초신경의 감작을 유발하는 물질 중 프로스타그란딘(prostagrandine)의 생성을 억제함으로써 신경의 염증을 줄여 통증을 감소시키는 역할을 한다. 그러나 프로스타그란딘은 인체 내에서 위 점막을 보호하고 피를 응고시키는 역할을 하므로 소염진통제를 부적절하게 사용하면 위장장애와 피 응고 장애 등의 부작용을 유발할 수 있다. 또한 급성 통증이 아닌 만성 통증 환자의 경우에는 조직 손상 직후 발생하는 프로스타그란딘에 의한 통증 유발이 통증을 일으키는 주요한 원인이 되지 않기 때문에 소염진통제가 통증을 줄이는 효과가 거의 없다.

을 사용해야 한다. 그림7

우선 말초신경과 중추신경 감각을 억제하는 대표적인 약물이 바로 항간질약이다. 이 약은 신경세포 내로 나트륨과 칼슘이온이 유입되는 것을 억제하는 작용을 한다. 또한 만성 통증을 일으키는 NMDA 수용체를 억제하는 약물로 케타민과 같은 약물이 사용되며, 하행성 통증 억제 신경계의 증강을 위하여 마약성 진통제와 항우울제 성분이 사용된다.

통증이 심하다고 신경 자르지 마세요

"차라리 아픈 다리를 잘라주세요."

"아픈 자리를 떼어버리면 더 이상 통증에 시달리지 않을 수 있을까요?"

오랫동안 만성통증으로 고통을 받은 환자들 중 이런 질문을 하는 분들이 간혹 있다. 아픈 부위를 자르거나 떼어버리고서라도 지긋지긋한 통증으로부터 벗어나고픈 절박한 마음이 고스란히 담겨 있는 애절한 질문이다.

1965년 통증의학에서 '관문조절설(Gate Control Theory)'이 나오기 전까지는 실제로 아픈 쪽으로 가는 신경을 절제하는 수술이 만성 통증을 치료하는 하나의 방법으로 사용되기도 했다. 20세기 중반까지만 해도 통증을 전달하는 신경은 통증만을 뇌로 전달하고 촉각을 전달하는 신경은 촉각만을 뇌로 전달한다고 생각했기 때문이다.

하지만 아프다고 신경을 자르는 것은 만성 통증을 없애는 데 아무런 도움이 되지 않는다. 오히려 통증이 더 심해져 더 큰 고통을 겪게 되는 경우가 많다.

2005년에 만난 한상곤(55세, 자영업) 씨는 지금껏 안타까움을 자아내는 환자 중 하나다. 그는 작업 도중 오른쪽 두 번째와 세 번째 손가락 끝이 벗겨지는 찰과상을 입었다. 그런데 어찌 된 일인지 상처가 아문 후에도 손가락이 여전히 아팠다. 통증을 없애려고 손가락으로 가는 신경을 절단했는데도 통증이 점점 심해져 비장한 마음으로 아픈 부위 손가락을 잘라냈다.

통증을 견디지 못해 멀쩡한 손가락을 잘라냈는데, 이번에는 다치지 않은 다른 손가락이 아프기 시작했다. 역시 시간이 지날수록 통증이 점점 더 심해져 아픈 부위로 가는 신경을 절단하고, 그것으로도 통증이 가라앉지 않아 또 손가락을 잘라야만 했다.

하지만 비극은 그것으로 끝나지 않았다. 손가락을 계속 잘라냈는데도 통증은 사라지기는커녕 손 전체가 아파 결국 손목 이하를 절단하는 수술을 받았다. 그 후 통증은 점차 더 심해졌고 손목 위 팔 전체로 올라왔다. 통증을 조절해보려고 경추 부위에서 척수신경로 절단술(cordotomy)을 비롯해 아픈 부위로 가는 신경과 아픈 부위를 절단하는 수술을 3년 동안 13번이나 받았다. 그래도 소용이 없었다. 두 손가락 끝에서 시작한 통증은 지금 팔 쪽으로 올라와 있는 상태다. 통증의 강도도 그 어느 때보다도 세다. 살짝 건드리거나 바람이 부는 가벼운 자극에도 통증이 발생해 항상 팔을 보호하기 위해 헝겊으로 싸매고 일상생활을 하고 있다. 그림 8

한상곤 씨가 손목 이하를 절단한 이유는 그렇게 해서라도 통증에서 벗어나고 싶었기 때문이다. 하지만 기대와는 달리 신경을 자르고 아픈 부위를 제거한 후 통증은 더 넓고 심하게 퍼졌고, 아프지 않은 자극에도 통증을 느끼는 이질통도 발생하였다. 왜 이런 일이 일어났을까?

신경을 자르면 잘린 신경을 재생하기 위해 신경뿌리에서 신경전달물질을 활발하게 분비한다. 이런 과정에서 사소한 자극에도 통증이 발생하는 '신경

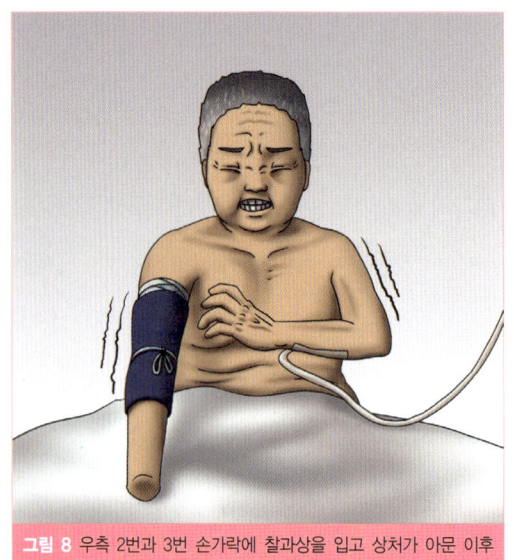

그림 8 우측 2번과 3번 손가락에 찰과상을 입고 상처가 아문 이후에도 통증이 지속되어 아픈 부위를 절단하고 아픈 부위로 가는 신경을 절단했지만 더 넓은 부위로 통증이 발생하자 13차례나 신경과 아픈 부위 절단을 시행한 환자. 3년 동안의 통증 조절 수단으로 신경과 아픈 부위 절단 이후 손가락이 아닌 위쪽 팔 부위에서 심한 이질통이 발생하여 고통받고 있다.

감작'이 일어나게 된다. 또한 앞에서 설명한 것처럼 촉각을 담당하는 굵은 신경이 척수에서 가는 신경의 연결 부위로 자라나게 되고, 말초신경의 절단 후에는 교감신경들이 자라나면서 통증을 전달하는 감각신경을 자극하게 된다.

신경을 자르는 것은 신경을 손상시켜 일부러 나쁜 통증을 만드는 것과 같다. 따라서 최근에는 통증이 오는 부위를 절단하거나 감각신경을 절단하는 치료는 잘 시행하지 않는다. 여생이 3개월도 남지 않은 말기 암 환자처럼 어떤 치료에도 통증이 조절되지 않을 때 할 수 없이 드물게 시행해보기는 하지만 암이 아닌 만성 통증 환자에게는 절대 시행해서는 안 되는 시술이 되었다.

TIP

관문조절설(Gate control theory)이란?

척수에는 통증을 조절하는 '개재신경세포(interneuron)'가 있어 통증을 전달하는 가는 신경과 촉각을 전달하는 굵은 신경이 모두 시냅스(연결)를 이룬다. 개재신경은 척수에서 통증이 뇌까지 전달되는 중간 관문 역할을 하는데, 가는 신경에 의해서는 문이 열리고 굵은 신경에 의해서는 문이 닫혀 뇌까지의 통증 정보 전달을 조절한다. 따라서 가는 신경을 따라 통증 정보가 많이 들어와도 굵은 신경이 통증 정보를 뇌로 보내는 문을 닫아버리면 통증은 뇌로 전달되지 않게 된다. 그림9 또한 굵은 신경을 따라 뇌에서 내려오는 신경 정보는 척수의 개재신경을 조절한다. 통증 관문조절설은 1965년 로날드 멜잭(Ronald Melzack)과 패트릭 월(Patrick Wall)에 의하여 제시되었다. 이러한 개념은 만성 통증, 신경병증성 통증, 환지통 등 나쁜 통증을 이해하는 새로운 방향을 제시하게 된다. 즉, 신경을 자르는 것 혹은 통증 부위를 절단하는 것으로 통증 정보를 없앤다 하더라도 통증을 조절하는 신경의 문이 열리면 통증이 지속된다는 통증 조절에 대한 가설이 발표된 이후 통증의학은 눈부신 발전을 하고 있다. 따라서 나쁜 통증에서는 통증을 일으키는 자극보다는 통증을 억제하는 신경계의 고장이 더욱 중요한 통증 유발 요인이라는 것을 인식하는 것이 중요하다.

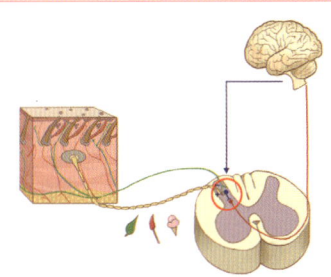

그림 9 관문조절설. 척수에는 통증을 조절하는 관문 역할을 하는 신경이 있어 굵은 신경에 의하여 관문이 닫히고 가는 신경에 의하여 관문이 열리게 된다. 따라서 굵은 신경으로 가는 자극이 있을 때는 통증을 조절하는 관문이 닫힘으로써 통증 자극이 있어도 뇌에서는 통증을 적게 느끼거나 느끼지 않게 된다.

06 통증은 주관적이다

유난히 통증에 민감한 사람들이 있다. 살짝 바늘에 찔리기만 해도 칼로 크게 베인 것처럼 통증을 호소해 주변 사람들을 찌푸리게 한다. 반대로 웬만큼 아파서는 꿈쩍도 하지 않는 사람들도 있다. 보통 사람이라면 병원을 가도 몇

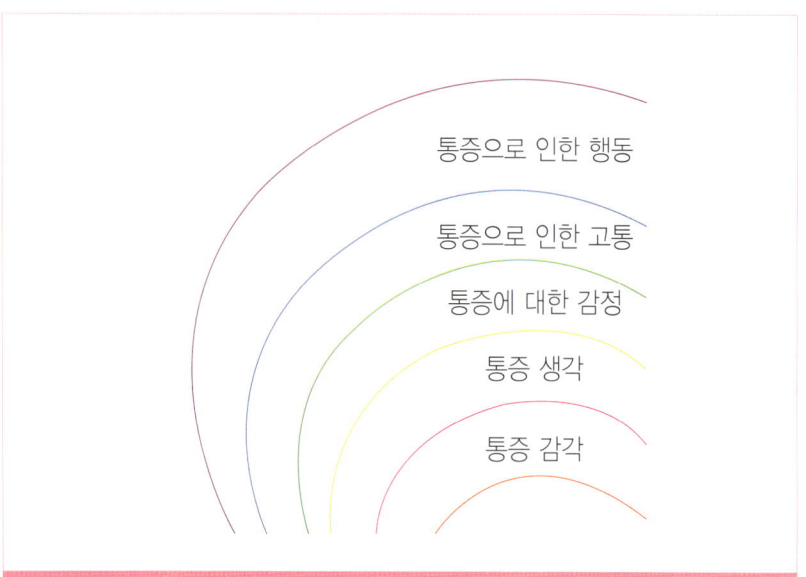

그림 10 통증 자극은 단순한 통증 감각이 아닌 개인의 과거 경험과 감정이 혼합되어 나타난다. 따라서 같은 정도의 자극에 대하여도 개개인에 따라 다르게 인지하고 다른 형태의 고통으로 느껴진다.

번을 갔을 텐데 참을 만하다며 통증을 인내한다.

　유난히 통증에 민감한 사람들은 엄살꾸러기일까? 통증에 무던한 사람은 무조건 통증을 참는 미련 곰탱이일까? 별로 아프지도 않은데 유난을 떨거나 정말 아픈데도 미련하게 참는 것은 둘 다 바람직하지 않은 일이다. 통증은 우리 몸에 이상이 생겼다는 것을 알려주는 알람장치이므로 통증이 생기면 적절히 반응하는 것이 맞다.

　하지만 똑같은 자극에도 사람마다 반응이 다를 수 있다. 통증이 단순한 통증 감각이 아닌 개인의 과거 경험과 감정이 혼합되어 나타나는 결과물이기 때문이다. 그래서 똑같은 자극이라도 개개인에 따라 다르게 인지되고 다른 형태의 고통으로 느껴지는 것이다.

　이처럼 개개인별로 통증을 인지하고 받아들이는 데 차이가 크고, 통증을 객관적으로 측정할 수 있는 도구가 없기 때문에 같은 병을 가진 환자들의 통증을 일률적으로 표시하기는 어렵다. 결국 통증은 개개인이 느끼는 주관적인 강도가 중요하다.

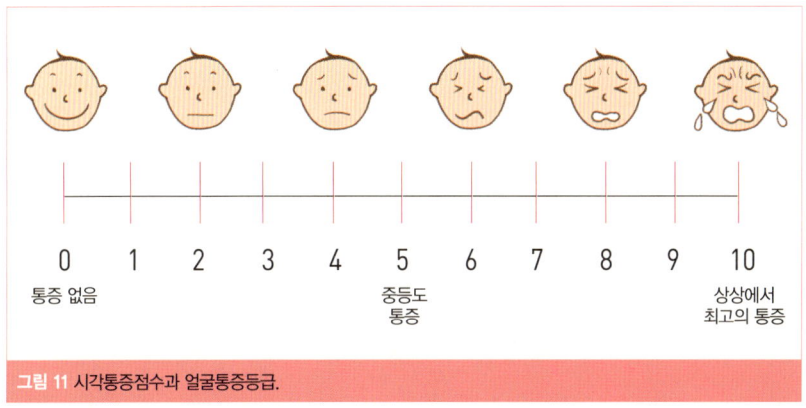

그림 11 시각통증점수과 얼굴통증등급.

일반적으로 통증의 강도를 평가하기 위해 시각통증점수를 사용한다. 이는 10센티미터 선의 한 끝을 0으로 놓고 다른 끝을 10으로 설정한 다음 '전혀 아프지 않은 상태를 0'으로 보고 '상상해볼 수 있는 최고의 통증을 10'으로 생각할 때 자신이 느끼는 통증의 정도가 어느 정도인지를 표시하는 것이다. 그림 11 의사소통이 쉽지 않은 사람이나 어린이의 경우에는 얼굴 표정을 보고 환자의 통증 정도를 평가하는 얼굴통증등급을 이용한다. 통증 질환이 있는 환자들이 느끼는 통증 강도에 대한 객관적인 비교를 위해 많은 환자를 대상으로 통증점수를 통계적으로 처리하여 질환에 따른 통증 강도를 비교한 표를 참고하면 그림 12 와 같다.

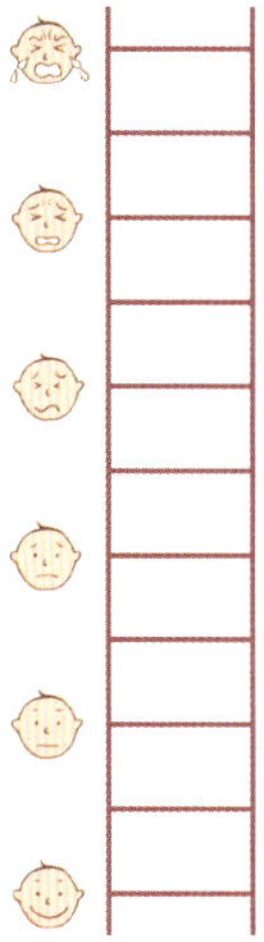

만성 통증	통증강도	급성 통증
	10	
신경손상 이후에 발생하는 작열통	9	손가락의 절단
	8	
	7	분만통
환지통	6	
폐암의 통증		
복합부위 통증증후군	5	
만성 요통		
기타 신경병증성 통증	4	
		복부나 산부인과 수술
류머티스 관절염	3	골절
		찰과상
	2	하복부 수술(남자)
	1	
	0	

그림 12 통증 강도 비교. 통증은 주관적인 것이다. 하지만 급성 통증과 만성 통증으로 병원을 찾은 수많은 환자들을 대상으로 통증의 주관적인 수치를 측정한 결과 위와 같이 통증의 강도를 비교해볼 수 있다.

/ 07

통증과 스트레스

 통증을 느끼는 과정은 단순히 통증 자극이 왔을 때 뇌에서 아픈 자극이 온 만큼을 감지하는 일방통행의 신경 전달 과정이 아니다. 통증 자극이 들어오면 대뇌의 몸감각 피질 영역에서 통증의 위치, 강도, 시간, 성질을 느낄 뿐 아니라 정서적인 면을 조절하는 뇌와 몸의 항상성을 유지하는 뇌와의 상호 작용을 통해 통증을 조율함으로써 최종적으로 통증을 받아들이게 된다.

 통증 자극이 오면 변연계를 통해 통증 자극에 대한 회피 반응이나 경각심을 느끼게 되고, 통증 자극이 지속되면 두려움과 불안, 우울 등의 감정을 느끼게 된다. 또한 시상하부로 통증 자극이 전달되면 교감신경계의 기능이 항진되면서 혈액순환 장애, 소화기능의 저하를 가져오고 호르몬 분비의 이상과 면역 세포의 불균형을 가져온다. 이것이 전부가 아니다. 통증 자극이 뇌로 들어오면 건강한 뇌에서는 뇌의 특정한 부위에서 다시 통증을 억제시키는 물질을 만들어내며 통증을 억제한다. 그렇기 때문에 같은 정도의 통증 자극에 대해서도 사람마다 느끼는 통증의 강도가 다르고, 통증을 이겨내는 노력이나 통증 때문에 하는 행동이 다르게 나타나는 것이다.

스트레스는 통증을 억제하기도, 악화시키기도 한다

만성 통증(나쁜 통증)에 시달리는 사람들은 종종 꾀병을 부린다는 오해를 받는다. 원인에 비해 통증이 심하고 오래 지속되거나 확실한 원인이 없는데도 지속적으로 아프고, 정신적 스트레스를 받으면 더 악화되기 때문이다. 환자 입장에서는 통증이 지속되기 때문에 통증의 원인이 아직 밝혀지지 않았지만 앞으로 심각한 병으로 발전할지도 모른다는 불안감에 시달리기도 한다. 실제로 이런 점 때문에 만성 통증은 그 자체가 환자에게 스트레스로 작용하고, 환자가 가지고 있는 또 다른 스트레스들이 만성 통증을 악화시킨다.

원인도 분명하지 않으면서 완치되지 않고 지속되는 통증 때문에 만성 통증 환자들은 정서적으로 스트레스를 받는다. 뿐만 아니라 가족이나 친구들로부터 통증을 인정받지 못하면서 관계가 소원해지고, 직장을 잃게 되거나 점차 사회로부터 고립되기도 한다. 이러한 정신적인 스트레스는 통증을 이겨내려는 노력 대신 부적절한 약물이나 치료에 의존하게 만들고, 반복되는 치료와 약물에 의한 부작용을 겪게 하기도 한다. 또한 점차 정상적인 일상생활에도 어려움을 겪게 되면서 불안이나 우울 증상이 나타나고 불면에 시달리게 될 수 있다.

한편에서는 '만성 통증은 실제로 아픈 것이 아니고 환자가 머릿속에서 아프다고 생각하는 것이다'라고 믿고, 정신과 치료를 받거나 마음을 바꿔먹으면 나을 수 있다고 여기는 사람들도 있다. 그러나 아직까지는 정신적인 문제가 통증을 유발하는지에 대한 의학적인 근거는 희박하며, 다만 만성 통증으로 인해 발생한 정신적인 문제점들이 다시 만성 통증을 악화시킨다는 근거가 있을 뿐이다.

권투 선수가 경기 도중 눈이 찢어지고 코뼈가 부러져도 경기에서 승리를 해야 한다는 스트레스 때문에 자신의 몸에 생긴 손상에서 오는 통증을 별로 느끼지 못하고 경기를 끝내는 경우가 있다. 이것은 적절한 스트레스가 뇌신경을 자극하여 통증 억제 물질을 분비함으로써 통증을 억제시키는 역할을 했기 때문에 가능한 일이다. 하지만 교통사고로 안면에 큰 손상을 입고 코뼈가 부러져 수술을 받은 뒤 만성적인 안면통을 겪는 비정형안면신경통 환자는 조그마한 스트레스에도 통증이 급격히 악화되곤 한다. 이렇듯 스트레스는 통증을 억제하기도 하고 악화시키기도 하는 두 얼굴을 갖고 있다. 그림 13

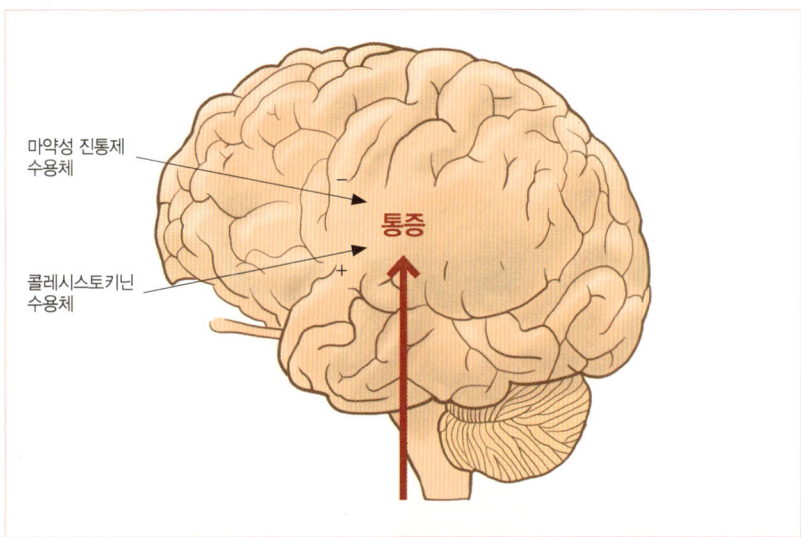

그림 13 적절한 스트레스는 뇌의 통증 억제 신경계를 자극하여 mu-마약성 수용체를 활성화시킴으로써 통증을 억제한다. 반면 심한 스트레스나 불안은 뇌에서 콜레시스토키닌을 활성화시켜 통증을 증가시키는 역할을 한다.
(출처 : Neurosceince 2007)

만성 통증과 스트레스

통증을 느끼는 것은 단순히 감각적으로 통증의 강도나 위치를 아는 것이 아니고, 개개인의 정서적인 상태와 상호 작용하여 인지하는 것이며 항상성 유지를 위한 우리 몸의 밸런스를 깨뜨리는 것이다. 통증을 느끼면 우리 몸에서는 항상성을 유지하기 위해 교감신경-부신-수질 축(sympathetic-adrenal-medulla axis, SAM axis)과 시상하부-뇌하수체-부신 축(hypothalamic-pituitary-adrenal axis, HPA axis)을 활성화시켜 몸을 보호하려고 한다.

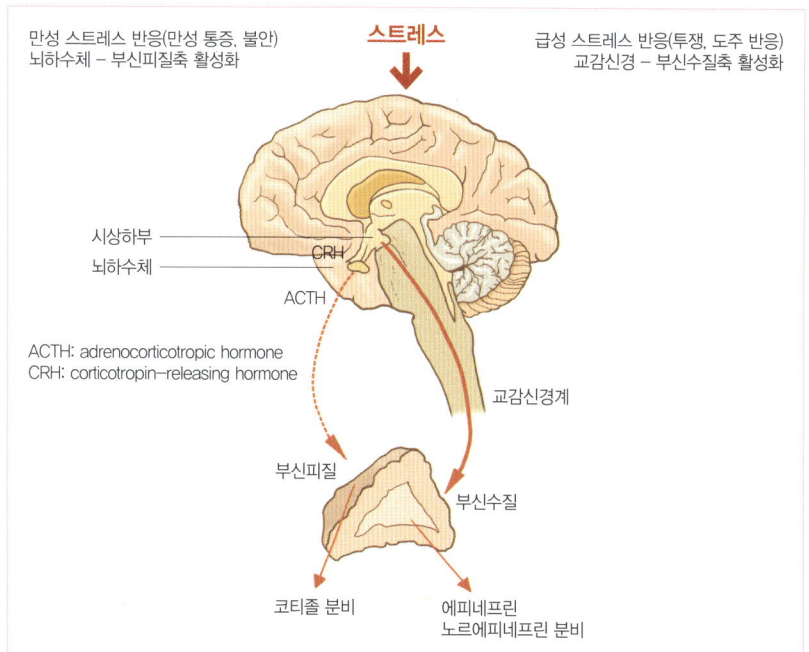

그림 14 스트레스 자극이 뇌에 전달되면 교감신경-부신-수질 축이 활성화됨으로써 부신수질에서 아드레날린과 에피네프린이 분비되어 '투쟁-도주' 반응을 일으키고, 이는 주로 짧은 시간 동안의 스트레스에 반응하여 우리 몸을 보호하고 통증을 억제하는 기능을 한다. 그러나 스트레스가 만성화되면 시상하부-뇌하수체-부신피질 축이 활성화되어 부신피질에서 코티졸이 분비되고 이러한 호르몬에 의한 근육과 신경, 면역력의 약화를 가져오게 되어 통증에 민감한 상태가 된다.

일반적으로 앞에서 설명한 권투 선수의 경우처럼 경기 도중 짧은 시간 동안 스트레스가 작용하면 시상하부로 전달된 통증 자극은 뇌하수체를 활성화시켜 부신피질호르몬의 분비를 증가시킨다. 따라서 혈중에는 코티졸이 증가하게 되고 이는 혈당을 올리고 대사를 증진시키며 우리 몸이 외부의 스트레스와 싸울 수 있는 에너지를 공급한다. 더불어 심장박동과 혈류가 빨라져 커다란 근육으로 가는 혈액 공급이 많아지는 반면 피부 바로 아래 있는 가는 혈관들은 수축되어 혈액의 손실을 막으려고 한다. 동공은 시야를 넓히기 위해 확장되며 살아남기 위한 몸의 기능이 왕성해지고 다른 기능은 모두 저하된다. 이러한 반응은 주로 교감신경계의 항진에 의하여 일어난다. 스트레스에 의한 짧은 시간 동안의 반응을 투쟁-도주 반응(fight-or-flight response)이라고 하는데, 스트레스는 우리에게 에너지를 주고 위기 상황을 피할 수 있게 해주며, 통증 자극도 억제할 수 있는 힘을 제공한다.

그러나 만성 통증이나 지속적인 정신적 스트레스처럼 긴 시간 동안 이어지는 스트레스는 시상하부-뇌하수체-부신피질 축을 통해 지속적으로 증가된 코티졸에 의하여 몸의 적응력을 고갈시킴으로써 근육을 위축시키고 성장을 저해하며 조직의 치유와 재생을 억제하고 면역체계를 약화시키게 된다. 그림 14 따라서 만성 통증 환자는 통증으로 인한 스트레스와 스트레스로 인한 통증의 악화를 겪게 된다.

적절한 스트레스 관리가 만성 통증을 예방하고 줄여준다

만성 통증 환자 중 특히 비정형안면신경통, 긴장성 두통, 기능성 흉통, 기능성 복통 환자들은 상당수가 통증이 발생하기 전에 심한 스트레스를 겪곤 한다.

자식이나 형제자매 혹은 배우자의 사망이나 이혼, 경제적인 파산, 이직이나 과중한 업무 등 흔히 겪는 스트레스가 통증을 유발하는 요인이 된다. 심한 바이러스 감염과 같은 신체적인 염증 반응이 급성 스트레스로 작용하기도 한다.

만성 통증 환자의 3분의 2는 정신적 스트레스, 불안, 우울, 불면 등의 동반 증상을 겪는다. 이처럼 정서적으로 부정적인 면들은 환자들로 하여금 통증 부위를 과잉보호하려는 행동을 하게 하고, 치료에 대한 불신과 불응 반응을 보이게 하는 등 가족과 사회로부터의 고립까지 가져올 수 있다.

예를 들어 만성 요통 환자의 경우 경미한 퇴행성 디스크만 있음에도 아픈 허리를 보호해야 한다는 생각으로 허리를 움직이는 것을 두려워하는 사람이 많다. 허리가 아플 때마다 허리에 보호대를 차고 운동을 피한다면 요통은 좋아지지 않고 사회적으로도 위축될 수밖에 없다. 검사 상으로는 아무 이상이 없는 섬유근육통증 환자가 매일 아침마다 관절이 아프고 조금만 움직여도 팔다리가 아프다며 누워만 있으면, 몸의 근력과 면역력은 더욱 약화될 것이고 가족들로부터 고립될 수도 있을 것이다.

만성 통증은 통증 자극에 비례하여 아픈 자극이 있는 만큼 아픈 통증이 아니며, 통증으로 인한 스트레스, 스트레스로 인한 통증 악화라는 악순환의 고리를 가지고 있는 신경계의 질환이다. 적당한 스트레스는 우리 몸에 에너지를 제공하고, 통증을 억제하며 통증을 이겨낼 수 있는 강한 동기를 준다. 그러나 심하고 장시간 지속되는 스트레스는 몸의 항상성 유지의 불균형을 가져오며 몸의 면역력을 저하시키고, 통증을 악화시키는 요인이 된다. 이러한 스트레스에 대한 몸의 반응은 개개인마다 차이가 있다. 하지만 만성 통증을 줄이고 치료하려면 스트레스를 적절히 관리해야 하는 것은 선택이 아닌 필수다.

GOOD PAIN
BAD PAIN

PART 02
두통과 안면통증

01 삼차신경통 얼굴에서 번개가 쳐요
02 설인신경통 혀와 귓속이 송곳으로 찌르고 간장을 붓는 것처럼 아프고 쓰려요
03 비정형 안면신경통 콧구멍에 나사를 박아놓고, 잇몸을 바늘로 찌르듯이 아파요
04 불타는 입 증후군 입이 화끈거리고 아파요
05 긴장성 두통 머리가 조이는 듯 아프고 어깨에 돌덩이를 올려놓은 것 같아요
06 편두통 한쪽 머리가 쿵쿵 울리고 깨질 듯 아파요
07 군발성 두통 주기적으로 머리가 깨질 것처럼, 눈 속이 터질 것처럼 아파요
08 후두신경통 뒷머리가 찌릿하고 눈까지 아파요
09 경추성 두통 목을 움직일 때마다 뒷머리에서 이마까지 통증이 와요

01 삼차신경통 Trigeminal Neuralgia

얼굴에서
번개가 쳐요

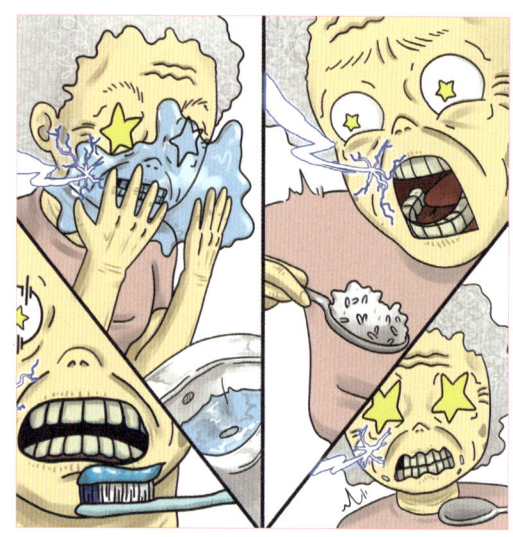

- N 김정순(가명)
- A 72세/여
- J 주부
- V 10(최대 통증 10 기준)

"얼마나 아픈지 밥을 먹을 수도 없고, 말을 하는 것도 힘들어요. 제발 어떻게 좀 해주세요."

김정순 할머니가 일상생활을 하기조차 어려울 정도로 극심한 통증에 시달린 지는 일주일쯤 되었다. 오른쪽 송곳니 부위가 마치 예리한 칼로 찌르듯이 아프고 밥을 먹을 때나 양치질을 할 때, 말을 할 때나 세수할 때 얼굴을 살짝만 건드려도 이마 옆과 눈 위로 번개가 치는 것 같은 통증이 생겨 식사는 물론이고 대화조차 불가능한 상황이었다.

김정순 할머니를 괴롭히는 안면통증은 꽤 오래전부터 있었다. 그래도 처음에는 이렇게까지 통증이 심하지는 않았다. 5년 전 오른쪽 송곳니와 코 옆 부위에서 찌릿하거나 쑤시는 듯한 통증이 시작됐다. 다행히 며칠이 지나자 통증이 가라앉았지만 몇 달 후 또다시 통증이 발생했다. 그 후 통증이 고질병처럼 생겼다 사라지기를 반복하면서 고통스러운 세월을 보내야 했다.

통증은 한 번 발생하면 짧게는 며칠, 길게는 수주일씩 지속되었다. 통증을 견디다 못해 치과에서 신경을 죽이는 치료도 받았다. 그래도 통증이 사라지지 않아 오른쪽 송곳니 옆 치아를 발치까지 했는데도 시간이 지날수록 통증의 강도는 점점 세졌다.

통증은 언제나 예고도 없이 갑작스럽게 찾아왔다. 이를 닦거나 세수를 할 때 통증이 나타나기도 했고, 식사를 하려고 입을 벌리거나 음식을 씹다 통증 때문에 소스라치게 놀란 적이 한두 번이 아니다. 마치 감전이라도 된 듯 찌릿한 통증이 1~2초가량 지속되는데, 통증이 얼마나 심한지 1~2초가 1~2시간처럼 길게 느껴졌다. 다른 사람과 대화를 할 때도 통증이 순간 순간 발생해 대화를 하다 말고 얼굴을 감싸고 가만히 있어야 했던 적도 많다. 바람이 불어 얼굴을 스쳐도 극심한 통증을 느끼곤 했다.

견디기 힘들 정도의 안면통증은 3개월 전에도 발생한 적이 있다. 그때는 병원에서 처방해준 약을 먹으면 어느 정도 통증이 가라앉아 물에 밥을 말아 먹고 조심스럽게 일상생활을 하면서 지낼 수 있었다. 그런데 최근 일주일 동안은 약을 먹어도 통증이 줄지 않았다. 복용량을 늘리면 어지럽고 휘청거려 어쩔 수 없이 약을 중단했다. 약을 끊으면서 통증이 더 심해져 밥을 전혀 먹지 못하고 일상생활조차 하기 어려운 지경에 이르렀다.

극심한 통증을 부르는 삼차신경통

삼차신경통이란 얼굴의 감각을 담당하는 삼차신경이 분포하는 얼굴 부위에 전기 쇼크 같은 순간적인 통증이 나타나는 만성적인 통증 질환을 말한다. 얼굴의 감각은 12개의 뇌신경 중 다섯 번째 뇌신경인 삼차신경에 의하여 전달된다. 삼차신경은 각막을 포함하여 이마와 머리 위로 가는 상안신경(삼차신경의 1차 가지)과 콧방울과 위쪽 치아와 잇몸, 입천장으로 가는 상악신경(삼차신경의 2차 가지), 아랫잇몸과 치아, 혀에 분포하는 하악신경(삼차신경의 3차 가지)으로 가지를 치면서 뇌에서 빠져나와 안면부의 감각을 담당한다. 그림1

삼차신경통으로 인한 통증은 얼굴 특정 부위에서 마치 전기에 감전된 듯 혹은 번개가 치는 듯 순간적이면서도 발작적으로 발생한다는 특징을 지닌다. 삼차신경통의 통증의 강도는 '통증 질환 중 왕'이라 할 정도로 극심하다. 대부분 1~2초 정도의 순간적인 통증이며 통증시각점수는 거의 모든 환자들이 10 이상이라고 대답한다.

또한 세수나 양치질, 면도를 하려고 할 때 또는 음식을 씹거나 말을 하려고 할 때와 같이 일상적인 동작을 할 때는 물론 가벼운 바람이 스치거나 얼굴을 살짝만 건드려도 통증이 유발되기 때문에 삼차신경통

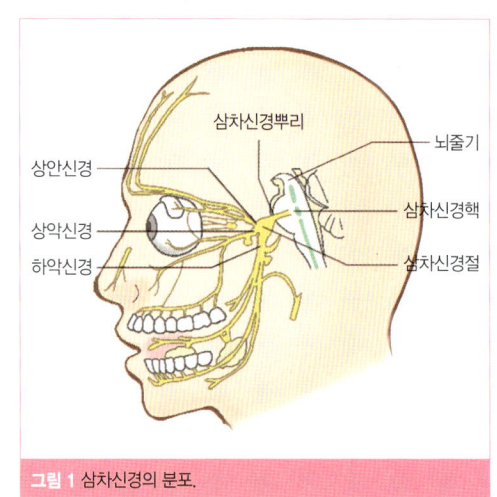

그림 1 삼차신경의 분포.

발작기에는 많은 환자들이 식사를 할 수 없을 뿐 아니라 일상생활을 전혀 할 수 없게 된다.

삼차신경통 환자의 95퍼센트 이상은 삼차신경의 2차 혹은 3차 가지에 이상이 생겨 발생하기 때문에 치아나 잇몸 부위의 통증으로 느끼는 경우가 많다. 그래서 환자의 반 이상이 치통으로 오해해 발치를 하거나 치과에서 신경치료를 받는데, 그럼에도 통증이 가라앉지 않아 뒤늦게 통증클리닉을 찾는 분들이 많다. 따라서 정확한 진단을 받고 최선의 치료를 받는 것이 극심한 통증으로부터 해방될 수 있는 지름길이다.

> **TIP**
>
> **삼차신경통 환자의 6퍼센트 정도는 뇌종양이 원인**
>
> 안면 부위에 삼차신경통 양상의 통증을 호소하는 환자 중 100명에 6명 정도에서는 뇌 안에 있는 삼차신경 뿌리가 가지를 치면서 뇌 밖으로 빠져나오는 부위에서 뇌종양이 발견된다. 따라서 삼차신경통 통증을 호소하면 꼭 치료 전에 뇌 MRI 촬영으로 뇌종양 여부를 확인하고 치료에 들어가야 한다. 다행히 삼차신경통을 유발하는 뇌종양들은 대부분 양성 종양으로 생명에는 위험이 거의 없는 경우가 많다.

통증을 일으키는 신경을 차단하면 통증이 없어진다

보통 통증이 생기면 진통제를 복용하게 되는데, 삼차신경통은 신경 자체의 발화에 의해 나타나는 번개가 치는 듯한 극심한 통증이기 때문에 일반적인 진통제로는 전혀 통증이 조절되지 않는다. 삼차신경통의 유일한 치료 약물은 간질 환자의 발작을 멈추게 할 때 사용하는 항경련제인 테크레톨이다. 이 약물은 삼차신경통의 통증을 달래는 데 도움이 되지만 안타깝게도 테크레톨마저

듣지 않는 환자들도 많다. 게다가 시간이 흐를수록 3분의 2 이상의 환자에게서 내성이 발생하기 때문에 통증 조절이 되지 않고 장기간 복용하면 간과 골수 기능 이상 또는 재생불량성 빈혈 등 심각한 부작용을 초래할 수 있으므로 주의해야 한다.

약물 치료에 효과가 없거나 부작용으로 사용이 불가능한 환자들에게 시행할 수 있는 치료는 통증을 일으키는 삼차신경을 차단하는 것이다. 컴퓨터 특수 영상 촬영 장치를 이용해 통증을 일으키는 신경을 직접 찾아 들어가 정확하게 차단해주면 통증이 완벽하게 사라진다. 이를 '삼차신경차단술' 혹은 '삼차신경파괴술'이라 하는데, 추가적인 약물치료가 필요 없을 정도로 효과가 뛰어나다. 전신마취를 할 필요가 없고 매우 안전하며, 시술도 1~2분 만에 끝나므로 부담 없이 편하게 받을 수 있다.

사례의 주인공인 김정순 할머니의 경우 오른쪽 삼차신경 2가지인 상악신경 부위 통증으로 상악신경차단술을 시행했다. 시술 후 통증에 시달리던 오른쪽 잇몸은 치과에서 마취를 했을 때처럼 멍멍한 느낌이었지만 통증은 감쪽같이 사라졌다. 멍멍한 느낌도 시간이 지나면서 가라앉아 지금은 아무 불편 없이 평온한 일상을 보내고 있다.

삼차신경통 무통기에 불필요한 치료는 금물!

삼차신경통은 만성 통증이지만 통증이 365일 지속되지는 않는다. 칼로 베이거나 전기 쇼크를 받은 것처럼 아프다가도 어느 순간 거짓말처럼 통증이 사라진다. 이렇게 통증이 없어지는 무통기를 가지는 것이 이 질환의 특징이며 통증 치료를 받을 때도 무통기를 기억해야 한다. 약물로 통증이 조절되었다면 무통기 때는 약물을 중단해야 약물에 대한 부작용을 최소화시킬 수 있다.

무통기는 짧게는 몇 주부터 길게는 몇 년까지 지속되는데, 무통기가 끝난 후에는 일반적으로 통증 부위는 더 넓어지고, 통증의 강도는 더 세지고, 통증의 빈도는 더 잦아진다. 약물로 통증이 조절되었던 환자도 무통기를 몇 번 지나면서 통증이 조절되지 않아 애를 먹기도 한다. 따라서 삼차신경통의 통증 발작기와 무통기가 각 환자에게 어떻게 나타나는지 파악하고 통증 발작기에 적절한 치료를 하는 것이 중요하다.

> **TIP**
>
> **삼차신경통 자가 진단 체크 리스트**
> 삼차신경통은 삼차신경 어느 신경가지에 이상이 생겼는지에 따라 통증이 나타나는 부위와 양상이 조금씩 다르기 때문에 자가 진단만으로 삼차신경통이라 단정 지으면 안 된다. 다만 다음과 같은 9가지 항목을 체크했을 때 7개 이상 항목이 일치하면 삼차신경통을 의심해볼 수 있다.
> ❶ 통증의 위치: 통증이 얼굴 어느 한쪽에서 발생한다(편측 통증).
> ❷ 통증의 성격: 예리하고 찌르는 듯한, 전기 쇼크와 같은 찌릿한 통증이 발생한다.
> ❸ 통증 지속 시간: 순간적으로 극심한 통증이 발생한다. 통증은 길어야 수초간 지속되다 사라진다.
> ❹ 통증 유발 인자: 통증을 유발하는 인자가 있다. 주로 얼굴을 건드리거나 세수, 양치, 식사, 대화를 할 때 통증이 발생한다.
> ❺ 방사통: 통증이 발생하면 발생한 곳에 머무는 것이 아니라 병이 난 삼차신경분지가 분포하는 얼굴 부위를 따라서 통증이 뻗친다.
> ❻ 감각 저하: 통증이 발생해도 감각이 무뎌지는 증상은 없다.
> ❼ 통증 불응기: 순간적인 통증 사이에는 통증이 없이 유지되는 기간이 있다.
> ❽ 통증의 진행성: 통증이 어느 정도 지속되다 자연적으로 소실되는 기간이 있다.
> ❾ 통증 행동: 얼굴에 자극이 가면 통증이 발생하기 때문에 얼굴이 건드려지는 것을 피하는 동작을 한다.

02 설인신경통 Glossopharyngeal Neuralgia

혀와 귓속이 송곳으로 찌르고
간장을 붓는 것처럼 아프고 쓰려요

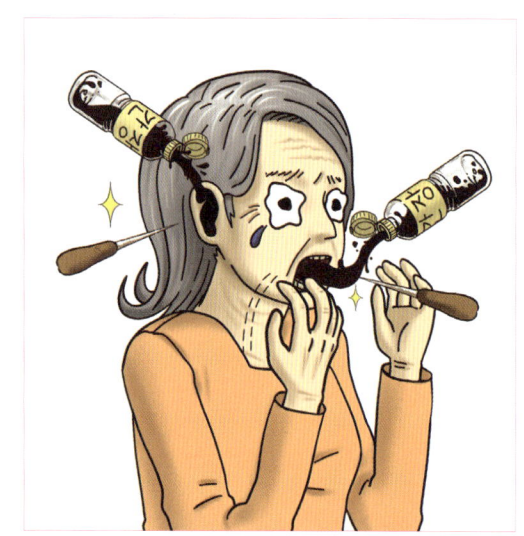

- N 이귀영(가명)
- A 61세/여
- J 주부
- V 10(최대 통증 10 기준)

올해 61세를 맞은 이귀영 씨는 그동안 큰 병 없이 건강하게 살았다. 워낙 성격이 밝고 긍정적이라 여성이라면 한 번쯤 홍역처럼 앓고 지나가는 갱년기도 수월하게 지나갔다. 그런데 2년 전부터 정체를 알 수 없는 기이한 통증에 시달리면서 이귀영 씨의 평화로웠던 일상은 180도로 바뀌어버렸다.

통증은 주로 침을 삼키거나 음식을 삼킬 때 발작적으로 찾아왔다. 마치 오른쪽 귀가 구멍이 뻥 뚫린 것처럼 느껴졌고, 목젖 주변과 귓속이 상처에 간장을 부었을 때처럼 끔찍하게 아팠다. 때론 턱 아래쪽과 귓속을 날카로운 송곳으로 찌르는 듯한 통증이 순간적으로 왔다. 침이나 음식을 삼킬 때뿐만 아니라 말을 하거나 양치질을 할 때도 발작적으로 극심한 통증이 오는 바람에 한시도 마음을 놓지 못하고 불안에 떨어야 했다.

처음 통증이 발생한 뒤 6개월 동안은 통증을 줄일 수 있는 약이란 약은 다 찾아다녔다. 하도 여러 가지 약을 먹어서 그런지 부작용도 겪었다. 약을 먹으면 다리가 휘청거려 제대로 걷기가 어렵고, 어지럽고 피곤한 증상이 자주 나타났다. 강력한 진통제로 간 기능이 약해진 탓이다.

다행히 여러 가지 약을 복용하면서 통증은 사라졌다. 이후 1년 반 동안은 통증 없이 그런대로 잘 지낼 수 있었다. 그런데 6개월 전에 악몽 같은 통증이 다시 시작되었다. 어찌된 일인지 처음과는 달리 통증을 가라앉히는 약을 먹어도 차도가 없었다. 오히려 통증이 더 심해져 침이든, 음식이든 삼킬 엄두조차 내지 못했다. 그렇게 제대로 식사를 못하면서 체중은 15킬로그램이나 빠졌다. 배가 고파도 통증 때문에 밥상을 멀리 해야 하니 도통 살맛이 나지 않는다.

설인신경통, 삼차신경통만큼이나 아프다

통증은 주관적인 것이어서 실제 통증의 강도가 어느 정도인가는 중요하지 않다. 환자 자신이 느끼는 통증의 정도가 심하면 심한 것이다. 하지만 통증을 호소하는 수많은 환자들을 진료하면서 객관적으로 가장 통증이 심한 질환은 삼차신경통과 설인신경통이 아닐까 싶다. 그만큼 설인신경통으로 인한 통증은 상상을 초월한다.

설인신경은 12개의 뇌신경 중 9번째 신경으로 혀 뒤쪽과 목젖을 포함한 인후두의 감각을 담당한다. 통증은 주로 설인신경이 분포한 부위인 편도선, 인두, 혀 뒤쪽, 귓속에서 일어난다. 처음에는 목 뒤쪽에서 벌레가 스멀스멀 기어가는 불쾌한 느낌이나 이물질이 낀 듯한 느낌에서 시작되기도 하며, 귓속이 뜨끔거리거나 귀 뒤쪽, 악관절 속이나 턱에서 목젖을 향한 깊숙한 곳이 뜨끔거리는 통증으로 시작되기도 한다.

통증은 음식물이나 침을 삼킬 때, 입에 물을 넣고 가글을 할 때 혹은 이야기를 할 때 발생한다. 하품을 하거나 기침을 할 때, 양치질을 할 때, 머리를 돌릴 때 또는 귓바퀴나 귀 주위의 피부를 건드릴 때, 잇몸을 건드릴 때도 극심한 통증이 나타난다. 이처럼 설인신경통은 특징적으로 삼키는 부위에 해당하는 곳의 자극에 의한 통증이 발생하기 때문에 심할 때는 물 한 모금도 삼키기 어려워 이귀영 환자와 같이 심각하게 살이 빠지고 전혀 일상생활을 할 수 없게 되기도 한다.

설인신경통은 대부분 뇌 속에서 설인신경과 뇌혈관이 들러붙어 발생한다. 드물게 뇌종양이 설인신경을 눌러 발생하기도 한다. 설인신경통의 발병률은 삼차신경통의 100분의 1 수준이다. 삼차신경통은 10만 명당 4~5명꼴로 발

> **TIP**
>
> **설인신경통이 심하면 심장마비가 올 수도 있다**
> 해부학적으로 설인신경은 우리 몸의 내장기관에 분포하는 부교감신경기능을 담당하고 있는 미주신경(10번째 뇌신경)과 연결되어 있다. 따라서 설인신경에서의 비정상적인 정보에 의해 미주신경이 활성화되면 심박수가 낮아지고, 심장이 제대로 뛰지 않아 뇌에 혈액 공급이 부족해지면서 실신하거나 경련이 일어나기도 한다. 최악의 경우 통증을 적절히 조절하지 못하면 심장마비가 올 수도 있다. 이런 불상사를 막기 위해서는 약물을 투여해 설인신경의 흥분을 가라앉히고, 심장마비를 대비해 일시적 혹은 영구적으로 심장 박동기를 사용하기도 한다.

생하는 것으로 알려져 있다. 삼차신경통도 발병률이 비교적 낮은 질병인데, 이의 100분의 1 수준으로 설인신경통이 발생하니 설인신경통이 얼마나 드물게 발생하는 희귀질환인지 짐작할 수 있다. 하지만 통증이 극심해 통증 발작기에는 치료에 곤욕을 겪는 잔인한 질병이기도 하다.

하악신경에 발생한 삼차신경통과의 감별이 중요

설인신경통과 하악신경에 발생한 삼차신경통은 통증 부위와 양상이 유사해 착각하기 쉽다. 하지만 이 두 질환은 원인과 치료법이 다르기 때문에 정확히 감별해야 한다.

두 질환의 약물 치료제는 동일하다. 그렇지만 삼차신경통의 경우 약물에 효과가 없거나 부작용 때문에 사용하기 힘들 때 혹은 너무 나이가 많아 약물 복용이 어려울 때 삼차신경차단술로 통증을 없앨 수 있다. 반면 설인신경통은 약물 치료 외에는 좋은 치료 방법이 없기 때문에 감별이 중요하다.

설인신경통은 침이나 음식을 삼키는 순간에 통증이 심하게 온다는 특징을 지닌다. 삼차신경통 환자 중 일부도 삼킬 때 통증이 유발되기 때문에 증상으로 두 질환을 감별하기가 쉽지 않다. 감별을 하려면 꼭 환자에게 어떤 동작이 통증을 심하게 유발하는지 정확한 문진을 해야 한다. 또 다른 방법으로는 삼차신경을 시험적으로 차단해보거나 국소마취제로 가글을 하여 설인신경을 시험적으로 차단하는 방법으로 두 가지 신경통을 감별하기도 한다.

항간질약이 치료제?

설인신경통은 대부분 약물요법으로 통증을 억제한다. 삼차신경통은 통증을 유발한 신경을 차단하면 효과적으로 통증을 달랠 수 있다. 하지만 설인신경은 심장을 비롯한 우리 몸의 주요 장기로 가는 미주신경, 즉 10번째 뇌신경과 아주 가깝게 지나가기 때문에 신경차단술을 시행하기에는 위험부담이 크다. 성공률도 낮고, 심혈관계에 합병증이 발생할 가능성이 높아 거의 시행하지 않는다.

설인신경통은 삼차신경통과 마찬가지로 테그레톨이나 페니토인과 같은 약물을 주로 사용한다. 이 약물은 원래 간질을 치료하기 위한 항경련제로 개발되었으나 설인신경통과 삼차신경통을 달래는 데도 효과가 좋다. 신경이 흥분될 때는 신경막에서 나트륨 채널이라는 이온 채널이 열리고 세포 내의 나트륨 농도가 높아지면서 통증이 발생한다. 테그레톨이나 페니토인과 같은 약물은 이러한 나트륨 채널이 열리는 것을 억제해 통증을 조절해준다. 다만 처음에는 비교적 통증을 억제하는 효과가 좋으나 시간이 지날수록 재발과 부작용이 나타날 수도 있으니 주의해야 한다.

더 이상 약물요법이 효과가 없으면 수술을 고려할 수 있다. 혈관과 설인신경이 붙어 있을 경우 둘을 분리하는 수술을 하게 되는데, 청각 장애, 안면 마비 혹은 연하 곤란과 같은 합병증이 발생할 가능성을 고려하여 수술적 방법을 선택한다.

Atypical Facial Pain **비정형 안면신경통** 03

콧구멍에 나사를 박아놓고, 잇몸을 바늘로 찌르듯이 아파요

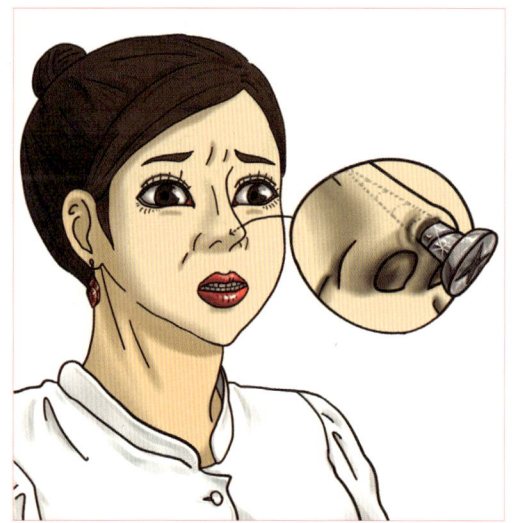

- N 김나영(가명)
- A 42세/여
- J 홈쇼핑 모델
- V 7~10(최대 통증 10 기준)

홈쇼핑 모델로 활동 중인 김나영 씨는 2년 전 코 성형수술을 한 이후 수술한 부위에 이물질이 들어 있는 것처럼 불편해 몇 차례 수술을 받았다. 하지만 불편함이 사라지기는커녕 통증이 점점 더 심해졌다. 처음에는 콧구멍 안 비중격(좌우 코의 경계를 이루는 벽)에 나사를 박아놓은 것처럼 아팠다. 그러더니 성형수술을 반복하면서 오른쪽 윗니, 광대뼈, 코 안 전체로 통증이 확산되었다. 뿐만 아니라 하루 종일 통증이 지속돼 날마다 고통 속에 신음하고 있다.

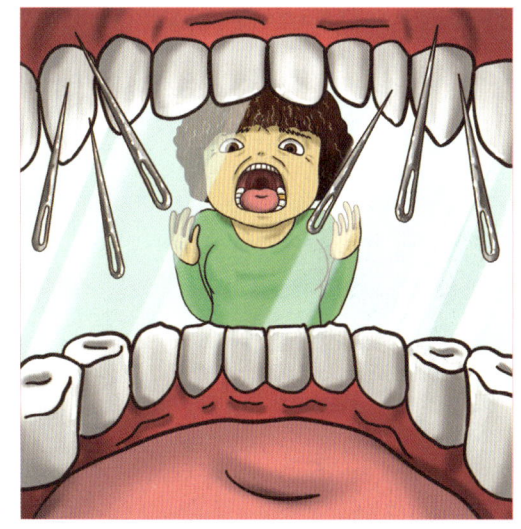

N 안수애(가명)
A 47세/여
J 주부
V 6~10(최대 통증 10 기준)

　코부터 통증이 시작돼 얼굴 여기저기로 통증 부위가 넓어진 김나영 씨와는 달리 안수애 씨는 얼굴 중 잇몸이 아파 고생한 경우다. 통증은 2년 반 전부터 시작되었다. 양쪽 송곳니 부근의 잇몸이 아파 치과에서 진료를 받았지만 치아와 잇몸에는 이상이 없다고 했다. 그런데도 통증은 사라지지 않고 안수애 씨를 괴롭혔다.

　통증이 시작된 것은 갑상선암 수술을 받은 뒤였다. 수술 뒤 방사선 동위원소 치료를 받는 도중 잇몸이 견딜 수 없게 아프기 시작했다. 송곳니가 있는 잇몸 안쪽이 날카로운 바늘로 찌르는 듯이 아팠다. 정신적으로 집중하거나 껌을 씹을 때, 음식을 씹거나 입을 벌리고 있을 때는 통증이 덜했다. 하지만 오후가 되면 통증이 더 심해졌고, 뜨거운 음식을 먹거나 입을 다물고 있을 때, 정신적으로 스트레스를 받을 때도 통증이 악화되었다.

비정형 안면신경통, 통증의 강도가 다양하며 지속적이다

앞에서 소개한 김나영·안수애 씨의 통증은 공통점이 그리 많아 보이지 않는다. 일단 통증을 호소하는 부위가 다르고, 통증이 발생한 계기도 다르다. 하지만 두 사람을 괴롭히는 안면통증은 모두 비정형 안면신경통이다. 비정형 안면신경통은 말 그대로 통증의 유형이 정형화되어 있지 않은 안면통을 말한다. 신경이 분포하는 부위와 정확히 일치하는 부위에 순간적인 쩌릿한 통증이 오는 삼차신경통이나 설인신경통이 아니라 얼굴 쪽에서 오는 다양한 종류의 만성적인 통증 질환을 비정형 안면신경통이라 한다.

비정형 안면신경통은 크게 한쪽으로 통증이 나타나는 '편측성 비정형 안면신경통'과 얼굴 양쪽 모두에 통증이 나타나는 '양측성 비정형 안면신경통'으로 나뉜다. 편측성 비정형 안면신경통은 주로 삼차신경 영역에 나타나지만 상경추부(목뼈 1·2·3번)와 뒷머리 두피까지 통증이 확산된다. 통증과 함께 감각 저하, 이상감각, 이질통이 동반되기도 하지만 눈이 충혈되거나 눈물이 나거나 하는 자율신경 이상 증상은 드물다. 양측성 비정형 안면신경통은 입 주변에 나타나며 구강 내에서 통증이 발생한다. 감각 저하, 이상감각, 이질통이 동반되기도 하나 가벼운 자극으로 통증이 유발되지는 않고 기타 자율신경 증상은 없다.

통증의 강도와 양상은 무척 다양하다. 벌레가 스멀스멀 기어다니는 것 같은 불쾌한 느낌에서부터 얼굴이 쥐어짜는 듯 조이거나 욱신욱신 쑤시거나 타는 듯한 심한 통증까지 나타난다. 대부분의 경우 삼차신경통이나 설인신경통보다 통증의 강도가 약하지만 두 질병 못지않게 강도가 센 경우도 적지 않다.

비정형 안면신경통은 얼굴에 순간적으로 극심한 통증이 오는 삼차신경통과는 큰 차이가 있다. 차이는 크게 네 가지로 정리할 수 있다. 첫째, 순간적으로 통증이 발생해 수초간 지속됐다 사라지는 삼차신경통과는 달리 통증이 지속적이라는 특징을 지닌다. 둘째, 삼차신경통의 경우 짧든 길든 통증이 없는 기간이 있는데, 비정형 안면신경통은 무통기가 없이 계속 통증이 온다. 셋째, 삼차신경통은 통증 유발 인자가 있다. 삼차신경통의 경우 대부분 세수, 양치, 식사, 대화와 같이 안면에 가벼운 자극이 가해지거나 안면부를 움직이는 일상 동작에서 통증이 순간적으로 유발된다. 이에 비해 비정형 안면신경통은 특별한 통증 유발 인자는 없지만 환자 대부분이 정신적으로 스트레스를 받을 때 통증이 악화된다.

마지막으로 비정형 안면신경통은 통증이 발생하는 부위가 해부학적으로 신경이 분포하는 부위와 정확히 맞아 떨어지지 않는다는 특징이 있다. 즉, 통증의 강도가 조금씩 달라질 뿐, 통증이 하루 종일 지속되며 대부분의 경우 통증을 유발할 만한 특별한 원인을 찾기 어렵고 환자에 따라 통증의 양상도 다양하기 때문에 최근에는 '특발성 지속적 안면통(idiopathic persistent facial pain)'이라고 의학적 명칭이 개정되었다.

우울증과 불면증 동반하기 쉽고 스트레스에 민감하다

비정형 안면신경통의 원인은 아직 분명하게 밝혀지지 않았다. 다만 안면으로 가는 말초신경이 손상되거나 염증에서 기인하는 말초신경의 감작과 그로 인한 중추신경의 감작이 원인일 것이라 추정한다. 일부 환자들은 통증이 발생하기 전에 코, 턱, 치아, 두개골 등에 외상이나 감염이 있었던 경우가 있고, 치과 치료나 임플란트 시술, 얼굴 성형수술을 받은 이후 지속되는 통증을 호소하는 환자들도 있다.

만성 통증은 종종 우울증과 불면증을 동반한다. 비정형 안면신경통도 예외는 아니다. 환자의 약 3분의 2 이상이 우울증과 불면증을 동반하는데, 이는 다른 만성 통증 환자들에 비해 매우 높은 비율이다. 비록 비정형 안면신경통이 우울증과 불면증을 많이 동반하기는 하지만 우울증이 안면통의 원인이 된다는 증거는 없다. 그렇지만 다른 만성 통증 환자들에 비해 우울증과 불면증이 동반되는 확률이 높다는 것은 그만큼 동반 질환을 치료하는 것이 중요하다는 것을 의미한다.

비정형 안면신경통 환자들은 정신적·육체적 스트레스에도 취약한 경우가 많다. 의학적인 실험 결과로도 섬유근육통증 환자들처럼 통증에 대한 역치가 낮음을 알 수 있다. 따라서 조금만 스트레스를 받아도 통증을 더 심하게 느끼므로 스트레스를 잘 관리하는 것이 중요하다.

> **TIP**
>
> **안면신경통 환자, 뇌에 대한 정밀 검사 필요**
> 비정형 안면신경통은 안면통을 일으킬 만한 다른 원인이 없는지를 확인한 다음에 최종적으로 진단할 수 있다. 또한 만성적인 안면통 환자들은 뇌에 대한 정밀 검사를 해야 한다. 안면부 통증 환자의 1퍼센트 정도에서는 뇌종양이 발견된다. 특히 통증이 있는 부위의 감각이 둔해져 있는 경우에는 뇌의 이상에 의한 통증일 수 있기 때문에 정확한 검사가 필요하다.

통증이 만성화되지 않도록 적절한 통증 치료 필수

원인을 정확하게 밝히기 어려운 질병이 대부분 그렇듯 비정형 안면신경통도 치료가 쉽지 않다. 통증은 한 가지 치료로 해결되는 것이 아니고 쉽게 사라지지도 않는다. 따라서 통증이 만성화될 수 있다는 것을 인지하고, 치료의 목적을 통증을 최대한 경감시키는 데 두는 한편 앞으로 통증을 조절하면서 통증을 악화시키는 환경을 개선하려고 노력하는 것이 좋다.

비정형 안면신경통 환자들의 통증은 일반적인 통증 치료 약물로 통증을 가라앉히기가 어렵다. 일반적인 소염진통제는 거의 효과가 없고, 다른 만성통증 환자에게 사용할 수 있는 항우울제와 항간질약 등을 시도하면서 효과가 있는 약물을 찾기 위해 환자와 의사가 같이 노력해야 한다. 또한 환자가 우울이나 불면, 불안증을 동반하고 있다면 동반 질환에 대한 약물 치료 및 인지행동치료를 병행할 필요가 있다.

약물치료로 통증이 조절되지 않을 경우에는 안면부로 가는 신경 주사나 교감신경 주사 등을 고려해볼 수도 있다. 환자마다 통증의 양상이나 강도가 다

> **TIP**
>
> **스트레스가 안면통을 악화시킨다**
> 앞에서 소개했던 안수애 씨의 경우 정신적으로 스트레스를 받으면 통증이 더 심해진다고 호소했다. 실제로 통증과 스트레스는 밀접한 관련이 있다. 스트레스는 통증을 유발하는 원인이 될 뿐만 아니라 통증을 더 악화시키는 주범이다. 스트레스를 받으면 교감신경이 잔뜩 흥분해 온몸이 긴장한다. 그런 상태가 오래 지속되면 신경이 예민하고 약해지고, 혈액순환이 잘 안 돼 병이 나 아플 수밖에 없다. 특히 중요한 신경이 집중적으로 몰려 있는 얼굴은 스트레스를 받으면 제일 먼저 영향을 받으니 조심해야 한다.
> 이처럼 통증과 스트레스는 동전의 양면과도 같다. 평소 스트레스를 잘 관리해 통증을 예방하고, 치료하는 데 걸림돌이 되지 않도록 노력해야 한다.

양한 만큼 환자에게 맞는 치료법도 각각 다른데, 일부 환자들은 약물치료로는 효과를 못 보고 신경 주사나 교감신경 주사로 통증이 호전되기도 한다.

하지만 어떤 경우에도 수술적 치료는 절대 해서는 안 된다. 통증을 견디다 못해 앞의 사례에서 소개한 김나영 씨처럼 여러 차례 수술을 반복하거나 신경을 절단하는 등의 침습적인 치료를 하면 통증이 더 악화될 뿐이다. 수술을 해서라도 통증으로부터 해방되고 싶어 하는 마음은 충분히 이해하지만 통증을 다스리는 법을 익혀 통증을 관리하는 것이 최선의 치료법이다.

04 불타는 입 증후군 Burning Mouth Syndrome

입이 화끈거리고 아파요

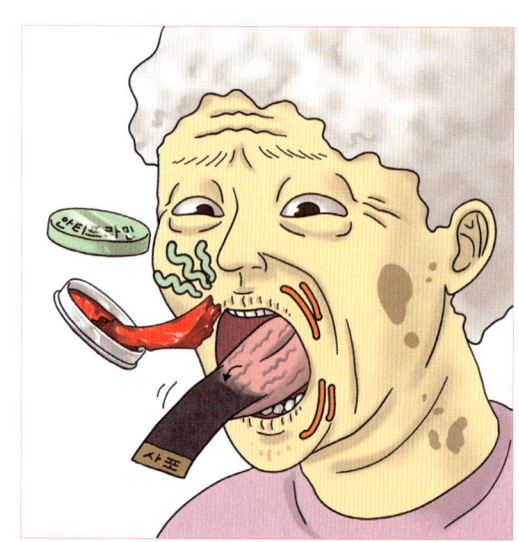

- N 김연남(가명)
- A 72세/여
- J 주부
- V 6(최대 통증 10 기준)

    김연남 할머니는 3년 전부터 입이 화끈거리고 아파 하루하루를 고통 속에 살았다. 처음에는 아랫입술 중앙 부위가 아팠다. 그렇게 시작된 입술 통증은 점차 입술 전체로 퍼져 조이는 듯 아프고, 마치 안티프라민을 바른 것처럼 화끈거렸다.

    2~3개월 전부터는 입술뿐만 아니라 혀까지 아프기 시작했다. 입 주변이 화끈거리며 혀가 마르고 사포처럼 꺼칠꺼칠해지면서 아팠다. 밤이 되면 통증이 더 심해져 대학병원 피부과에 가서 조직검사를 받았다. 병원에서는 특별한 이

상이 없다고 했다. 입이 불타는 것처럼 화끈거리고 아픈데 아무 이상이 없다니 기가 막힐 노릇이었다.

병원에서 처방해준 약도 큰 도움이 되지 못했다. 약을 먹으면 조금 덜 아픈 듯이 느껴지기도 했지만 통증은 여전했다. 원인을 알 수 없는 통증이 약을 먹어도 가라앉지를 않자 마지막 지푸라기라도 잡는 심정으로 통증전문병원을 찾았다.

불타는 입 증후군, 노인에게서 흔하다

김연남 할머니처럼 노인들 중에는 특별한 원인도 없이 입안이 화끈거리고 아픈 사람들이 많다. 한 번 발병하면 좀처럼 낫지를 않아 혹시 암이 아닐까 걱정하는 분들이 많은데, 암이 아니라 '불타는 입 증후군(Burning Mouth Pain)'이란 조금은 생소한 질병이다.

잘 알려져 있지 않아서 그렇지 그렇게 드문 병도 아니다. 불타는 입 증후군은 중년과 노인에게서 흔히 발생한다. 또한 남성보다는 여성에게서 많이 발생하는데, 통계에 의하면 여성 환자가 남성에 비해 약 3배가량 많이 발생하는 것으로 알려져 있다. 특히 폐경 이후의 여성인구 중 약 12~18퍼센트에서 발생한다고 보고된다. 현대사회가 복잡해지고, 평균수명이 늘어나면서 이 병으로 고통받는 사람들이 점점 증가하는 추세다.

불타는 입 증후군이 왜 노인 환자에게 잘 생기는지는 아직 정확히 알려져 있지 않다. 최근 의학적 연구 결과에 의하면 환자들의 약 60퍼센트에서 혀와 상피에서 가는 신경섬유가 소실된 것이 발견되었다. 이에 따라 통증과 온도 감각을 전달하는 가는 신경섬유가 손상된 결과 불타는 입 증후군이 생기는 것으로 유추하고 있다.

또한 환자들의 약 20퍼센트 정도는 통증을 조절하는 뇌의 도파민 시스템의 기능이 저하되고, 약 20퍼센트 정도에서는 안면부 감각신경인 삼차신경계에 이상을 보인다. 일반적으로 폐경 이후의 여성과 같이 호르몬의 변화가 일어나는 경우, 가는 신경섬유에 영양 결핍이 될 만큼 균형 잡힌 식사를 하지 못하는 경우, 당뇨나 갑상선 질환과 같은 대사질환을 가지고 있는 경우, 잘 맞지 않는 틀니를 사용하여 반복적으로 구강에 상처를 입히는 경우나 치과 보정물에 알레르기가 있는 경우 등에서 가는 말초신경이 손상되거나 뇌의 기능이 저하되기 쉬운 것으로 알려져 있다. 또한 노인성 우울증, 불면이 오래 지속된 경우, 불안증을 가지고 있는 환자들도 불타는 입 증후군의 발생 가능성이 높다.

다양한 치료법으로 증상 완화 가능

불타는 입 증후군은 말 그대로 입이 불에 타는 듯한 통증을 동반한다. 혀가 찌릿거리고 화끈거리며 타는 듯 고통스럽고 때로는 스멀거리고 쑤시는 증상이 나타나기도 한다. 통증이 제일 많이 생기는 부위는 혀다. 혀 중에서도 혀끝에 통증이 나타나는 경우가 많고 입술, 볼, 입천장, 목, 틀니가 닿는 부위에도 통증이 나타날 수 있다. 통증과 더불어 입이 마르거나 쓰고, 입맛이 변하는 경우도 흔하다.

그렇다면 왜 불타는 입 증후군이 생기는 것일까? 아구창, 구내염, 설염 등 구강 점막에 병이 나거나 틀니가 맞지 않아 입안에 상처가 났을 때 불타는 입 증후군과 비슷한 증상이 나타날 수 있다. 이처럼 입안에 상처가 난 경우는 그래도 다행스럽다. 눈으로 이상을 확인할 수 있어서 원인에 따라 구강내과나

이비인후과에서 치료를 받을 수 있기 때문이다. 반면 불타는 입 증후군은 혀와 구강 점막에 별다른 이상이 보이지 않는다. 따라서 간혹 아무런 이상이 없는데 환자가 너무 예민해서 증상을 느끼는 것이라 생각하고 방치하는 경우도 있다.

불타는 입 증후군은 구강암처럼 생명을 위협하는 치명적인 질병은 아니다. 하지만 입이 화끈거리고 아프면 입맛을 잃기도 쉽고, 식사를 제대로 하지 못해 기력이 떨어져 건강을 해치기 쉽다.

불타는 입 증후군은 현재로선 완치가 어렵다. 약물치료를 비롯한 다양한 치료로 증상을 완화시키는 것이 최선이다. 약물요법으로는 항우울제가 다른 만성 신경통에서와 같이 우선 사용될 수 있으며, 환자의 증상에 따라 다양한 약물을 시도해볼 수 있다. 약물치료와 함께 환자의 환경적인 요인과 당뇨 등 동반하고 있는 기존 질환을 잘 관리하는 것이 중요하다. 우울과 불면 증상이 심하다면 그에 대한 치료도 병행해야 한다. 입안이 건조할 경우에는 소량의 물을 자주 마시거나 설탕이 없는 껌을 씹으면 입안에서 느껴지는 이물감을 줄이는 데 도움이 된다. 또한 식사를 잘 못하는 노인의 경우 비타민 B군을 포함한 영양분의 결핍을 보충하는 것도 필요하다.

05 긴장성 두통 Tension Type Headache

머리가 조이는 듯 아프고
어깨에 돌덩이를 올려놓은 것 같아요

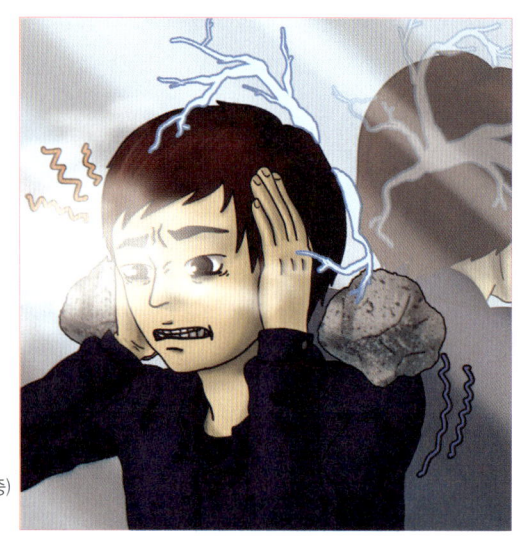

- N 한준수(가명)
- A 26세/남
- J 대학교 4학년(취업 준비 중)
- V 5~7(최대 통증 10 기준)

26세의 한준수 씨는 취업 준비에 한창인 대학 4학년생이다. 24시간을 취업 준비에만 몰두해도 부족할 판에 요즘 계속되는 두통 때문에 이만저만 속이 상하는 것이 아니다.

두통은 약 한 달 전부터 시작되었다. 처음에는 금방 가라앉을 것이라 생각하고 대수롭지 않게 여겼다. 예전에도 신경을 많이 쓰거나 술을 마신 다음에는 종종 머리가 아팠고, 한나절쯤 지나면 가라앉았기 때문이다.

하지만 이번 두통은 달랐다. 쉬면 조금 나아지는 듯하다가도 금방 다시 머리가 무거워졌다. 뒷머리 쪽부터 아프기 시작하더니 점차 머리 위쪽과 옆머리 쪽으로 통증이 퍼졌고, 이마와 눈에는 안개가 낀 것 같은 느낌이 들었다. 머리는 붕 뜬 것 같고 조이는 듯한 두통이 지속되었으며 어깨는 돌덩이를 올려놓은 것처럼 무거웠다. 그런 두통이 한 달 이상 지속되자 걱정스런 마음에 뇌와 경추 MRI도 찍어보았지만 아무 이상이 없는 것으로 나왔다.

두통이 오래 지속되면서 뒷머리 쪽으로는 순간적으로 찌릿거리는 통증이 동반되었으며 최근에는 소화도 잘 안 되었다. 마음도 안정이 안 되어 불안하고, 가끔은 가슴이 두근거리는 느낌이 들었다. 뒷목과 어깨도 늘 뻐근하고 아팠다. 잠을 잘 때도 뒷목과 어깨통증으로 숙면을 취할 수가 없어 아침에 일어나면 항상 피곤하고 개운하지 않았다.

가장 흔한 두통, 긴장성 두통

머리가 전체적으로 조이듯 아프고, 어깨와 목이 뻐근하고, 통증이 있으면서 눈도 흐릿하고 아프다면 긴장성 두통을 의심할 수 있다. 긴장성 두통은 두통 중 약 40퍼센트를 차지할 정도로 흔한 병이다. 20~40세 사이에 가장 많이 나타나며 나이가 들면 자연스럽게 통증이 사라지는 경우가 많다.

긴장성 두통은 흔히 목과 두피에 분포하는 근육이 지속적으로 수축하면서 발생한다. 이처럼 근육이 수축하는 원인은 다양하다. 정서적으로 긴장하거나 스트레스를 받을 때 목과 머리 쪽에 있는 근육이 수축하면서 긴장성 두통을 유발한다. 좋지 않은 자세도 긴장성 두통을 부른다. 장시간 고개를 앞으로 빼거나 숙이는 자세로 컴퓨터 작업을 하면 경추의 자연 곡선이 없어져 일자목이 되면서 척추 주변에 붙어 있는 목뒤와 어깨 부근의 근육이 긴장돼 혈액순환이 잘 안 되면서 두통이 발생한다.

통증은 보통 양측성이다. 앞이마, 머리 뒷부분, 뒷목, 관자놀이에서 통증이 발생해 마치 끈으로 졸라매거나 꽉 끼는 모자를 쓴 것같이 둔하게 압박하는 듯한 통증이 나타난다. 또한 관자놀이 혹은 목 뒷부분에 압통점이 생기는 경우가 흔하다.

두통은 며칠, 몇 달, 몇 년간 지속된다. 통증의 강도는 최대 10을 기준으로 했을 때 5정도로 비교적 강하지는 않지만 두통이 자주 발생할 때는 강한 두통이 순간적으로 동반되기도 한다. 두통이 생겨도 일상생활을 하지 못할 정도는 아니지만 통증으로 잠을 잘 이루지 못하고, 눈이 쉽게 피로해지기 때문에 업무 효율이 떨어지며 짜증이 자주 나고 삶의 질이 떨어지게 된다.

긴장성 두통은 대부분 정신적 스트레스에 의해 발생하기 때문에 긴장성 두통 환자들 중 스트레스와 연관된 몸의 다른 이상 소견을 호소하는 분들이 많다. 예를 들어 소화가 잘 안 되거나 과민성 대장 증상이 있고, 쉽게 잠들지 못하고, 소변을 자주 보게 되는 등 기타 자율신경계 이상 증상을 동반하는 경우가 허다하다.

스트레스로 근육이 긴장하면 긴장성 두통이 온다

우리 몸에 스트레스가 가해지면 교감신경계가 항진되면서 몸이 스트레스를 이겨낼 수 있는 상태를 만든다. 그러나 스트레스가 과도하거나 만성적으로 스트레스를 받을 때는 스트레스 호르몬이 지속적으로 분비돼 우리 몸의 모든 기관에 나쁜 영향을 미친다. 과도한 스트레스를 받았을 때의 몸의 반응은 다음과 같다.

▶ 만성적인 피로, 소화기관의 기능 저하, 두통, 목이나 허리 근육 긴장에 의한 통증.
▶ 혈압 상승과 혈액 내 콜레스테롤 증가.
▶ 면역력 저하에 의한 잦은 감기 및 알레르기 질환의 악화.
▶ 우울, 불면, 불안 증가.
▶ 흡연, 술, 약물 과다 유발.
▶ 식욕의 변화로 식욕 저하 혹은 폭식에 의한 비만 유발.

스트레스로 인한 몸의 변화 중에서도 스트레스가 목이나 허리 등의 근육을 긴장시킨다는 점에 주목할 필요가 있다. 근육 중에서도 목 근육이 긴장되면 두통이 생길 가능성이 높아진다. 목 근육이 긴장되면 경추 2번 신경이 민감해져서 쩌릿하게 뒷머리로 통증이 온다.

목 척추 부위에 붙어 있는 근육은 뇌를 지탱하면서 어깨를 움직이는 근육과 함께 우리 몸의 중심을 잡아주는 역할을 한다. 목 척추에 있는 근육 사이로는 경추 2번 신경의 가지인 대후두신경과 소후두신경이 빠져나오면서 목 뒷부분의 근육으로 분포하고 있다. `그림1` 따라서 목 뒤와 어깨 근육이 경직되면 근육 사이를 지나가는 이 두 신경이 조이게 된다. 또한 정신적 스트레스로 혈액순환이 저하되면 경직된 근육 사이에 노폐물이 쌓여 근육 사이에 있는 대·소 후두신경에 염증이 생긴다. 대·소 후두신경에 생긴 염증은 이들이 분포하는 부위로 통증을 일으키고, 통증이 생기면 목 근육이 더욱 긴장되는 악순환을 되풀이하게 된다. 신경에 염증이 생기면 신경이 민감한 상태로 변하기 때문에 신경이 지나가는 줄기를 따라 뒷머리로 번개가 치는 듯한 쩌릿한 통증이 발생하기도 한다.

TIP

목 근육 긴장, 두통과 안면부 통증의 원인

목 근육이 긴장되면 두통뿐만 아니라 안면부 통증이 생길 수 있다. 앞에서도 이야기했듯이 대·소 후두신경의 원뿌리는 경추 2번 신경이다. 경추 2번 신경은 얼굴의 감각과 통증을 전달하는 삼차신경과 척수 부위에서 서로 연결되어 있다. 따라서 목 근육이 경직돼 통증이 올 때 측두부를 포함한 삼차신경이 분포하는 부위로도 통증이 발생하고, 머리를 감싸고 있는 근육 경직이 동반되면서 머리를 삥 둘러싸는 듯한 통증이 발생한다. 또한 턱 부위나 안면부가 얼얼하거나 땡기는 듯한 통증이 동반되기도 한다.

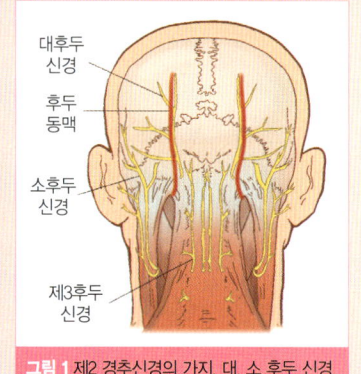

그림 1 제2 경추신경의 가지, 대, 소 후두 신경.

스트레스를 줄이는 생활요법 중요!

긴장성 두통은 초기에는 시중에서 흔히 볼 수 있는 진통제로도 쉽게 완화되기도 하지만 스트레스 기간이 길어질수록 후두부 쪽의 찌릿한 통증이 동반되면서 수면을 방해하기 시작하면 일반 진통제나 근육이완제로는 완화되지 않는다. 이럴 때는 올바른 생활습관을 유지하는 것이 중요하다.

긴장성 두통은 정신적·육체적 스트레스가 원인이 되어 발생하는 경우가 많고 종종 스트레스, 수면 부족, 음주, 나쁜 식사습관에 의해 악화되기 때문이다.

관자놀이, 목뒤, 어깨에 딱딱하게 굳은 압통점이 있을 때는 우선 충분한 스트레칭과 마사지로 풀어주는 것이 좋다. 하지만 긴장성 두통이 오랫동안 반복되었을 경우에는 스트레칭과 마사지와 같은 물리요법으로 압통점을 없애기 어려울 수도 있다. 이때는 통증유발점 주사와 후두신경치료, 교감신경치료로 신경의 염증을 없애고 딱딱하게 뭉친 근육을 이완시켜주면 통증이 효과적으로 가라앉는다.

06 편두통 Migraine

한쪽 머리가 쿵쿵 울리고
깨질 듯 아파요

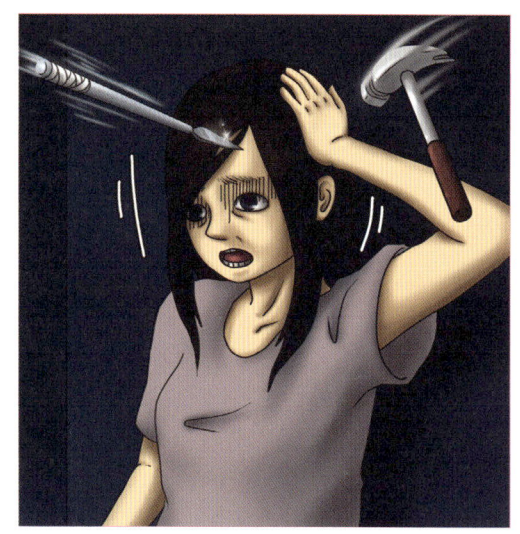

- N 김수미(가명)
- A 37세/여
- J 은행원
- V 5~8(최대 통증 10 기준)

"이젠 진통제가 듣지도 않아요. 한 번 편두통이 시작되면 짧게는 하루, 길게는 3일까지 머리가 깨질 듯이 아파요. 이 지긋지긋한 편두통을 없앨 수 있다면 집이라도 팔고 싶은 심정이에요."

왼쪽 이마와 옆머리가 쿵쿵 울리는 것처럼 아파서 걸어 다닐 때도 머리가 울리고, 힘들어 일을 할 수 없을 정도였다. 때로는 창으로 쿡쿡 쑤셔대고 망치로 때리는 것 같기도 하고 마치 머리가 깨질 것 같으면서 속이 울렁거려 병가를 내고 하루 종일 방 안에 누워 있어야 하는 날이 많아졌다.

처음 두통이 시작된 것은 10년 전쯤이다. 생리하기 전날 두통이 오면서 배가 아팠는데, 진통제를 먹으면 가라앉아 생리통이라고만 생각했다. 그런데 2년 전부터는 한 달에 2~3번은 두통이 찾아왔다. 진통제를 먹으면 통증이 줄어들긴 했지만 전에는 하루 정도면 없어지던 두통이 이제는 3일, 4일 지속되는 날이 많아졌다. 6개월 전부터는 직장에서 일하는 부서가 바뀌면서 업무가 많아졌고, 스트레스가 많아지면서 두통은 더 심하게, 길게 찾아왔다. 편두통이 오래 갈 때는 진통제도 소용이 없었다. 며칠씩 머리가 아파 고생하다 보면 구역질까지 나 식사도 제대로 못하고 밤에는 잠도 잘 자지 못했다고 한다. 그렇게 열병을 앓듯 혹독하게 편두통에 시달리고 나면 기운이 쭉 빠져 한동안은 아무것도 하지 못할 정도로 녹초가 되곤 했다.

한쪽 머리가 아프면 편두통?

흔히들 한쪽 머리가 아프면 스스로 편두통이라고 생각하는 사람들이 많다. 편두통이라고 하는 병명이 '한쪽 머리'라는 의미의 어원에서 기원하였으며, 대부분 한쪽 머리에서 통증이 발생하기 때문이긴 하지만 한쪽 머리만 아프다고 편두통은 아니다. 편두통은 주로 한쪽 머리에서 통증이 발생하며 쿡쿡 쑤시는 양상의 심장 박동과 같은 박동성이 있는 통증인 경우가 많고 시각, 청각, 후각과 같은 감각 자극에 민감하며 머리의 움직임에도 민감하게 통증이 발생하는 특징을 가진다. 또한 환자들의 약 25퍼센트 정도에서는 전구 증상을 가지는데, 속이 울렁거리거나 구토 증상을 동반하기도 하고 눈이 부시거나 시야가 어른거리는 듯한 증상이 두통 발생 전에 오는 경우가 있다.

편두통은 전체 인구의 약 15퍼센트 정도에서 발생할 정도로 흔히 경험하는

> **TIP**
>
> **편두통의 진단**
> 국제두통학회의 편두통 진단 기준은 다음과 같다. 4~72시간 지속되는 반복적인 두통이 있으면서 두통의 다른 원인이 없을 때, 편측, 박동성의 쿡쿡 쑤시는 통증, 움직임에 의해서 악화, 중등도에서 심한 강도의 두통 중 2가지 이상의 증상이 있고, 속이 울렁거리거나 구토, 시각과 청각이 민감해지는 증상 중 1가지 이상을 가지고 있을 때 편두통으로 진단할 수 있다. 혹은 4~72시간의 두통, 박동성의 통증, 한쪽 머리의 통증, 속이 울렁거림이 있고, 두통으로 일상적인 생활이 방해되는 등의 증상 중 4가지 이상이 충족되면 92퍼센트에서 편두통일 가능성이 있고, 3가지 이하의 증상이 있으면 편두통일 가능성이 희박하다.

두통이다. 편두통은 흔하지만 결코 만만히 볼 병은 아니다. 김수미 씨처럼 오랫동안 편두통에 시달리다 병원을 찾은 분들은 대부분 심각한 고통을 호소한다.

원래 편두통은 일반 두통에 비해 강도가 센 편이다. 보통 중등도 이상의 강도를 보이기 때문에 편두통 환자의 약 80퍼센트는 두통으로 인해 일상생활을 하는 데 지장을 많이 받는다. 보통 편두통의 약 50퍼센트가 머리를 콕콕 찌르는 듯하거나 쿵쿵거리는 듯한 박동성 두통이다. 나머지 50퍼센트는 강력한 해머로 머리를 조이는 것 같거나 머리가 너무 아파 터질 것 같은 두통이다. 어떤 형태의 두통이든 일단 두통이 발생하면 정상적으로 일상생활을 하는 게 불가능하다. 병원을 찾은 환자들 중에는 편두통으로 결석이나 결근을 했다는 분들도 많고, 지독한 통증 때문에 두통이 가라앉을 때까지 꼼짝없이 누워 있다는 분들도 부지기수다.

이처럼 두통이 강력한데도 처음 한두 번 편두통이 발생했을 때는 대부분 병원을 찾아 치료를 해야 한다는 생각을 하지 않는다. 비록 편두통이 올 때마다 일상생활이 엉망이 될 정도로 고통스럽긴 하지만 그 자체가 생명에 치명적인 위험이 되거나 심각한 장애를 일으키는 질병이 아니기 때문이다. 또한 편두통이 지속되는 동안은 곧 머리가 깨지거나 터질 듯이 아프다가도 시간이 지나면 저절로 가라앉는 경우도 많아 전문적인 치료를 받아야 한다는 생각을 미처 못한다.

물론 편두통은 나이가 들면서 자연스럽게 강도가 약해지거나 빈도가 줄어들기도 한다. 하지만 편두통은 단순하지 않다. 그대로 방치할 경우 몇 년 혹은 수십 년 동안 끈덕지게 나타날 수 있다. 게다가 편두통이 반복될수록 빈도도 잦아지고 강도도 더 세질 우려 또한 크다. 김수미 씨가 좋은 예이다. 증상이 심해질수록 편두통만이 아니라 시각장애나 위장장애 등 자율신경계 이상으로 인한 다양한 증상들이 나타날 수 있다.

더 심해지면 편두통이 해소된 후에도 후유증이 남는다. 기분이 우울해지기도 하고, 입맛이 떨어지기도 하고, 극도로 피곤하고 무기력해질 수도 있다. 생명을 위협하지는 않지만 방치했을 경우 삶의 질을 크게 떨어뜨릴 수 있는 질병인 셈이다.

여성에서 흔하고, 뇌간에서의 뇌신경 통증 조절 이상이 원인

왜 편두통이 생기는지는 아직까지 정확하게 밝혀지지 않았지만 가족력이 있는 편두통 환자를 연구한 결과 특정 유전자에서 칼슘과 나트륨 채널의 변이를 발견함으로써 유전적인 소인이 있는 것으로 알려졌다. 또한 여성이 남성에 비해 2~3배 많이 발생하는데 특히 10대 후반에서 20대 사이에서 발병하여 30대 중반에서 40대 중반 사이에 가장 많이 발생한다. 남성보다 여성에게서, 나이 든 여성보다 젊은 여성에게서 많이 발생하고, 사춘기 때 주로 발병하며,

여성의 생리주기 때 악화되고 임신 중에는 두통이 감소되는 특징들이 있는 것으로 보아 여성 호르몬이 편두통을 일으키는 원인 중 하나라고 보고 있다. 또한 최근의 기능 MRI를 이용한 연구 결과를 바탕으로 편두통은 뇌간(brain stem)에 있는 두통 유발 삼차신경핵 신경세포의 비정상적인 활동성이 통증 발생과 연관이 있다고 알려졌다.

조짐(aura)이 있는 편두통과 조짐이 없는 편두통

전형적인 편두통은 두통 발생 수시간 전에 전조증상(prodromal sign)이 나타나고, 두통 발생 직전에는 조짐이 발생한다. 그리고 두통이 있은 후에는 두통 후 증상이 오게 된다. 전조증상은 편두통 환자의 반 이상에서 발생하고, 보통 두통 발생 수시간에서 2일 전에 온다. 주로 기분이 처지거나 들뜨고 예민해지며 심하게 피로감을 느끼거나 식욕이 증가하기도 한다. 또는 목 근육이 뻣뻣하게 경직되고, 변비나 설사처럼 장 기능에 이상이 오기도 하고, 냄새나 소리에 민감해지기도 한다.

편두통 환자 중 조짐이 있는 경우는 전체 환자의 약 4분의 1 정도이며, 일시적인 신경학적 이상 증상이 오는 것을 말한다. 조짐 편두통을 앓는 환자들도 늘 조짐을 경험하는 것이 아니고 무조짐 편두통을 함께 겪는 경우가 대부분이다.

편두통의 조짐은 다양한 형태로 나타난다. 가장 흔한 조짐은 시각조짐이다. 성곽 모양의 빛이나 시야의 일부가 소실되는 현상이 동시에 혹은 단독으로 나타나는 경우가 많다. 먼저 눈이 흐릿해진 후 번쩍이는 지그재그 선이 중심부에서 주변부로 지나가면서 암점을 남기곤 한다.

시각조짐 다음으로 많이 나타나는 것이 감각조짐이다. 주로 눈이나 입술이 떨리거나 팔이 저리는 등 팔과 얼굴에 조짐이 흔히 나타나지만 신체 다른 부위에서도 나타날 수 있다. 조짐 편두통 환자 중 약 10~20퍼센트 선에서는 언어장애조짐도 나타난다. 간혹 혀나 입 주변 감각이 둔해져 발음이 어눌해지는 조짐이 보이기도 한다. 편두통의 조짐 증상은 뇌피질로의 혈관 수축에 의한 일시적인 허혈 상태로 신경기능의 억제 가능이 일어나는 것으로 생각되며, 이러한 조짐 증상이 심하거나 오래 지속되면 적극적인 약물치료를 하는 것이 필요하다.

편두통을 유발하는 요인들

스트레스가 가장 흔한 편두통 유발 요인이며 일부 환자에서는 스트레스가 해결된 이후에 편두통 발작이 오기도 한다. 호르몬 변화도 편두통의 원인이 된다. 여성호르몬을 함유한 피임약에 의해 편두통이 유발되거나 김수미 환자와 같이 생리 때 두통이 동반되는 경우가 전체 환자의 약 절반가량 된다.

편두통 환자들은 감각자극에 대한 역치가 낮은 것과 마찬가지로 삶의 패턴의 변화에 민감하게 반응하는 경향이 있다. 단순하게 잠을 많이 잔 후나 반대로 수면 부족인 경우, 배가 고플 때, 과로, 격렬한 운동 등 불규칙한 생활을 할 때 편두통 발작이 올 수 있다. 편두통을 유발하는 음식으로는 타이라민이 들어 있는 치즈, 간 등과 와인이 있고, 과도한 카페인이나 술, 페닐아민을 함유하는 초콜릿과 MSG를 함유하는 음식, 소시지와 같은 가공음식과 견과류 등이 있다.

규칙적인 생활습관, 적절한 약물 사용

편두통은 쉽게 고칠 수 있는 질병은 아니지만 그렇다고 완치 불가능한 병도 아니다. 그런데도 지레 나을 수 없다고 단정 짓고 방치해 증상을 악화시키는 분들이 많아 안타깝다.

편두통이라는 진단이 내려지면 통증을 유발하는 환경을 없애도록 노력해야 한다. 스트레스를 완화하고 수면 조절과 운동요법 등으로 잘못된 생활습관을 바로잡으면 편두통의 증상을 상당 부분 줄일 수 있다. 이와 더불어 적절한 약물치료를 하는 것도 기본이다. 편두통에 사용되는 약물로는 비스테로이드성 소염제, 진통제, 세로토닌 수용체 작용제, 에르고타민 등이 있다. 그러나 이러한 약물을 자주 복용하는 것은 약물 과다 복용 두통을 유발할 가능성이 있고 점차 두통이 심하게, 자주 올 가능성이 있으므로 주의해야 한다.

일반 소염진통제로 가라앉지 않는 편두통에는 트립탄과 같은 세로토닌 수용체 작용제를 사용할 수 있다. 하지만 이 약물은 심장혈관을 수축시키는 부작용을 일으킬 수 있으므로 심장혈관질환이 있는 경우에는 사용하지 않는 것이 좋다. 항우울제를 복용하고 있는 편두통 환자의 경우 세로토닌이 몸속에 높은 농도로 유지되면 생명에 위험한 세로토닌증후군(안절부절, 정신 혼미, 환각, 혈압 상승, 맥박 상승, 오한, 열, 구역, 설사, 근육 떨림)이 발생할 수도 있다. 또한 자주 복용할 경우 약물 과다 복용 두통을 유발할 수 있기 때문에 급성 발작기일 때만 짧은 기간 사용하는 것이 좋다.

에르고타민제제는 세로토닌, 도파민, 에피네프린과 같은 신경전달물질과 구조가 유사한 혈관수축제로 뇌혈관의 수축 효과와 세로토닌 수용체 작용을 통한 삼차신경의 신경전도 활성화를 억제시켜 편두통 치료제로 사용되는 약

> **TIP**
>
> **편두통 환자들이 지켜야 할 기본 원칙**
> ❶ 편두통은 유전적인 소향이 있고 따라서 치료를 한다는 것은 질병을 조절하는 것이라는 것을 인식한다.
> ❷ 편두통은 일상생활 패턴을 조절하고 적절한 약물로 통증을 관리해야 한다는 것을 이해한다.
> ❸ 편두통은 생명을 위협하는 심각한 병은 아니지만 삶을 고통받게 만드는 질환이라는 것을 이해한다. 또한 담배를 피우는 여성이나 피임약을 복용하는 여성에서는 특히 심할 수 있다는 것을 이해한다.
> ❹ 편두통 환자들은 통증 일기를 작성하여 통증을 유발하고 악화시키는 요인을 없애고 관리한다.

물이다. 이러한 약물은 혈관 수축 효과가 있기 때문에 고혈압이나 심장 혈관 질환이 있는 경우 사용하지 말아야 한다.

편두통 환자 중 조짐이 길게 오는 경우나 일반적인 편두통 약물을 복용해도 통증이 조절되지 않아 생활에 심각한 영향을 주거나 이러한 약물에 부작용이 심한 경우, 일주일에 2일 이상 편두통 발작이 오는 경우에는 예방적 약물을 고려해야 한다. 예방 약물로는 혈관 확장 효과가 있는 칼슘이온차단제, 항우울제, 항간질약, 교감신경차단제 등이 있으며 환자 개개인에게 적합한 약물의 선택이 필요하다.

심한 통증, 성상신경절 치료가 도움

이러한 약물치료나 생활습관 개선으로도 통증이 계속될 때는 뇌혈관의 수축과 이완을 조절하는 교감신경인 성상신경절 주사가 도움이 된다. 또한 두통을 일으키는 삼차신경과 상부 경추신경의 신경인성 염증을 가라앉히기 위한 경추 부위에서의 경막외강내 주사가 도움이 되고, 삼차신경핵과 연결되어 있는 경추 2번 신경 주사 또한 심한 편두통 환자에게 도움이 된다.

Cluster Headache **군발성 두통** 07

주기적으로 머리가 깨질 것처럼, 눈 속이 터질 것처럼 아파요

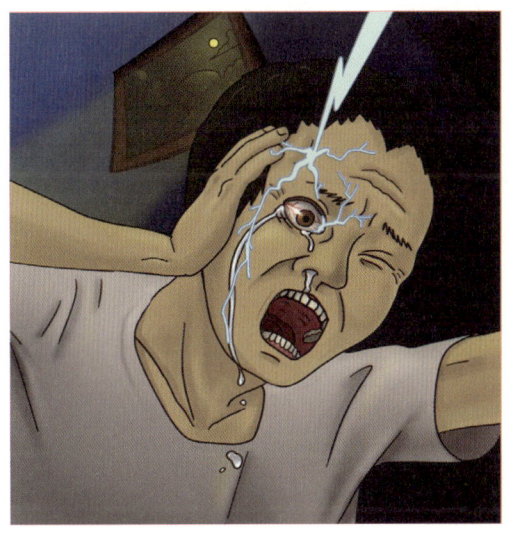

- N 정찬호(가명)
- A 45세/남
- J 사무직 회사원
- V 7~10(최대 통증 10 기준)

10년이면 강산도 변할 만큼 긴 세월이다. 그 긴 세월을 주기적으로 찾아오는 두통 때문에 내내 고통을 받는 분이 있다. 바로 정찬호 씨다.

정찬호 씨가 생각하기조차 싫은 끔찍한 두통을 처음 경험한 것은 30대 초반이었다. 그때는 주로 환절기에 두통이 찾아왔다. 매번 환절기 때마다 두통이 발생하는 것은 아니었고, 2년에 한 차례 정도 태풍이 강타하듯 강렬한 두통이 왔다. 한 번 두통이 시작되면 30분 정도에서 한 시간 이상 지속되기도 했으며, 두 달 정도는 거의 매일 반복되었다.

통증이 어찌나 심한지 금방이라도 머리가 깨질 듯이 아팠다. 혹시 뇌에 이상이 있는 것은 아닌지 걱정스러워 2년에 한 차례씩 통증이 심할 때마다 뇌 MRI 촬영을 반복했지만 별다른 이상이 없었다.

주기적으로 두통이 반복되면서 통증은 점점 더 심해졌다. 지금은 한 달 전부터 발생한 두통 때문에 고통을 겪고 있는데 오른쪽 눈 속, 앞이마에서 뒷머리까지 통증이 발생해 견디기가 어려울 정도이다. 통증이 있을 때면 눈 속이 심하게 아프면서 빨갛게 충혈되었고 눈물에다 코가 막히는 증상까지 나타났다. 최근에는 두통과 함께 속이 울렁거리는 증상이 동반돼 더 고통스럽다.

무엇보다 절망스러운 것은 두통이 지속되는 2시간 동안은 머리를 쥐어 잡고 안절부절못하는 것밖에는 아무것도 할 수 없다는 것이다. 10여 년 전 두통이 처음 시작됐을 때만 해도 카페인이 함유된 두통약을 먹으면 조금은 가라앉았다. 하지만 시간이 흐를수록 두통약을 먹어도 통증이 줄지 않았다. 응급실로 달려가 산소를 투여해도 아무 소용이 없었다.

죽고 싶을 정도의 통증과 자율신경계 증상까지 동반된다

정찬호 씨의 경우 말로 표현하기 어려울 정도의 극심한 통증과 함께 눈이 충혈되거나 눈물이 나고, 코가 막히는 자율신경증상이 나타나 애를 먹었다. 이처럼 두통과 함께 자율신경계 이상 증상이 동반되면 군발성 두통일 가능성이 크다. 두부 및 안면부의 자율신경은 주로 혈관이나 눈물샘, 침샘을 조절하는 기능을 한다. 이러한 자율신경계의 기능이 조화를 이룰 때는 혈액순환이 원활하고 눈이나 코, 입에서의 분비샘 조절이 원활하기 때문에 우리 몸이 필요로 하는 기능을 눈, 코, 입이 편하게 할 수 있는 상태를 유지한다.

군발성 두통은 뇌 병변 없이 발생하는 일차성 두통 중 가장 드문 두통으로 전체 인구의 약 0.1~0.4퍼센트 정도에서 발생하는 것으로 알려져 있다. 긴장성 두통이나 편두통에 비하면 발병률이 아주 낮은 편이다. 또한 군발성 두통은 다른 두통이 여성에서 흔하게 발생하는 것과는 달리 남성이 여성에 비해 5~7배가량 많이 발생한다. 남성 중에서도 특히 20대 후반에서 30대 초반의 남성에서 가장 흔하다.

군발성 두통의 강도는 화상을 입거나, 아이를 낳거나, 뼈가 부러질 때 느끼는 통증과 같이 일반 사람들이 살면서 느끼는 통증보다 훨씬 세다. 정찬호 씨의 사례에서도 알 수 있듯이 두통이 발생하면 가만히 누워 있을 수도 없다. 머리를 감싼 채 벽에 부딪히고 뒹구는 등 고통에 몸부림치면서 두통이 사라질 때까지 견뎌야만 한다.

군발성 두통은 발작적으로 나타나고, 빠르게 진행된다. 발작이 시작된 후 약 10~15분 만에 통증이 절정에 달한다. 심한 강도의 통증이 약 1~2시간 정도 지속된 후 사라진다. 통증이 사라졌다고 안심할 수도 없다. 군발성 두통은 한 번 시작하면 수주에서 수개월 동안 거의 매일 발작적으로 나타났다 사라지기를 반복하기 때문이다. 발작기간 중 통증은 보통 하루에 한두 차례 정도 오는데, 비슷한 시간대에 발생한다.

발작기간이 지나면 통증은 거짓말처럼 사라진다. 다음 발작이 시작될 때까지는 아무런 증상이 없다. 군발성 두통은 보통 1~3년을 주기로 나타나며, 10년에 한 번 발작이 나타나는 경우도 있다. 환자 중 약 10퍼센트 정도는 통증이 사라지는 기간 없이 만성적으로 발작이 일어나기도 한다.

통증 발작 급격해 일반 두통약은 소용없다

군발성 두통은 일반적인 두통약으로는 해결되지 않는 경우가 많다. 또한 발작이 일어나면 보통 10분 이내에 통증이 극에 달하고 지속시간이 1~2시간으로 짧아 먹는 두통약은 효과가 거의 없다. 통증 발생 직후 100퍼센트 산소를 분당 10~12L로 10~15분 정도 흡입하거나 세로토닌 수용체 작용제인 수마트립탄(sumatriptan)을 주사하여 급성 통증을 줄일 수 있다. 수마트립탄은 뇌

> **TIP**
>
> **두통을 유발할 수 있는 음식, 두통을 예방하고 줄여주는 음식**
>
> 음식으로 두통을 조절할 수 있을까? 음식만으로 완벽하게 두통을 치료할 수는 없지만 두통을 유발하는 음식이 있는가 하면 두통을 예방하고 줄여주는 음식도 있다. 이런 음식들의 특성을 잘 알아두고 피할 음식은 피하고, 두통에 도움이 되는 음식을 가까이 두고 자주 먹으면 두통을 예방하고 치료할 수 있다.
>
> **두통을 유발할 수 있는 음식**
> ① 타이라민(tyramine) 함유 음식들: 치즈, 바나나, 땅콩과 같은 견과류, 아보카도, 건포도, 무화과, 자두.
> ② 알코올: 위스키, 맥주, 적포도주, 스카치, 샴페인 등. 뇌혈관을 확장하고 혈류를 증강시키며, 탈수현상을 일으켜 두통을 유발한다.
> ③ 음식 첨가물(Nitrate, MSG): 핫도그, 햄, 소시지, 베이컨, 조리된 육류 제품 등. 뇌혈관 확장과 두통 유발은 연관이 있다.
> ④ 카페인: 커피, 코코아, 초콜릿, 콜라 등. 소량의 카페인(하루 300밀리그램 이하)은 두통을 치료하는 데 도움이 되지만 다량의 카페인은 오히려 두통을 유발한다.
>
> **두통에 좋은 음식들**
> ① 연어, 정어리: 항염증 효과가 있는 오메가-3를 다량 함유하여 두통 환자에게 좋다.
> ② 시금치 등 녹색잎 채소들: 리보플라빈(riboflavin)과 비타민 B 등을 다량 함유하여 두통 예방 효과가 있다.
> ③ 수박, 오이, 토마토 등 수분을 많이 함유한 과일들: 몸에 탈수(dehydration)가 일어나면 두통을 유발한다. 따라서 수분이 풍부한 과일을 먹으면 두통을 예방하고 줄일 수 있다.

혈관 내에 세로토닌을 증가시켜 혈관염을 감소시키고 혈관 수축을 유도한다. 또한 군발성 두통 환자에서의 삼차신경 과민 상태를 감소시키는 작용을 하기 때문에 통증을 줄이는 데 도움이 된다.

이러한 약물요법이나 산소요법으로도 통증이 조절되지 않는 경우에는 삼차신경 주사요법이나 삼차신경에 박동성 고주파 열 응고술 등을 시행해볼 수 있다. 기타 성상신경절 주사 및 경추신경을 통한 삼차신경의 과민을 경감시키는 주사요법 등을 시행하기도 한다.

생활습관을 교정하는 것도 군발성 두통을 예방하는 데 도움이 된다. 군발성 두통은 발작기간 중 스트레스, 피로, 음주 등에 의해 통증이 유발될 수 있다. 따라서 평소 적당한 운동을 꾸준히 하고, 충분한 휴식과 수면을 취하고 편안한 마음을 갖는 것이 중요하다. 특히 군발성 두통의 경우 술을 먹은 후 발작이 올 수 있기 때문에 술을 조심하는 것이 좋다.

08 후두신경통 Occipital Neuralgia

뒷머리가 찌릿하고
눈까지 아파요

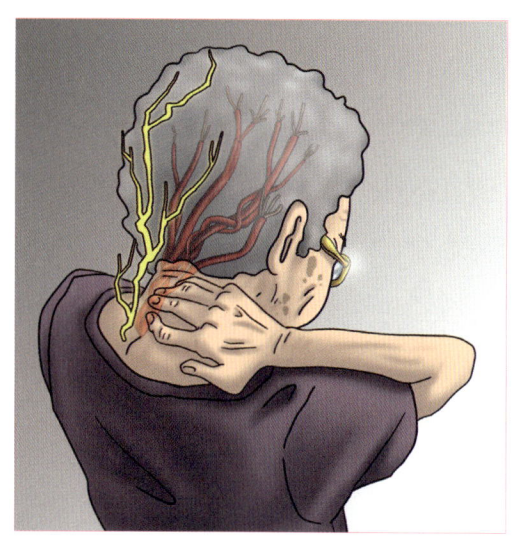

- N 황진숙(가명)
- A 75세/여
- J 가사일
- V 5~8(최대 통증 10 기준)

    75세 황진숙 할머니는 수년 전부터 가끔 오른쪽 뒷머리가 뜨끔거리면서 아팠는데, 7개월 전부터는 목이 뻐근하고 목을 숙이거나 젖힐 때 전기가 오듯이 찌릿한 통증이 뒷목에서 머리 정수리까지 올라왔다. 심할 때는 오른쪽 어깨까지 통증이 왔고 손가락도 저렸다.

    황진숙 할머니는 30년 전부터 류머티스 관절염을 진단받고 지금까지 계속 약을 복용하며 살았다. 그럼에도 불구하고 항상 몸의 여기저기 관절에서는 통증이 끊이지 않았고, 양쪽 손가락 관절은 관절염에 의한 변형이 와 있는 상태였다. 또한 꾸준히 진통소염제를 복용했음에도 경추 1~2번 관절염에 의한 통증이 조절되지 않아 후두신경통으로 진행된 경우였다. 황진숙 할머니의 경우 경추 1~2번 관절 주사 및 경추 2번 신경근 주사로 염증치료를 하고 증상이 호전되었다.

제2 경추신경에 염증이 생기는 원인은 여러 가지

목은 총 7개의 경추(목뼈)로 구성된다. 경추 1번은 중앙에 동그란 구멍이 있어 환추(atlax)라고 불리고, 경추 2번은 돌기 모양으로 생겨 축추(axis)라고 불린다. 축추의 돌기가 환추의 동그란 구멍에 꼭 맞게 끼워져 관절을 이루게 되는데, 경추 1~2번 사이의 관절을 '환축관절(atlantoaxial joint)'이라 한다. 경추 어디에서든 디스크와 관절염이 발생할 수 있지만 특히 환축관절에 문제가 생기면 후두신경통이 발생할 위험이 크다.

후두신경통이란 후두신경이 지나가는 부위에서 발생하는 두통이다. 쿡쿡 쑤시거나 전기가 지나가는 것처럼 찌릿거리면서 아프고, 후두부 돌출 부위 근처의 후두신경이 나오는 부위를 건드리면 압통이 있다.

후두신경의 뿌리는 경추 2번에서 나오고, 경추 2번 신경은 척수로부터 환축관절의 뒷면을 돌아 목뒤 근육 사이를 지나 뒷머리 피부 쪽으로 나오기 때문에 목뒤에 있는 근육이 경직될 때 혹은 교통사고와 같이 목이 앞뒤로 꺾이는 손상이 있을 때 압박되거나 손상받을 가능성이 크다. 그림 1 황진숙 할머니처럼 류머티스 관절염에 의한 환축관절 관절염이 오거나 머리 위로 무거운 물건을 이고 나르는 일을 많이 해 환축관절에 퇴행성 관절염이 발생했을 때도 후두신경에 염증이 동반되면서 후두신경통이 생기기도 한다.

후두신경통은 후두신경의 염증이나 손상에서 오는 통증이기 때문에 전기가 쩌릿하는 것 같은 순간적인 통증이 오는 경우가 많다. 쿡쿡 쑤시고 아리는 통증이 있으면서 순간적으로 전기가 오는 듯한 통증이 뒷머리에서 정수리까지 뻗치기도 한다. 이러한 후두신경통을 머리가 아픈 것으로 생각해 일반적인 두통약을 복용하면 통증이 줄어들지 않는 경우가 많다.

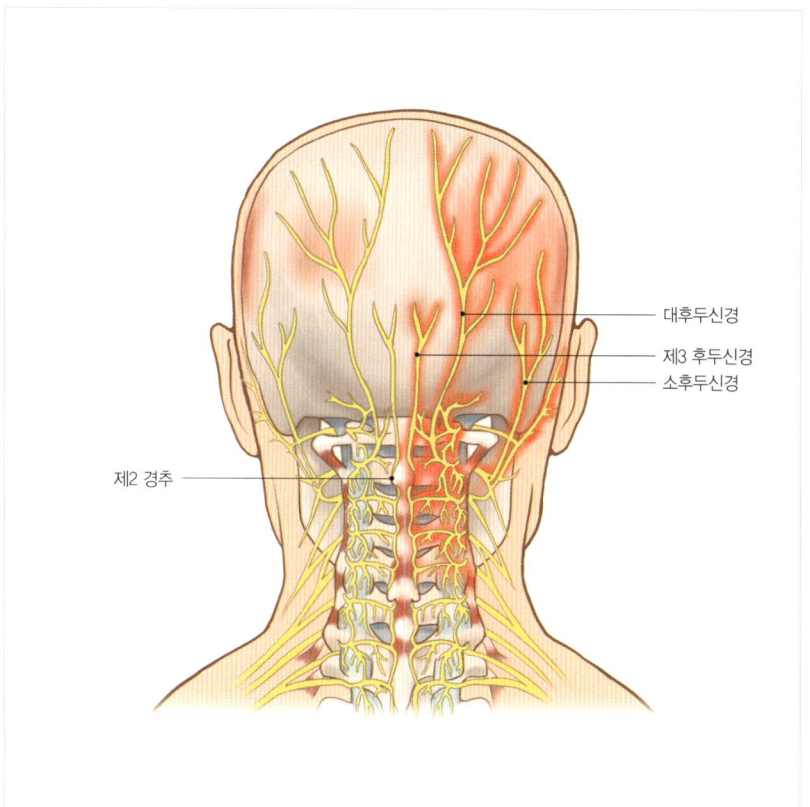

그림 1 후두신경의 분포. 제2 경추신경 뿌리에서 대후두신경과 소후두신경이 경추 심부 근육을 빠져나온 다음 뒷머리와 어깨를 덮고 있는 승모근 옆으로 나와 뒷머리에서 정수리까지의 감각과 목 근육의 운동을 담당한다. 후두신경은 경추 2번에서부터 피부까지 나오는 경로가 머리를 받치고 목을 지탱하는 근육들 사이에 위치하기 때문에 목 근육이 긴장하면 신경이 조이고 염증이 생겨 뒷머리 통증을 일으키는 원인이 된다.

> **TIP**
>
> **후두신경통을 일으키는 다양한 원인**
>
> 후두신경의 압박, 손상, 염증에 의하여 발생하는 후두신경통은 정확한 진단명이라기보다는 후두신경을 따라서 발생하는 통증을 통틀어 말하는 것이며 원인은 매우 다양하다. 가장 흔한 원인은 목뒤 근육의 경직과 스트레스의 누적에서 발생하는 경우이고, 두 번째가 교통사고 등으로 목이 과도하게 굽혀지거나 젖혀지면서 환축관절이나 인대가 손상된 경우다. 이외에도 후두신경에 생긴 신경종, 경추에 생긴 종양, 당뇨병성 말초신경병증 등 다양한 원인에 의하여 후두신경통이 발생한다. 따라서 후두신경통이 있을 때는 특별한 원인이 없는지 검사를 시행해 정확한 원인을 알아내는 것이 중요하다.

제2 경추신경절 주사 및 후두신경 주사가 효과적

후두신경통이 있을 때는 일반 진통소염제나 두통약으로는 통증이 줄지 않는 경우가 많다. 후두신경통은 후두신경 자체가 압박, 손상, 염증 등에 의해서 발생하기 때문에 마치 전깃줄에서 방전이 일어나는 것처럼 후두신경절에서도 통증에 대한 신경전도가 빠르게 일어나고 있는 상태이다. 이런 경우 후두신경에 직접 혹은 후두신경의 뿌리에 해당하는 제2 경추신경에 염증을 줄이고 손상을 치유해주는 주사치료를 하면 효과적으로 통증을 없앨 수 있다.

주사치료와 함께 목 근육이 긴장돼 후두신경이 압박되고 염증이 생긴 것이라면 목 근육 스트레칭과 유산소 운동을 병행해야 한다. 또한 황진숙 할머니와 같이 류머티스 관절염에 의한 환축관절 관절염이 원인인 경우에는 관절염 치료를 철저히 하는 것이 중요하다.

후두신경통 양상을 보이는 화병(Hwabyung)

스트레스를 많이 받으면 '뒷골이 땡기는' 경험을 해본 사람이 많을 것이다.

다음에 소개하는 심재선 씨는 가족 간의 갈등으로 뒷머리가 아파 병원을 찾았던 환자로 후두신경통의 통증과 함께 여러 가지 심리적인 문제를 가지고 있었던 환자이다.

53세 심재선 씨는 정신적 스트레스로 목과 어깨가 아파 내원한 환자다. 4일 전부터 갑자기 왼쪽 귀 뒤부터 어깨까지 도려내고 싶을 정도로 시리고 곪듯이 아팠다. 목과 어깨는 조이듯 묵직하게 짓누르는 것같이 아팠다. 정신적 스트레스를 받으면 통증은 더 심해졌다.

갑자기 지독한 통증이 밀려온 것은 4일 전이지만 2주 전에도 이상 증상이 있었다. 피곤해서인지 양쪽 귀에서 윙윙 하는 소리가 나 이비인후과를 갔는데, 특별한 이상은 없다고 진단받았다. 심재선 씨에게 최근에 특별히 힘든 일이 있었느냐고 물으니 6개월 전부터 뜻하지 않게 시어머니를 모시고 살고 있다고 했다. 시어머니와 한집에 살게 되면서 이런저런 갈등이 생겨 정신적 스트레스를 많이 받고 있다고 하소연했다.

심재선 씨의 통증이 목과 어깨, 귀 뒤에서 오기 때문에 경추 부위에 대한 검사를 진행하였고 특별한 이상을 발견하지 못했다. 또한 환자의 통증이 스트레스를 받으면 더 악화되는 것으로 보아 통증의 원인이 상당 부분 심리적 요인에 있다고 볼 수 있다. 이런 경우 환자의 심리상태를 검사하는 것이 도움이 될 수 있어 심리검사를 시행하였고, '건강 염려, 우울, 히스테리, 불안, 신경쇠약'에 관련된 수치가 높게 측정되었다. 주변 사람이나 가족에 대한 원망, 분노, 적대감 등도 강했다. 전체적으로 감정적으로 매우 불안정하고 예민한 것으로 분석되었다. 이처럼 심리적인 문제가 있을 때는 통증 치료와 더불어 심리적인 문제에 대한 치료도 함께해야 한다. 심리적인 문제만 해결하려 들어서는 안 된다. 통증의 원인이 단순한 심리적 요인이니 마음을 바꾸기만 하면 된다고 생각하고 방치하면 통증이 만성화될 수 있다. 정신적 스트레스가 통증을 일으키는 것은 우리 몸의 스트레스 호르몬의 과도한 방출에 의한 혈액순환의 결여, 면역세포의 활성화에 따른 신경의 염증 반응 및 근육의 긴장에서 오기 때문에 환자가 호소하는 통증에 대한 적극적인 치료와 함께 심리치료를 병행하는 것이 최선이다.

> **TIP**
>
> **화병(火病, Hwabyung)**
> 화병은 우리나라의 결혼한 중년여성에서 잘 발생하는 신체화 장애(somatization disorder)를 말한다. 신체화 장애란 합당한 원인 없이 환자가 아픈 증상을 호소할 때 이러한 증상을 일으키는 것이 심리적인 요소가 우세하게 작용한다는 의미에서 붙여진 정신과적인 진단명이다.
> 원인이 분명하지 않은데 병원을 찾을 만한 증상이 있다면 과거에는 환자가 예민해서 심리적인 원인에 의해서 아프다고 생각하고 의사들도 마음을 편하게 가지도록 노력하라는 권유를 하는 것이 최선이었다. 그러나 우리 몸의 신경계는 몸을 보호하기 위해 항상성을 유지하는데, 육체적 혹은 정신적 스트레스가 지속되어 신경이 균형을 잃으면 몸에 이상이 생긴다.
> 우리나라의 전통적인 문화에서는 여성은 참는 것이 미덕이고 화를 표출하면 가정불화를 일으키므로 항상 인내하며 살아야 한다고 여겼다. 이러한 문화적 환경에서 장시간 화를 참아가며 살아가는 전통적인 한국 여성들이 고부간의 갈등이나 배우자와의 심리적인 갈등이 유발인자가 되어 그동안 안으로 삭혀왔던 한과 화로 인해 신경계의 불균형이 발생하여 몸의 여러 가지 증상이 나타나는 것이 바로 '화병'이다. 심재선 환자와 같이 귀 뒤와 목·어깨 통증이 심해지면서 불면과 식욕감퇴, 의욕 저하, 우울 등의 증상이 나타나기도 하고, 또 다른 경우에는 내과적 이상이 전혀 없으면서 가슴이나 복부의 통증이 발생하며, 위내시경이나 장내시경이 정상인 상태에서 소화불량, 더부룩함, 가슴 답답함, 과민성대장증상이 발생하기도 하고, 불안하고 우울하며 불면에 시달리게 되는 경우도 많다.

09 경추성 두통 Cervicogenic Headache

목을 움직일 때마다
뒷머리에서 이마까지 통증이 와요

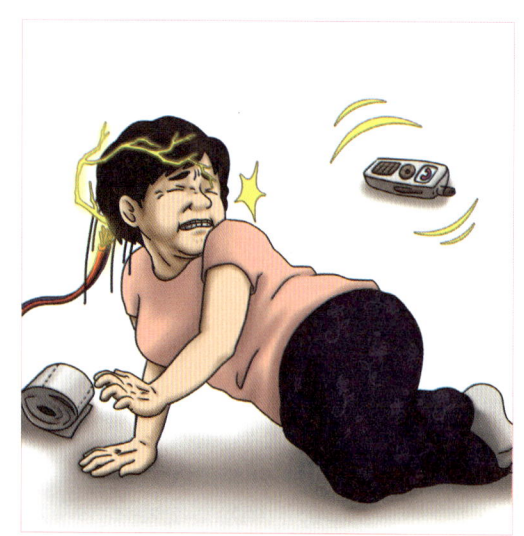

- N 이수정(가명)
- A 44세/여
- J 슈퍼 경영
- V 5~10(최대 통증 10 기준)

"뇌에 이상이 있는 건 아닐까요? 뒷머리가 너무 아파요."

44세 이수정 씨가 뒷머리와 옆머리 통증을 호소하며 내원했다. 두통은 3일 전에 발생했다고 한다. 두통은 목을 움직이지 않을 때는 그럭저럭 괜찮다가 목을 뒤로 젖히거나 좌우로 돌릴 때 혹은 누웠다 일어날 때 심해졌다. 목을 조금이라도 움직이면 순간적으로 수초간 전기에 감전된 듯 찌릿하는 통증이 뒷머리에서 앞이마까지 훑고 지나갔다. 그런 두통이 지속되면서 뒷머리와 옆머리는 뻐근하다 못해 욱신욱신 쑤시면서 아프고 땡기는 느낌이었다. 그러면서 눈까지 빠질 듯이 아파 일상생활이 어려워졌다. 이수정 씨는 뒷머리가 찌릿하고 눈까지 아프니 혹시 뇌에 이상이 있거나 혈압이 높지 않을까 걱정스러워했다.

통증이 심해 응급실을 찾아가 뇌 CT 촬영을 해보니 뇌에는 이상이 없었다. 혈압은 정상치보다 약간 높은 130/85mmHg였지만 크게 걱정할 수준은 아니었다. 목을 움직일 때 통증이 발생하고 악화되었기 때문에 목 척추에 대한 검사를 시행했다. MRI 촬영 결과 경추부 추간관절에 염증소견이 발견되었다. 경추 추간관절의 염증을 가라앉히는 추간관절 주사와 약물치료를 한 후 통증이 호전되었다.

뒷머리 통증은 머리가 아닌 목이 원인일 경우가 많다

경추성 두통이란 두통이 경추부에서 기인하는 것을 말한다. 주로 뒷머리에 통증이 있으면서 목을 움직이면 통증이 악화되고 종종 어깨나 팔까지 통증이 뻗치는 것이 특징이다. 경추성 두통은 대부분 나쁜 자세나 스트레스로 목뒤 근육이 경직돼 근육 사이로 빠져나가는 신경이 압박되고 염증이 발생하면서 유발된다. 특히 상부 경추 부위에 있는 근육이 경직되면서 통증이 생기기 시작하는 경우가 많다. 이수정 씨 같은 경우도 슈퍼를 경영하면서 무거운 물건도 나르고 스트레스도 많다 보니 경추부의 척추 관절 부위에 염증이 생기면서 뒷머리와 어깨에 통증이 발생되었던 것으로 생각된다. 특히 노동일을 많이 하는 노인의 경우에는 척추의 퇴행이 진행되면서 위아래 척추가 연결되는 목척추관절의 노화와 비후에 의하여 척추관절을 돌아 목뒤 근육으로 가는 신경이 자극되고 염증이 생기면서 목의 움직임에 의해 뒷머리에 두통이 발생하기도 한다.

삼차신경과 상부 경추신경은 척수에서 서로 연결되어 있다

두통을 일으키는 신경은 뇌신경 중 삼차신경이며, 삼차신경은 교뇌(pons)와 경추 1~3번 레벨의 척수 부위를 지나 뇌까지 연결되어 있다. 뒷머리와 어깨 부위의 감각을 담당하는 상부 경추신경은 그림 1 처럼 척수 부위에서 삼차신경과 서로 연결되는 구조를 가진다. 이러한 해부학적 연결 구조 때문에 경추 부위에서 시작된 통증이 뒷머리 쪽을 포함한 두통을 일으키기도 하고, 편두통이나 안면통이 있는 환자들의 경우 목이나 어깨 통증을 동반하기도 한다.

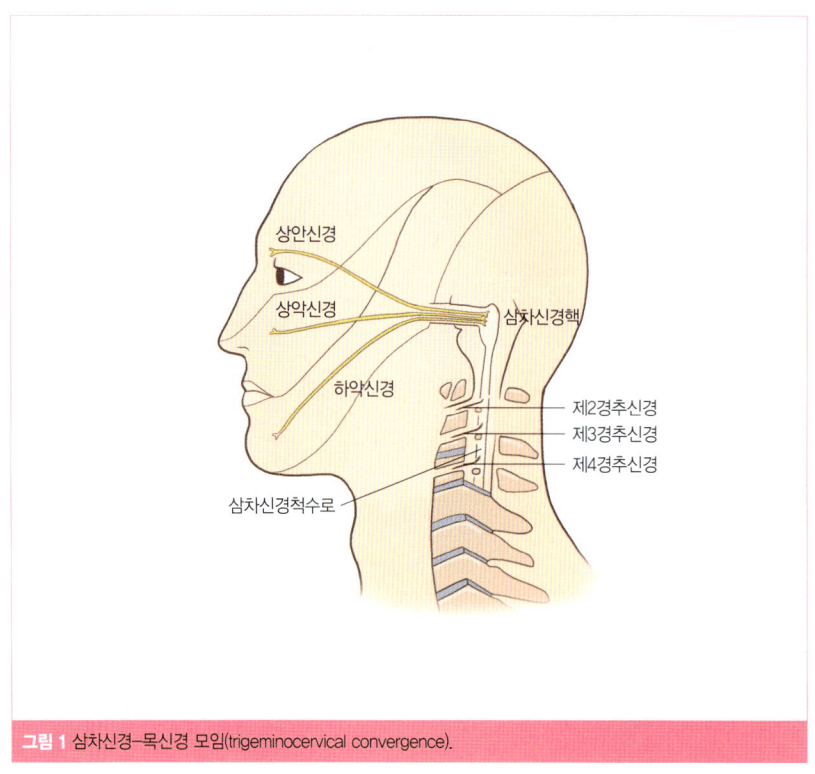

그림 1 삼차신경-목신경 모임(trigeminocervical convergence).

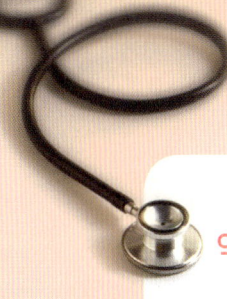

약물 과사용 두통 Medication Overuse Headache, MOH

편두통이나 긴장성 두통이 있는 사람이 약물을 무분별하고 부적절하게 장기간 복용하다 보면 두통 약물에 의한 두통이 발생할 수 있다. 이러한 환자는 전체 인구의 1~2퍼센트 정도 되는 것으로 알려져 있으나 실제로는 더 많을 것으로 추정된다.

이처럼 약물을 과도하게 많이 사용해 생긴 두통은 일반적으로 편두통과 긴장성 두통이 혼합된 형태로 나타나며, 중등도 강도로 지속되다가 약물을 사용하면 두통이 악화되는 양상을 보인다. 약물 과사용 두통은 일반 두통약의 경우 한 달에 15일 이상을 3개월 이상 복용하거나 트립탄, 에르고타민 성분의 두통약이나 마약성 진통제를 한 달에 10일 이상을 3개월 이상 복용한 환자에게서 많이 진단된다.

이러한 두통을 치료하려면 두통 때문에 복용하던 약물을 조심스럽게 줄이면서 궁극적으로는 끊어야 한다. 또한 두통약을 복용했던 처음 상태의 두통이 어떠했는지를 고려해 환자에게 적합한 예방 약물을 선택하여 사용하는 것도 중요하다. 기존에 사용하던 두통약을 끊고 사용할 수 있는 약물로는 신경계를 안정화시키는 항간질약, 항우울제, 항히스타민제 등이 있다.

두통을 유발한 약물을 끊고 환자의 상태에 맞는 대체 약물을 복용하면 두통은 한결 가라앉는다. 하지만 약물 과사용 두통에 시달리는 환자의 약 절반 정도는 환자가 쉽게 구할 수 있고 일시적으로 두통을 진정시키는 효과가 있는 기존 약물을 다시 반복적으로 복용하기 때문에 치료에 어려움을 겪는다.

약물 과사용 두통을 치료하는 데는 인내가 필요하다. 의사와 환자가 장기간 유대 관계를 유지하면서 천천히 약물을 조절해야 치료에 성공할 수 있다.

위험한 두통

뇌에 병변 없이 발생하는 두통을 일차성 두통(primary headache)이라고 한다. 편두통, 긴장성 두통, 군발성 두통이 대표적인 일차성 두통에 속한다. 반면 뇌혈관 병변이나 뇌종양처럼 뇌에 병변이 있으면서 두통이 발생하는 것을 이차성 두통(secondary headache)이라고 한다. 이차성 두통은 두통이 발생하였을 때 빠른 시간 안에 정확한 진단을 하지 못하면 생명이 위태로울 수도 있다. 위험한 두통에 해당되는 특징적인 증상들은 다음과 같다

증상 1 40세 이상 혹은 10세 이하에서 갑작스럽게 시작한 두통
이전에 없던 두통이 갑자기 발생한다면 뇌혈관 동정맥 기형 혹은 지주막하 출혈(subarachnoid hemorrhage) 등을 의심한다.

증상 2 이전에 있던 두통과 다른 양상의 두통이거나 두통 발생 후 점차적으로 악화되는 양상
뇌종양 등이 빠르게 자라나거나 경막하 혈종(subdural hematoma) 혹은 약물 과다 복용 두통일 가능성이 있다.

증상 3 열이 나거나 목이 뻣뻣하고 피부에 반점이 생기는 등 전신증상과 동반된 두통
뇌수막염(menigitis), 뇌염(encephalitis), 결합조직성 혈관 질환, 진드기 등의 감염에 의한 두통일 가능성이 있다.

증상 4 국소적인 신경학적 증상(이명, 안면 마비, 청력·시력 저하, 경기 등)
뇌종양, 뇌혈관 기형, 결합조직성 혈관 질환에 의한 두통일 가능성이 있다.

GOOD PAIN
BAD PAIN

PART 03
목, 어깨, 팔을 괴롭히는 통증

01 **근근막통증증후군** 목뒤가 뻣뻣하고, 팔이 쑤시고 아파요

02 **목 디스크** 뒷목이 뻣뻣하고 팔, 어깨, 가슴이 아파요

03 **수근관증후군** 손목이 아프고 손가락이 저려요

04 **오십견** 팔을 뒤로 돌리려면 어깨가 너무 아파요

01 근근막통증증후군 Myofascial Pain Syndrome

목뒤가 뻣뻣하고,
팔이 쑤시고 아파요

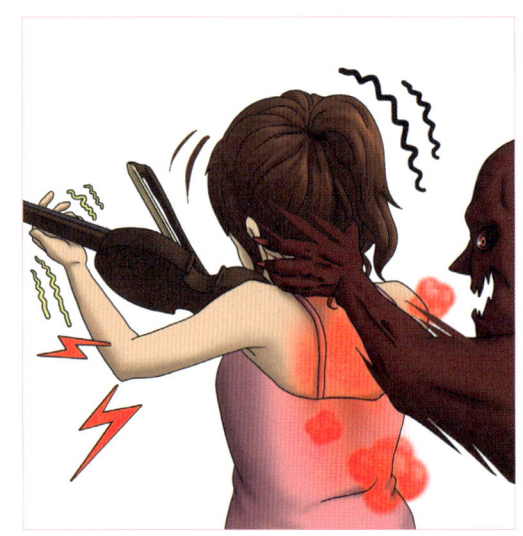

- N 최미희(가명)
- A 35세/여
- J 바이올린 연주자
- V 3~6(최대 통증 10 기준)

35세의 최미희 씨는 바이올린 연주자다. 1년 전부터 가끔씩 목뒤가 뻣뻣하고 아팠는데, 최근 가벼운 교통사고를 당한 이후 증상이 더 심해졌다. 목도 더 뻣뻣해졌고 통증이 팔까지 뻗쳐 왼쪽 팔이 쑤시고 아팠다.

목 통증은 거의 하루 종일 지속되었다. 늘 뒷목에 커다란 돌멩이라도 올려놓은 듯 무거웠고, 오후가 되면 더 목이 뻣뻣하고 아팠다. 목 통증이 심할 때는 누가 목을 뒤로 잡아당기는 듯했고, 후끈후끈한 열감이 느껴졌다. 목 통증이 생기면서 바이올린 연습도 제대로 할 수가 없었다. 30분 이상 연습하면 왼쪽 팔이 쑤시고 가끔 새끼손가락까지 저려와 연습을 중단해야 했다. 밤에도 목이 불편해서 편하게 잘 수 없었다.

빙산의 일각처럼 나타나는 근육 통증(iceberg phenomenon)

자동차, 컴퓨터 등이 발달하면서 현대인들은 대부분의 시간을 앉아서 보낸다. 몸을 움직이지 않고 앉아 있는 시간이 많아지면서 근육이 경직되는 경우가 많다. 치열한 경쟁사회 속에서 바쁘게 살다 보니 정신적인 스트레스도 많이 받는다. 스트레스도 근육을 긴장시키는 주요인이다. 바이올린 연주를 하는 최미희 씨의 경우처럼 장시간 특정 자세를 취하거나 특정 근육을 반복해서 사용하는 일을 하는 경우에는 목을 중심으로 어깨와 팔로 연결되어 있는 근육이 경직되기 쉽다. 근육이 경직되면 근육이 붙어 있는 척추뼈에 당기는 힘이 생겨 척추 모양이 변형될 수 있다. 또한 근육이 경직돼 혈액순환이 원활하지 않으면 근육 사이에 노폐물 등이 쌓여 신경 염증을 일으킨다. 그러면 염증 때문에 근육이 더 경직되는 악순환이 시작된다.

근근막통증증후군은 근육이 긴장되어 통증이 유발되

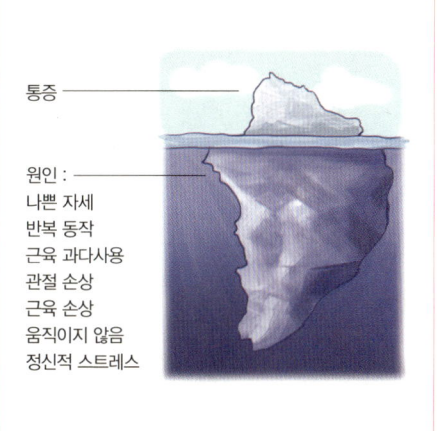

그림 1 근근막통증증후군의 통증은 빙산의 일각과 같다. 수면위로 튀어나온 부분이 환자가 느끼는 근육에서 오는 통증이라면 그 원인은 물밑에 크고 복잡하게 감춰져 있다. 물 위가 '통증'이라면 물 아래는 반복적인 동작, 나쁜 자세, 오랫동안 사용하지 않고 있는 근육, 정신적 스트레스 등이 감춰진 근육 통증의 원인이다.

는 현상을 말한다. 근육은 적절한 수축과 이완을 통해 탄력을 유지하며 고유의 기능을 한다. 그런데 근육은 장시간 긴장된 상태로 있으면 탄력을 잃고 쉽게 수축되고 이렇게 굳어진 상태를 유지한다. 마치 늘어나지 않는 딱딱한 고무줄 같은 상태가 되어버리는 것이다. 근육이 수축하면 근육 내에 분포하는 신경과 혈관이 눌려 통증이 발생하고, 근육을 싸고 있는 막도 자극을 받아 통증이 발생한다. 근육이 있는 부위에선 어느 곳에서나 근근막통증증후군이 생길 수 있으나 특히 목, 어깨, 등, 허리, 엉덩이, 뒷무릎에 많이 발생하는 것으로 알려져 있다.

근근막통증증후군은 증상이 갑작스럽게 나타나는 것 같아도 오랜 시간에 걸쳐 서서히 진행된 후 증상이 나타나는 병이다. **그림1** 최미희 씨의 경우도 1년 전부터 증상이 나타났지만 어렸을 때부터 바이올린 연습을 하면서 근육에 차곡차곡 피로가 누적된 결과로 목과 팔의 통증이 나타난 것이라 봐야 한다.

목 부위에서 근근막통증증후군의 증상이 심해지면 목만 뻣뻣하고 아픈 것이 아니라 네 번째 손가락이나 새끼손가락이 저리기도 한다. 목만 뻣뻣해도 목 디스크와의 감별을 위해 경추 MRI를 찍어봐야 하는데, 손가락까지 저리다면 반드시 신경이 눌리지 않았는지 검사해야 한다.

근근막통증증후군을 목 디스크로 착각하는 경우도 많지만 거꾸로 목 디스크인데도 단순히 근육이 뭉쳐 아프다고 생각하는 사람들도 많다. 증상이 유사하니 증상만으로 속단하지 말고 꼭 감별 검사를 해야 한다.

일자목과 거북목을 방치하면 신경을 압박한다

근근막통증증후군을 방치하면 일자목과 거북목이 될 수도 있지만 거꾸로

TIP

근근막통증증후군 방치하면 경추 변형이 온다

근근막통증증후군을 방치하면 통증도 통증이지만 경추가 변형되어 일자목이나 거북목이 될 수 있으므로 주의해야 한다. 목 근육은 한쪽은 목 척추뼈와 추간관절 쪽에 붙어있고 다른 한쪽은 팔과 등 척추, 갈비뼈 쪽에 붙어서 목과 팔을 움직이는 데 사용된다. 목 근육이 경직되면 목 척추뼈를 잡아당기게 되고 옆에서 보았을 때 C자형을 이루어야 정상인 척추뼈가 일자형이 되거나 오히려 목 뒤쪽으로 휘는 거북목이 된다. 그림 2 이러한 변형이 오는 경우에는 이미 심하게 경직된 목 근육뿐 아니라 목 척추 각각을 연결하고 있는 추간관절에 상당히 강한 힘이 가해지고 추간관절의 염증과 이러한 관절을 돌아 나가는 신경의 염증을 유발하여 통증이 심해진다.

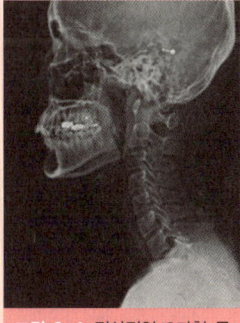 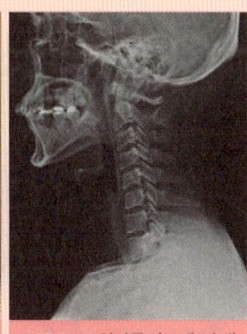 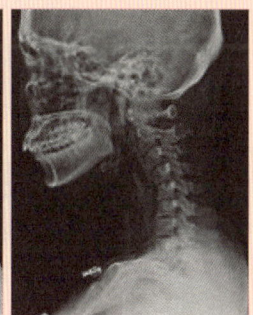

그림 2-A 정상적인 C자형 목 척추 모양. (38세 여자)

그림 2-B 일자목. (32세 남자) 양쪽 어깨와 겨드랑이, 앞가슴 부위 통증 호소.

그림 2-C 거북목. (35세 여자) 양쪽 어깨에서부터 중간 등까지 통증 호소.

일자목과 거북목을 방치하면 척추뼈가 신경구멍으로 자라나 신경을 압박함으로써 통증을 유발하기도 한다. 54세 양성진 씨는 3주 전부터 왼쪽 어깨와 날갯죽지 부위가 아파 병원을 찾았다. 통증은 앉아서 일을 할 때와 저녁에 잠을 잘 때 심했고, 최근 1주일 전부터는 왼쪽 날갯죽지 쪽 통증이 심해 잠을 설쳤다. 양성진 씨는 주로 컴퓨터를 사용해 일을 하는 사무직이었다. 바쁜 일상 때문에 지금껏 운동은 전혀 하지 않고 지냈다.

엑스레이를 찍어보니 일자목 소견이 보였고, 경추 6번과 7번 사이에서 신경이 지나가는 구멍 쪽으로 척추뼈가 심하게 돌출돼 신경을 압박하는 모습이 관찰되었다. 그림 3

일자목은 주로 오랫동안 나쁜 자세를 취했을 때 발생한다. 양성진 씨처럼 하루 종일 목을 빼고 컴퓨터 모니터를 쳐다보며 일을 하면 목 근육이 경직돼 결국 일자목으로 변형된다. 이를 방치하면 시간이 지날수록 척추로 내려오는 무게 중심이 변하고, 과도하게 무게가 실리는 부위에서 인대와 뼈가 두꺼워져 신경을 압박할 수 있다.

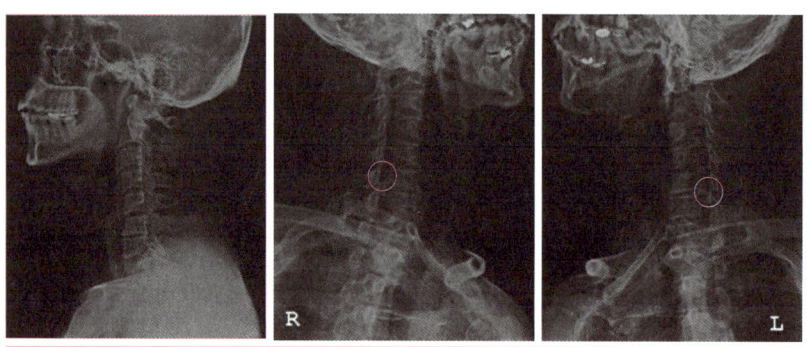

그림 3 일자목에서 경추 6번과 7번 사이에서 신경뿌리가 지나가는 구멍 쪽으로 인대와 뼈가 두꺼워져 신경 압박이 일어난다.

척추에 무리를 주는 나쁜 자세가 근근막 통증을 만든다

근근막통증증후군은 주로 나쁜 자세가 원인이 되는 경우가 많다. 현대인들은 자기도 모르는 사이에 나쁜 자세를 취하기 쉬운 환경 속에서 살고 있다. 바쁘다는 이유로 운동을 하지 못하고 대부분의 시간을 앉아서 보내야 하는 환경도 그렇고, 컴퓨터 사용도 나쁜 자세를 만드는 데 한몫한다.

그동안 어떤 자세로 생활했는지는 척추의 모양을 보면 알 수 있다. 원래 정상적인 척추의 모습은 옆면에서 보았을 때 자연스런 S자 곡선을 그려야 하는데, 습관적으로 나쁜 자세를 취한 경우라면 척추의 모양이 정상일 때와는 다른 모습을 보일 것이다.

좋은 자세를 유지하려면 먼저 내 척추의 모습을 분석해보는 것이 좋다.

전신이 보이는 거울 앞에 옆으로 선다. 앞을 보고 똑바로 선 상태에서 유양돌기(귓불 아래로 튀어나온 뼈) → 어깨 중앙 → 고관절 → 무릎관절 앞 → 발목관절 약간 앞쪽으로 위아래 가상의 선을 그어보자. 이 선이 일직선을 이룰 때 가장 좋은 자세라 할 수 있다. 그림 4

B~E는 나쁜 자세다. B는 그림에서 보는 것처럼 머리가 앞으로 빠진 자세(Forward head)다. 일자목이면서 허리도 정상적인 전만증이 감소되어 일자허리로 변형되어 있다. 주로 컴퓨터 모니터를 쳐다보면서 일을 많이 하고, 운동을 하지 않는 젊은 층에서 흔한 자세다. C는 둥근 어깨(Rounded shoulder) 자세로 역시 앉아서 일을 많이 하는 젊은 층에게서 흔하다. 머리가 앞으로 빠지고 등이 굽은 자세로 사무 일을 많이 하고 스트레스를 받을 때 어깨가 굽기 쉽다. D는 등뼈는 과도하게 뒤로 밀리고 허리뼈는 앞으로 나와 엉덩이가 뒤로 빠진 자세로 하이힐을 신고 허리를 꼿꼿이 편 채 걷는 젊은 여성에서 흔하다. E는 고관절이나 무릎관절이 약해지고 척추의 퇴행성 질환이 생기는 노년기에 흔히 보이는 나쁜 자세다. 골반과 등이 뒤로 젖혀지고 무릎이 앞으로 굽는 자세로 고관절과 무릎관절이 좋지 않은 노인들에게서 많이 나타난다.

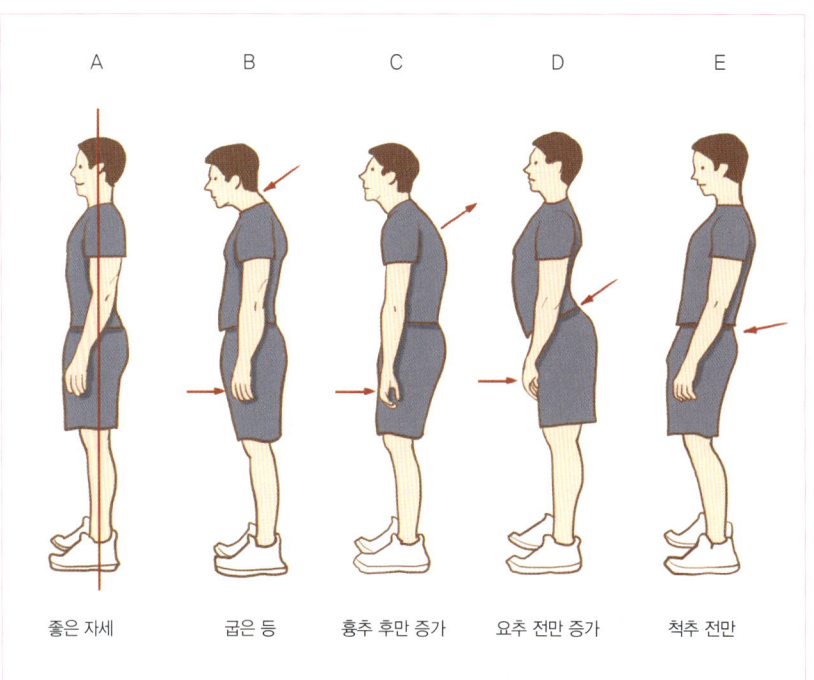

그림 4 척추에 무리를 주지 않는 좋은 자세와 나쁜 자세. A가 좋은 자세이고, B~E는 나쁜 자세이다.

TIP

벽에 기대 바른 자세 체크하기

거울 앞에 서서 척추 모양을 살펴보는 것보다 더 쉽게 자세를 체크해볼 수 있는 방법이 있다. 벽에 등을 대고 섰을 때 엉덩이와 종아리가 벽에 닿고 목뒤가 6센티미터 정도 떨어지는 것이 좋은 자세다.

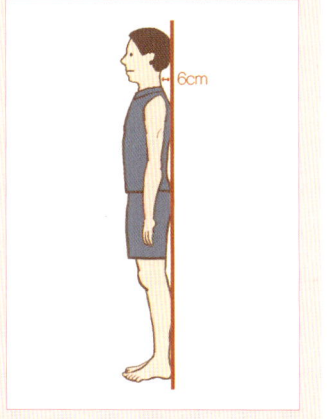

스트레칭과 자세 교정 중요, 통증 심할 때는 통증유발점 주사 및 신경 주사

나쁜 자세가 지속되면 근육이 경직되고 약화된다. 일반적으로 머리를 숙이고 책을 보거나 머리를 앞으로 빼고 컴퓨터를 보면 목 뒤쪽의 승모근(trapezius muscle)과 견갑거상근(levator scapula muscle), 목 앞쪽과 가슴 쪽 근육인 흉쇄유돌근(sternocleidomastoid muscle), 대소흉근(pectolaris major, pectolaris minor muscle)이 주로 경직되고, 목의 굴곡근이나 등 쪽에 있는 근육들은 상대적으로 약화된다. 또한 허리를 숙이고 앉아 있는 자세는 복근과 엉덩이 근육을 약화시키고, 상대적으로 허리 뒤편의 흉요추 신전근(extensor muscle)과 허벅지 앞쪽의 대퇴직근(rectus femoris muscle)과 요근(psoas muscle)을 경직시킨다. 그림 5

이처럼 나쁜 자세로 인해 경직되거나 약화된 근육의 특정 부위에서는 통증을 일으키는 통증유발점이 발생할 수 있다.

근근막통증증후군은 초기에는 근육을 긴장시키는 잘못된 자세를 교정하고 충분한 스트레칭으로 딱딱해진 근육을 이완시켜 부드럽게 만들어주

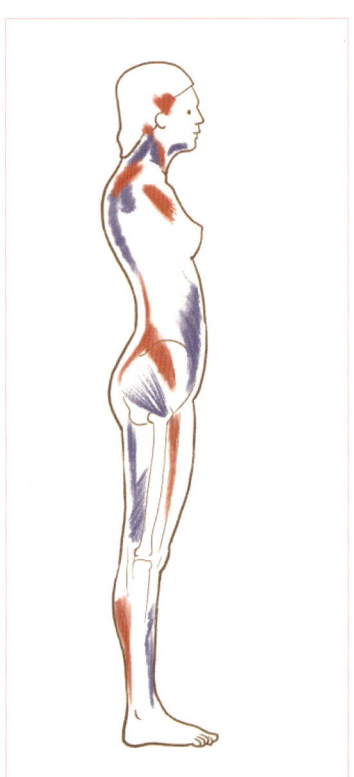

그림 5 나쁜 자세는 근육을 경직시키거나 약화시킨다. 빨간색으로 표시된 부분은 근육이 나쁜 자세로 경직되기 쉬운 부분, 파란색은 약화되기 쉬운 부분이다. 경직되고 약화된 근육에서는 통증 유발점이 발생할 수 있다.

는 것만으로도 좋아질 수 있다. 스트레칭은 근근막통증증후군을 치료하는 데 있어 중요한 요소이다.

하지만 이미 오래돼 통증이 심할 때는 스트레칭을 하기가 어렵다. 우선 통증을 조절하면서 운동범위를 넓혀주어야 하는데, 통증을 치료하는 방법은 약물치료, 통증유발점 주사, 신경 주사 치료 등 여러 가지다. 표면 위로 떠오른 통증을 치료하는 것은 주사와 약물치료이지만 표면 아래 깔려 있는 많은 원인을 제거하지 않는다면 근육이 다시 긴장되고 심한 통증이 재발된다. 따라서 물 아래 감춰져 있는 원인들을 하나하나 없애기 위한 노력을 해야 하는 것이 근근막통증증후군 환자들이 지켜야 할 건강수칙이다.

직장에서 간단히 할 수 있는 스트레칭

아무리 좋은 자세라도 장시간 같은 자세를 유지하면 좋지 않다. 아무리 바빠도 최소한 한 시간에 한 번은 휴식시간을 갖고 간단한 스트레칭을 하는 것이 좋다. 단 5~10분만이라도 가벼운 스트레칭을 해주면 근근막통증증후군을 예방하고 치료하는 데 도움이 된다. 직장에서 간단히 할 수 있는 스트레칭은 다음과 같다. 각 동작은 최소 3회씩 반복하도록 한다.

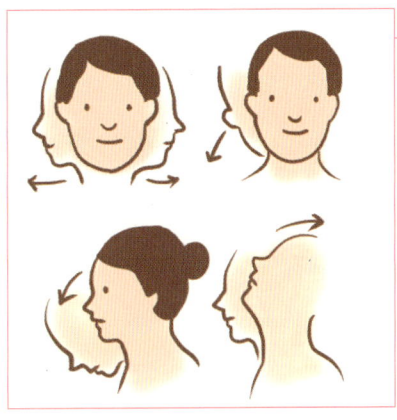

1

목 돌리기

목을 좌우, 앞뒤로 자연스럽게 돌리는 동작을 반복한다.

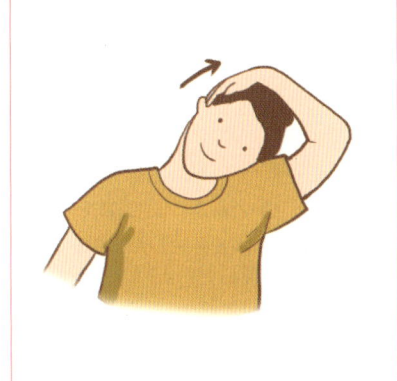

2

승모근 스트레칭

똑바로 앉은 상태에서 왼손으로 오른쪽 옆머리를 잡고 자연스럽게 왼쪽으로 당겨 약 10초 정도 유지한다. 이때 오른손은 똑바로 늘어뜨린 자세로 있어야 한다. 반대 방향으로 같은 동작을 반복한다.

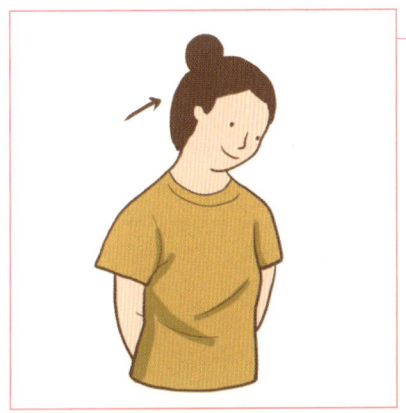

3

흉쇄유돌근과 사각근 스트레칭

양쪽 팔을 뒤로 돌려 잡고 목을 왼쪽으로 45도 기울인다. 이 상태에서 왼손으로 오른손을 당겨 10초간 유지한다. 반대 방향으로 같은 동작을 반복한다.

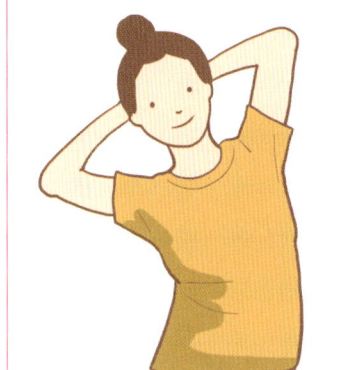

4

가슴근 스트레칭

양손을 깍지 끼고 머리 뒤로 가져가서 양쪽 팔꿈치가 귓불과 수평이 되도록 한 뒤 팔꿈치를 귓불에서 뒤쪽으로 당기는 자세를 약 10초간 유지한다. 이런 상태로 허리는 움직이지 말고 양쪽으로 목을 스트레칭한다.

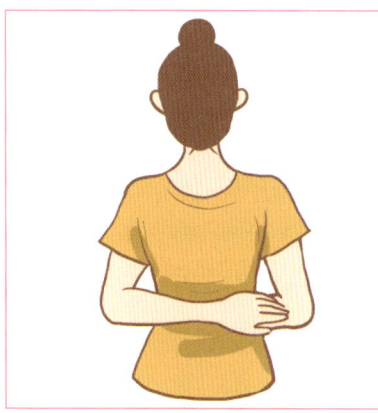

5

복근, 앞가슴 근육 스트레칭

팔꿈치를 굽히고 양팔을 뒤로 돌려 허리 높이에서 왼손을 위로 포개 잡은 다음 복부와 가슴에 힘을 주어 어깨를 뒤로 스트레칭하고 5~10초 유지한다. 같은 동작을 오른손을 위로 포개 잡고 반복한다.

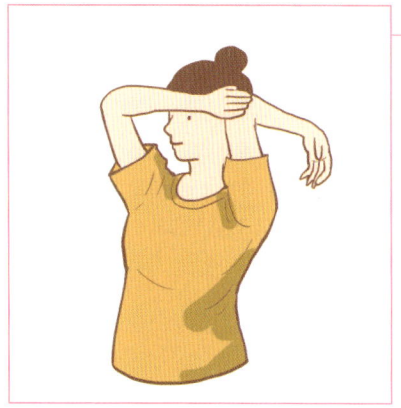

6

삼두근 스트레칭

왼쪽 팔꿈치를 굽혀 어깨를 머리 뒤로 올리고 오른손으로 왼쪽 팔꿈치를 밀어 머리 뒤쪽으로 스트레칭하여 5~10초 유지한다. 같은 동작을 우측 팔도 반복한다.

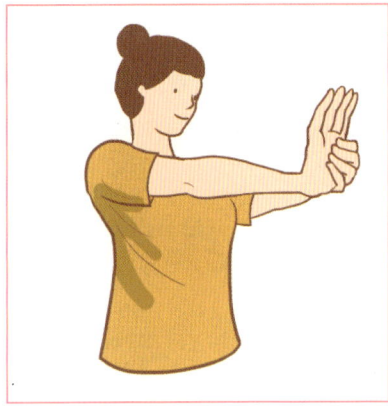

7

상완 굴곡근 스트레칭

오른손 주먹을 살짝 쥐고 팔을 쭉 편 상태에서 왼손으로 오른손을 잡고 팔꿈치 쪽으로 눌러주는 동작을 5~10초 유지한다. 같은 동작을 왼쪽 팔에서도 반복한다.

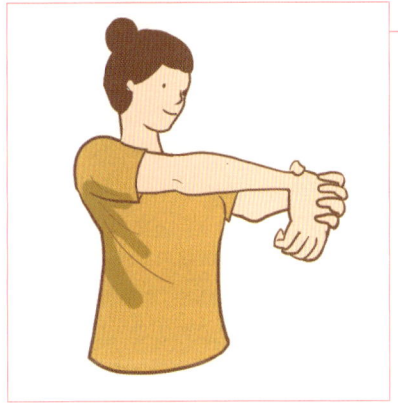

8

상완 신전근 스트레칭

팔을 쭉 편 상태에서 오른손을 펴고 손바닥이 얼굴을 보도록 젖힌 상태에서 왼손으로 오른손의 손바닥을 최대한 눌러주는 동작을 5~10초 유지한다. 같은 동작을 왼쪽 팔에서도 반복한다.

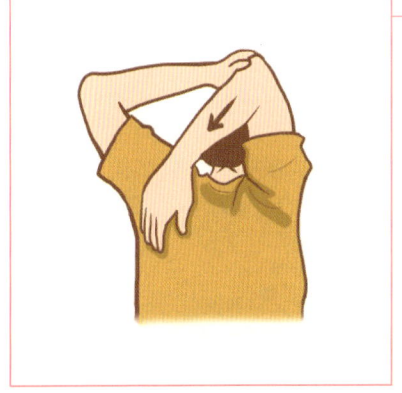

9

광배근 스트레칭

오른쪽 어깨를 올리고 팔꿈치를 굽혀 머리 뒤로 한 상태에서 왼쪽 손으로 오른쪽 팔꿈치를 눌러주는 동작을 5~10초간 유지한다. 같은 동작을 왼쪽 팔에서도 반복한다.

허리와 다리 근육 스트레칭

허리와 다리 근육의 스트레칭을 하기 위해서는 충분한 공간이 필요하다. 아침에 일어났을 때와 잠자기 전에 하루 2차례 정도만 해도 도움이 된다.

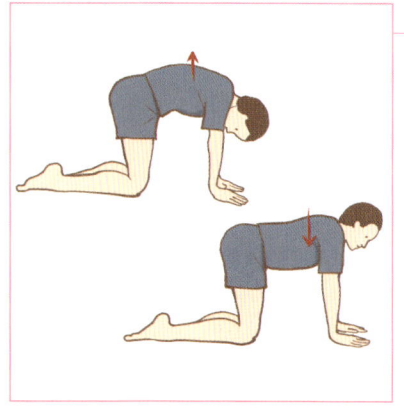

1

허리 신전근과 굴곡근 스트레칭(고양이-낙타 운동)
네 발로 기는 자세로 엎드린다. 양 무릎은 붙이고, 팔은 어깨너비로 벌린다. 바닥을 짚고 바닥을 보며 척추를 둥그렇게 한다. 이때 숨을 천천히 들이쉬면서 아래쪽 갈비뼈를 들어 올린다. 눈은 바닥을 보고 목을 축 늘어뜨린다. 약 5초간 이 동작을 유지한 후 숨을 내쉰다. 복근에 힘을 주고 바닥을 향해 가슴을 내리면서 머리를 들고 약 5초간 유지한다.

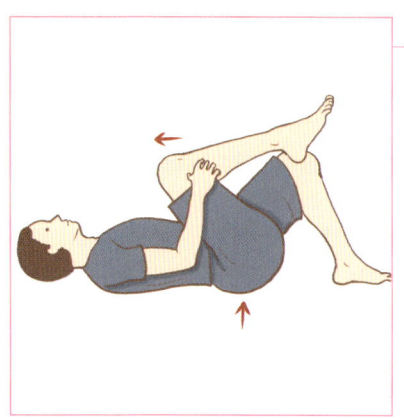

2

엉덩이 근육 스트레칭
꼬리뼈가 바닥에 닿도록 눕는다. 고관절과 무릎 관절을 굽혀 양손으로 무릎 아래를 잡고 가슴 쪽으로 당겨 5초간 유지한다. 반대쪽도 같은 방법으로 한다.

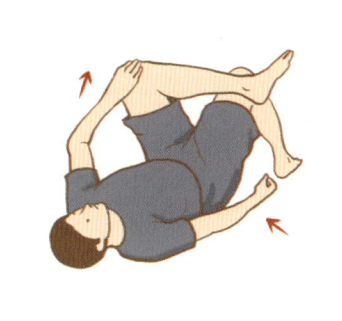

3

허벅지 내전근 스트레칭

똑바로 누운 상태에서 오른쪽 고관절과 무릎을 굽혀 발바닥이 바닥에 닿도록 한다. 왼쪽 무릎을 굽혀 오른쪽 무릎 위에 왼쪽 발목을 살짝 올려놓은 상태에서 왼손으로 왼쪽 무릎을 바깥쪽으로 눌러 허벅지 근육을 스트레칭한다. 약 5초간 이 자세를 유지한 후 반대쪽도 같은 방법으로 반복한다.

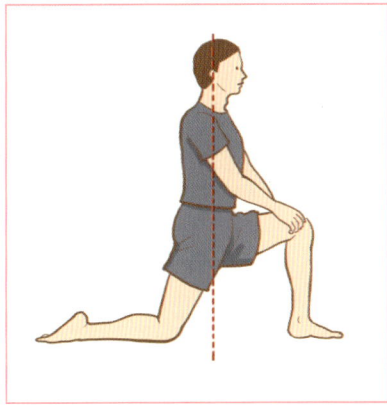

4

허벅지 굴곡근 스트레칭

오른쪽 무릎은 바닥에 대고, 왼쪽 무릎 관절을 90도로 굽혀 발바닥을 바닥에 댄다. 양쪽 골반을 수평으로 유지하며 복근에 힘을 주고 상체를 똑바로 세운다. 골반이 움직이지 않게 유지하면서 오른쪽 허벅지 앞 근육을 스트레칭한다. 약 5초간 자세를 유지한 후 반대쪽도 같은 방법으로 반복한다.

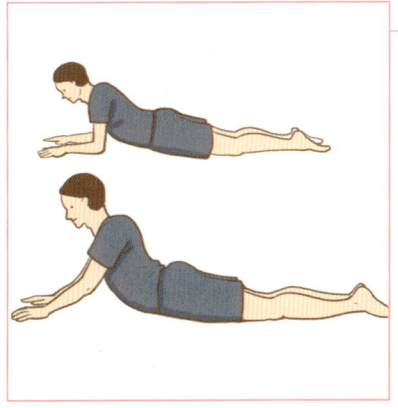

5

허리와 허벅지 굴곡근의 스트레칭

양쪽 팔꿈치를 굽히고 손바닥을 펴서 바닥을 짚고 엎드린다. 등과 목을 편안히 펴서 일직선이 되게 하고 3초 정도 멈춘다. 팔을 펴면서 목과 등이 일직선이 된 상태로 복근에 힘을 주고 천천히 상체를 들어 올린다. 약 5초간 이 자세를 유지한 후 다시 천천히 상체를 내린다.

컴퓨터를 사용해 작업할 때 올바른 자세

장시간 컴퓨터 모니터를 보면서 작업하는 사람들은 특히 올바른 자세를 유지할 필요가 있다. 척추와 근육에 무리를 주지 않으려면 자세는 물론 작업대의 높이도 적당해야 한다. 컴퓨터 스크린은 눈높이보다 10~15도 정도 아래를 향하고 손목과 전완부가 수평이 되는 것이 좋다. 또한 허리의 전만부위를 받쳐줄 수 있는 받침대가 있어야 하며, 허벅지는 약간 아래로 향하고 무릎과 작업대 사이에는 충분한 공간이 있어야 한다. 그림 6

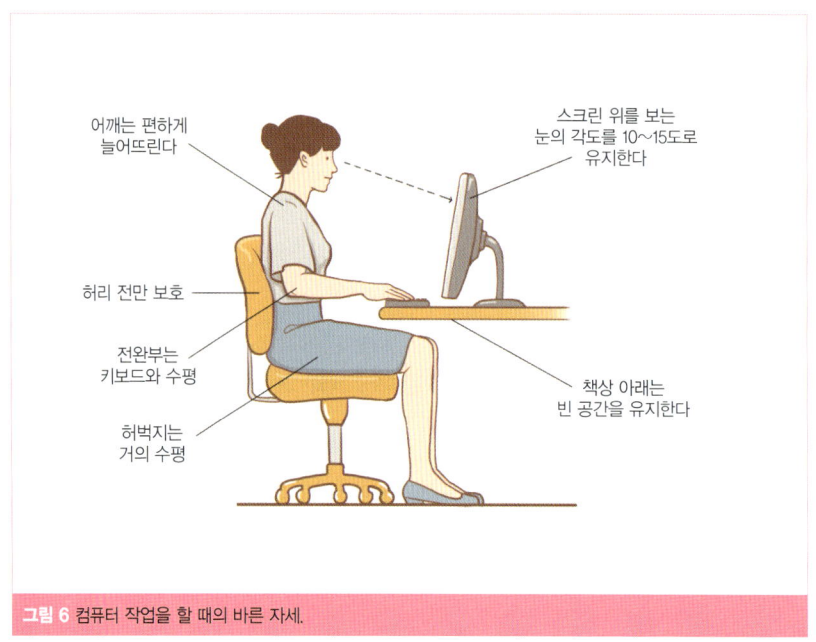

그림 6 컴퓨터 작업을 할 때의 바른 자세.

담이 든 것 같은 통증, 짐작은 금물

목과 함께 등도 근근막통증증후군이 잘 발생하는 부위다. 등에 근근막통증증후군이 생기면 마치 담이 든 것처럼 뻐근하고 아프다. 등 쪽 근육은 워낙 움직임이 적어 담이 들기 쉬운데, 그렇다고 함부로 담이 들었다고 짐작하면 안 된다. 자고 일어나서 목에서부터 날갯죽지 쪽으로 뻐근하고 땡기듯이 아프면 흔히 담이 들었다고 생각하지만 목 디스크가 심하게 진행된 경우도 종종 있고, 드물지만 척추 전이암으로 인해 척추신경이 눌리고 염증이 생겨 마치 근육이 뭉친 것 같은 통증이 발생하기도 한다.

김사연 씨(41세, 여)는 22년간 하루 12시간씩 미용사 일을 하며 열심히 살았다. 그런데 4개월 전부터 양쪽 어깨와 날갯죽지 사이의 등이 아프기 시작했다. 등이 뻐근하고 결려서 담이 든 것이라 생각하고 한의원에서 침을 맞고 물리치료를 받았지만 호전되지 않았다. 운동을 너무 안 해서 등이 결리고 아픈 것 같은 생각이 들었지만 너무 바빠 따로 운동할 시간을 내지 못하고 시간만 흘려보냈다. 그러던 중 통증이 점점 더 심해져 통증전문병원을 찾았다.

김사연 씨는 뛰거나 계단을 내려올 때 등이 울리면서 아프다고 하였다. 평소에는 등이 화끈거리고 깊은 숨을 쉬거나 고개를 숙이면 등과 가슴이 아프고 양쪽 네 번째와 새끼손가락이 저렸다. 아침에 자고 일어났을 때가 더 많이 아팠지만 진통제를 먹고 일에 집중하면 통증은 참을 수 있었다. 그러나 최근 통증이 갑자기 심해지면서 척추를 움직일 때마다 통증이 심해졌다.

김사연 씨의 경우 숨을 크게 쉬는 동작이나 고개를 숙이는 것과 같이 척추의 움직임이나 척추로 가해지는 압력이 달라질 때 통증이 심해진다는 것으로 보아 척추 안의 신경이 압박되거나 자극되는 병변이 있을 가능성이 의심되었다. 또한 '화끈거린다'는 통증 양상은 통증이 신경 자체에서 기인할 가능성이 있음을 시사한다. 이런 경우에는 필히 척추 신경의 이상을 꼭 확인할 필요가 있다. 안타깝게도 김사연 씨의 경우 MRI 촬영 결과 척추에서 악성종양이 발견되었다. 흉추 3~4번 사이에서 발생한 척추 전이암이 척수 신경을 압박하고 있었던 것이다. 이처럼 근육이 뭉친 것 같다고 생각되는 통증도 다양한 원인에 의해서 나타날 수 있기 때문에 통증의 원인을 정확히 찾는 것이 중요하다.

Cervical Herniated Nucleus Pulpusus **목 디스크** 02

뒷목이 뻣뻣하고
팔, 어깨, 가슴이 아파요

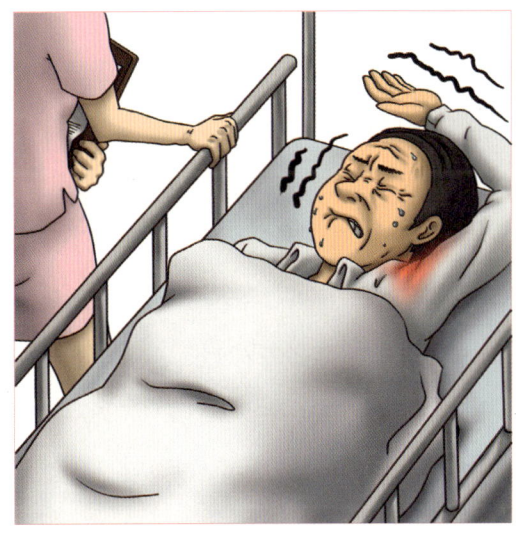

N 김진규(가명)
A 52세/남
J 교감선생님
V 10(최대 통증 10 기준)

교감선생님인 김진규 씨는 8개월 전부터 뒷목이 뻣뻣해 고혈압을 의심하고 내과 진료를 받았다. 예상과는 달리 혈압은 정상이었다. 이후에도 계속 뒷목이 뻐근하고 아팠다. 아침에 일어나면 뻐근해 목을 돌리기가 힘들었지만 움직이면 조금 수월해져서 그동안 간간이 동네 병원에서 물리치료를 받으며 지내왔다.

위태로운 곡예를 하듯 아슬아슬하게 목 통증을 달래며 지냈는데 최근 갑자기 증상이 악화되었다. 처리해야 할 학교 업무가 많아 밤늦게까지 컴퓨터를

PART 3 목, 어깨, 팔을 괴롭히는 통증 127

보면서 서류작업을 하던 중 갑자기 왼쪽 날갯죽지와 어깨의 통증이 심해 몸을 움직일 수가 없었다. 급히 119를 불러 대학병원 응급실에 갔다. 가만히 누워 왼쪽 팔을 올리고 있는 자세를 취할 때만 통증을 참을 만했고, 팔을 조금만 움직여도 통증이 심해 팔을 내려놓을 수도 없었다. 목 디스크가 의심되어 경추 MRI 촬영을 해본 결과 예상했던 대로 경추 5~6번 사이의 디스크가 터져 나와 있는 것을 확인할 수 있었다.

목 디스크가 터지면 꼭 수술해야 할까?

목 디스크 역시 허리 디스크와 마찬가지로 경추 사이에 있는 디스크가 터져서 삐져나와 신경을 누르고 염증을 일으키는 병이다. 목 부위 통증뿐 아니라 날갯죽지와 어깨, 팔이 저린 증상을 동반한다. 디스크가 터지면 김진규 씨처럼 갑작스럽게 목뿐만 아니라 어깨와 팔이 아프고 목을 조금도 움직일 수 없으며 팔을 내려뜨리고 있지 못할 정도로 통증이 심해지기 때문에 응급실로 실려 가는 경우가 허다하다. 또한 일반 진통소염제로는 통증이 가라앉지 않아 쉽게 수술을 결정하기도 한다.

목 디스크는 어느 날 갑자기 발생하는 병이 아니다. 물론 교통사고나 추락 사고 등 큰 충격을 받아 디스크가 손상되는 경우도 있다. 하지만 대부분의 환자들은 디스크가 조금씩 염증 반응을 일으키면서 퇴행성 변화가 일어나고, 염증 반응 결과 디스크 내의 수분이 없어지면서 탄력을 잃고 척추의 앞뒤로 서서히 튀어나오게 된다. 이런 과정은 보통 긴 시간에 걸쳐 서서히 진행된다. 디스크가 염증 반응을 일으킬 때 환자들은 목이나 어깨 쪽의 통증을 느끼지만 수일 안에 염증이 사라지면서 통증도 사라지는 것을 반복적으로 경험하게 된다. 김진규 씨도 10여 년 전부터 잠을 잘 못 잔 것 같은 목 통증이나 어깨 결림이 간간이 나타났다가 수일 안에 없어지곤 했지만 크게 통증으로 고생하지는 않았다.

그러나 이런 약해진 디스크가 한순간에 터져 디스크 안에 있는 수핵이 신경 쪽으로 갑자기 흘러나오면 디스크의 수핵에 있는 염증 유발 물질이 디스크 바로 뒤에 있는 신경에 염증을 일으키기 때문에 신경염증에서 오는 통증이 극심해지는 것이다. 디스크는 척추뼈 사이에서 위아래 척추뼈의 움직임에 따른 충격을 흡수하는 쿠션과 같은 역할을 한다. 동그란 가장자리는 단단한 섬유질이 연결된 섬유륜(annulaus)으로 되어 있고 안쪽은 수핵(nucleus)으로 구성된다. 디스크 내에 있는 수핵은 80퍼센트가 물로 구성되어 있고, 수핵 내에는 특별한 화학적 연결고리를 가지고 있지 않기 때문에 디스크 가장자리의 섬유륜이 약해져 찢어지면 무게가 많이 가는 곳으로 흘러나오게 된다. 그림 1 이렇게 흘러나온 수핵은 바로 뒤에 위치한 신경 쪽으로 염증을 유발한다. 따라서 디스크의 크기가 크지 않은 상태에서도 수핵에 의한 신경의 염증 반응 때문에 환

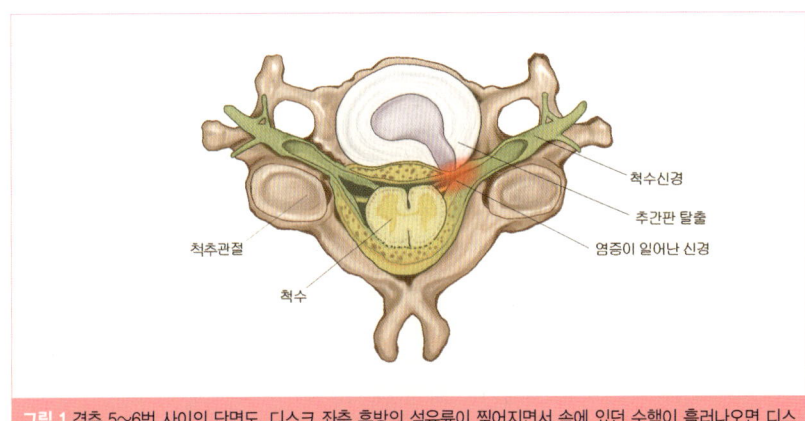

그림 1 경추 5~6번 사이의 단면도. 디스크 좌측 후방의 섬유륜이 찢어지면서 속에 있던 수핵이 흘러나오면 디스크 후방에 있는 경추신경 쪽으로 염증을 일으키게 된다.

자는 심한 통증을 느끼게 된다.

김진규 씨의 경우 디스크가 갑자기 터져서 주변 신경뿌리에 강력한 염증을 일으키고 신경이 약간만 자극이 되는 자세에서도 통증이 극심한 상태였다. 이런 상태에서는 대부분의 환자가 다른 치료를 해보지도 않고 수술을 결정하곤 한다. 김진규 씨도 예외가 아니었다. 당장 목, 어깨, 팔이 너무 아파 꼼짝도 할 수 없으니 수술을 생각하는 것도 무리는 아니지만 좀 더 신중히 판단할 필요가 있다. 김진규 씨의 경우 경추 5번과 6번 사이의 디스크가 터졌기 때문에 경추 6번을 지나는 신경에 염증을 가라앉히는 주사치료를 했다. 일주일가량 주사치료를 계속한 후 통증이 대폭 경감되어 일상생활로 복귀할 수 있었다.

디스크가 터졌다고 꼭 수술을 해야 하는 것은 아니다. 디스크가 터져 신경을 심하게 압박하면 압박에 의한 신경 손상이 일어나 목 디스크의 경우 팔에 힘이 떨어질 수 있다. 척수신경의 중앙이 심하게 눌린 경우에는 다리 힘이 약해지거나 걸음을 제대로 걷지 못하는 경우가 생길 수도 있다. 이런 경우에는 수술적 방법으로 삐져나온 디스크를 없애 신경 압박을 제거해야 한다. 그러나 목 디스크 환자의 95퍼센트 이상은 수술이 필요한 근력 약화나 보행 장애를

> TIP
>
> **수술을 고려해야 하는 목 디스크**
> 목 디스크의 약 95퍼센트 이상은 당장 수술을 할 필요가 없는 경우지만 다음과 같은 증상이 나타날 때는 꼭 수술을 고려해야 한다.
> ❶ 팔의 힘이 떨어질 때.
> ❷ 똑바로 걷기 힘들 때.
> ❸ 다리에 힘이 빠진 것 같은 증상이나 감각 이상이 있을 때.
> ❹ 소·대변 장애가 있을 때.

동반하지 않고 디스크의 수핵 탈출에 의한 신경의 염증에서 기인하는 통증이 주증상이기 때문에 김진규 씨의 경우처럼 신경에 발생한 염증을 적절히 제거해주면 통증에서 벗어날 수 있다.

젊은 층에서도 목 디스크가 흔하다

허리 디스크도 그렇지만 목 디스크 역시 젊은 사람에게서도 흔하게 발생한다. 컴퓨터 프로그래머인 38세 김원식 씨는 약 6개월 전부터 왼쪽 어깨와 등, 가슴 부위가 아프고 왼쪽 손이 저렸다. 2년 전에도 어깨가 아팠던 적이 있었지만 그럭저럭 괜찮아져 별 걱정 없이 지냈다. 그런데 6개월 전부터는 어깨만 아픈 것이 아니라 가슴과 등도 아프고 손이 저린 증상까지 더해져 가끔씩 물리치료를 받고 약을 복용하면서 지냈다. 그렇게 통증을 달래면서 몇 달을 버텼는데, 한 달 전부터는 증상이 심해졌다. 전에는 통증이 가끔씩 왔는데 한 달 내내 지속적으로 통증이 왔다. 특히 밥을 먹을 때 고개를 숙이면 가슴 통증이 심해졌고, 소염진통제를 복용해도 증상이 별로 호전되지 않았다.

김원식 씨는 목보다는 어깨, 가슴, 등이 아프고 손이 저려 목 디스크보다는 다른 병이라 생각하는 눈치였다. 하지만 가슴 통증을 포함한 어깨 통증이 목의 움직임에 따라 악화되는 모습을 보였고, 둘째손가락과 셋째손가락이 저리는 것으로 보아 목 디스크가 의심되었다. 확진을 위해 경추 MRI 촬영을 한 결과 경추 6~7번 사이의 디스크가 삐져나와 그 사이에 있는 경추 7번 신경을 압박함으로써 염증을 일으키는 것이 확인되었다. 약물치료로 증상이 호전되지 않아 경추 7번에 주사치료를 하여 통증을 없앨 수 있었다.

38세는 노화 때문에 디스크가 약해져 돌출되기에는 비교적 젊은 나이다.

하지만 김원식 씨보다 훨씬 더 젊은 20대, 심지어는 10대도 목 디스크에 걸릴 수 있다. 젊은 사람들에게서 목 디스크가 발생하는 이유는 대부분 잘못된 자세 때문이다. 요즘 청소년들은 대부분의 시간을 책상 앞에서 보낸다. 학교와 집, 학원을 오가며 아침부터 밤늦게까지 책상 앞에 앉아 있다. 밖에서 뛰어놀거나 운동하는 시간은 거의 없고 고개를 숙여 책을 보는 동안 목은 긴장될 대로 긴장돼 뻣뻣해지고, 혈액순환이 잘 안 돼 디스크와 주변 인대와 근육이 약해진다.

사무직에 근무하는 사람들도 상황이 비슷하다. 사무직 사람들은 하루 종일 책상에 앉아 컴퓨터 모니터를 쳐다보며 일을 한다. 모니터를 계속 보고 있으면 자기도 모르는 사이에 고개가 거북이 목처럼 앞으로 나오는데, 이런 상태를 오래 지속하면 목에 무리가 갈 수밖에 없다. 컴퓨터 프로그래머인 김원식 씨도 밤낮을 가리지 않고 컴퓨터 앞에서 프로그래밍을 하다 보니 목이 약해져 목 디스크에 걸린 것으로 추정된다.

목의 자세를 바르게 하지 않으면 나이 든 사람은 물론 젊은 사람들도 목 디스크에 걸리기 쉽다. 컴퓨터 앞에서 작업을 할 때는 모니터를 눈높이에 맞게 조정해 고개가 지나치게 위로 들리거나 숙여지지 않도록 해야 한다. 거북이처럼 목을 빼고 모니터를 보는 것도 좋지 않다. 책을 볼 때도 고개를 너무 숙이지 않도록 하며, 가능한 한 받침대에 책을 올려놓고 보는 것이 좋다.

더 중요한 것은 오랜 시간 같은 자세를 유지하지 않는 것이다. 아무리 목에 좋은 자세라도 장시간 같은 자세로 있으면 목에 무리가 간다. 한 시간에 한 번 정도는 잠깐씩이라도 목 스트레칭을 하여 굳은 근육을 풀어주도록 한다.(119쪽 근근막통증증후군 목 스트레칭 참고)

TIP

바코디(Bakody) 자세로 목 디스크와 오십견 구분

목 디스크가 있으면 목만 아픈 것이 아니라 어깨와 팔까지 아픈 경우가 많다. 디스크가 터지면 어깨와 팔로 이어지는 신경이 눌리기 때문이다. 그래서 목 디스크 환자 중에는 자신이 목 디스크가 아니라 오십견 혹은 다른 어깨질환을 앓고 있다고 생각하는 사람들이 많다.

어깨 통증이 목 디스크 때문인지 아니면 오십견 때문인지를 구분할 수 있는 방법이 있다. 머리 위로 팔을 올린 자세에서 통증이 줄어들면 목 디스크일 가능성이 크다. 이처럼

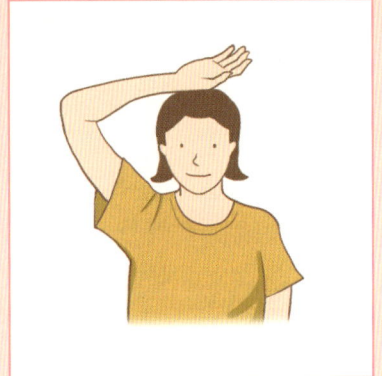

팔을 위로 들어 올리는 것을 바코디 자세라 하고, 팔을 올렸을 때 통증이 줄어드는 것을 '바코디 징후'라고 한다. 오십견이라면 팔을 들어 올리거나 뒤로 젖힐 때 오히려 통증이 심해진다.

목 척추에서 빠져나온 신경은 어깨 부위에서 상완신경총이 되어 팔로 내려간다. 팔을 어깨 옆으로 해서 머리 위로 들어 올리면 목에서부터 상완신경총으로 이어지는 신경을 당기는 힘이 완화돼 통증이 줄어든다. 반대로 팔을 내려뜨리고 있으면 가뜩이나 염증으로 예민해진 목 척추 신경이 더 당겨져 통증이 더 심해진다.

일자목과 거북목, 목의 퇴행성 변화를 부추긴다

경추가 변형돼 일자목이나 거북목인 사람의 경우 경추 4번에서 7번까지는 신경이 지나가는 구멍 앞에 있는 구상돌기(nucinate process)가 만든 가상관절과 신경 구멍 뒤에 있는 추간관절에 가해지는 힘이 커지면서 관절이 두꺼워지고 디스크가 돌출되기 쉽다. 그렇기 때문에 젊은 나이에도 오랫동안 나쁜 자세를 반복해 목 척추의 연결 모양이 변형되면 신경관을 압박하는 척추뼈와 디스크가 돌출을 일으켜 허리에 비해 목에서 더 일찍 퇴행성 변화가 일어날

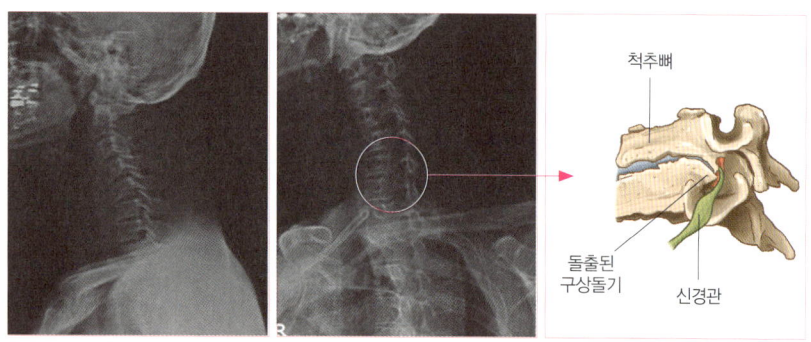

그림 2 거북목으로 구상돌기가 두꺼워지고 디스크가 돌출돼 신경을 누르고 있다.

수 있다.

　목관절이 두꺼워지고 디스크가 돌출되면 당연히 통증이 생긴다. 송우석 씨의 경우가 좋은 예이다. 36세 송우석 씨는 8년 전부터 조금만 피곤하면 목이 아프고 날갯죽지가 돌아다니면서 아팠다. 최근 인터넷을 몇 시간 사용한 후 왼쪽 어깨와 날갯죽지 통증이 심해져서 병원을 찾았다. 목 엑스레이를 찍었는데, 목 척추는 역방향의 C자형(거북목)을 하고 있었고, MRI 촬영에서는 경추 6~7번 사이에서 왼쪽으로 디스크가 돌출된 것이 확인되었다. 그림 2 오랫동안 컴퓨터를 사용하면서 목에 무리를 주는 나쁜 자세가 거북목을 불러 왔고, 이로 인해 6~7번 경추 사이의 디스크를 감싸고 있는 구상돌기가 두꺼워져 디스크와 함께 뒤에 있는 신경을 압박함으로써 통증을 일으켰다. 이처럼 잘못된 자세는 목뼈를 변형시키고 통증의 원인이 되므로 평소 올바른 자세를 취하도록 노력해야 한다.

목 디스크 초기에는 나쁜 자세 교정, 통증 심하면 신경치료

목 디스크는 허리 디스크에 비해 디스크 자체의 퇴행으로 돌출되는 경우는 적다. 그림 2 에서 보는 것처럼 디스크의 양쪽 끝에서 디스크를 감싸고 있는 구상돌기가 디스크가 신경 쪽으로 돌출되는 것을 막기 때문이다. 그러나 나쁜 자세로 오랜 시간 앉아 있거나 목과 머리의 자세를 바르게 하지 못하면 목 척추가 변형되고, 구상돌기도 함께 변형돼 디스크가 신경을 압박하는 일이 잘 일어난다. 따라서 목 디스크 초기에는 장시간 같은 자세를 취하지 말고 한 시간에 5분 정도는 가벼운 스트레칭을 해줘야 한다.(119쪽 근근막통증증후군 스트레칭 참고) 그래야 디스크를 악화시키는 목 변형을 막을 수 있다.

유산소 운동은 필수이다. 디스크가 있다고 모든 사람이 아프지 않다는 사실을 항상 명심, 또 명심해야 한다. 디스크가 있어도 그 부위에서 염증이 일어나야만 통증이 나타나기 때문에 염증이 생기지 않도록 평소 올바른 생활습관으로 면역력을 증강시키는 것이 중요하다. 규칙적인 유산소 운동과 스트레스를 조절하는 생활이야말로 만병의 치료법이며 초기 디스크가 더 이상 진행하지 않도록 예방하는 가장 좋은 치료법이라고 할 수 있다.

그러나 자기도 모르는 사이에 목 디스크가 심해지고 그에 따른 통증으로 생활하기 힘들다면 신경의 염증을 가라앉히기 위한 약물치료나 신경 주사 치료를 하는 것이 필요하다. 신경 주사는 통증의 원인이 되는 부위를 정확히 찾아서 시행해야 하고, 환자마다 증상에 따른 적합한 치료를 하는 것이 중요하다.

03 수근관증후군 Carpal Tunnel Syndrome

손목이 아프고
손가락이 저려요

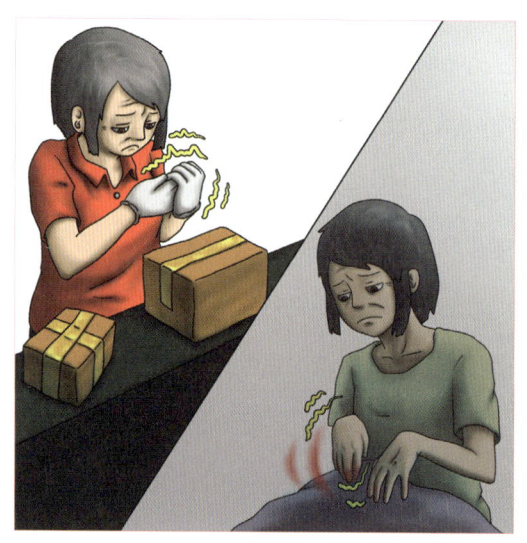

- N 함순자(가명)
- A 49세/여
- J 우체국 소포 옮기는 일
- V 4~7(최대 통증 10 기준)

49세 함순자 씨는 우체국에서 소포를 분류해 옮기는 일을 한다. 10년 넘게 크고 작은 소포를 받아 옮기는 일을 했고, 운동은 전혀 하지 않았다. 그래도 별 탈 없이 잘 지내왔는데 최근 손가락이 저리고 열이 나 병원을 찾았다. 손가락이 저린 증상은 이번이 처음이 아니다. 2년 전에 오른쪽 손가락이 저린 적이 있었는데, 2년이 지난 지금도 증상이 완전히 사라지지 않고 손끝이 약간씩 저린다.

사실 손가락만 저린 것이 아니라 1년 전 폐경을 맞으면서 어깨도 쑤시고 팔꿈치도 아팠다. 하지만 손가락 저림에 비하면 어깨와 팔꿈치 통증은 견딜 만했다. 시간이 지나도 손가락 저림은 완화되지 않고 점점 더 심해졌다. 정형외과에서는 근전도 검사를 한 후 '수근관증후군'이라며 수술을 권했다. 병원에서는 간단한 수술이라며 걱정할 것 없다고 했지만 왠지 수술을 하는 게 두렵고 싫어 통증전문병원을 찾았다.

수근관증후군, 신경포착증후군 중 하나

팔(상지)로 가는 신경은 목 척추에서 빠져나와 팔꿈치와 손목 안쪽을 지나 손가락 끝까지 이어진다. 척추를 빠져나온 말초신경이 팔과 다리로 주행하는 동안 여러 가지 원인에 의해 압박을 받으면 눌린 신경이 분포하는 부위에 저린 증상이 나타난다. 또한 신경이 뼈와 섬유조직 사이에서 압박을 받으면 변성돼 통증이 생기고, 그 신경이 움직이는 근육이 위축되기도 한다. 이러한 증상이 나타나는 것을 '신경포착증후군'이라 한다.

신경이 외부적으로 압박을 받으면 신경을 싸고 있는 막의 혈액순환이 잘 안 된다. 신경은 충분한 혈액을 공급받아야 온전한 제 기능을 발휘한다. 그런데 신경이 눌려 있으면 국소적으로 혈액이 부족해지면서 허혈성 변화를 일으킨다. 신경 전도 능력이 떨어지고, 시간이 흐르면서 신경의 껍질에 해당하는 부위가 손상을 입어 탈수초화(demyelination)가 생긴다. 탈수초화는 신경이 뇌로부터 메시지를 최대 속도로 받아들이고 해석할 수 있도록 도와주는 '수초'라는 물질이 소실되는 것을 말한다. 이런 신경 손상이 반복되면 신경에는 상처조직이 만들어지고 신경이 고유의 기능을 잃게 되면서 '신경포착증후군'이 생긴다.

신경포착증후군은 어느 부위에서 어떤 신경이 눌렸는지에 따라 증상이 다

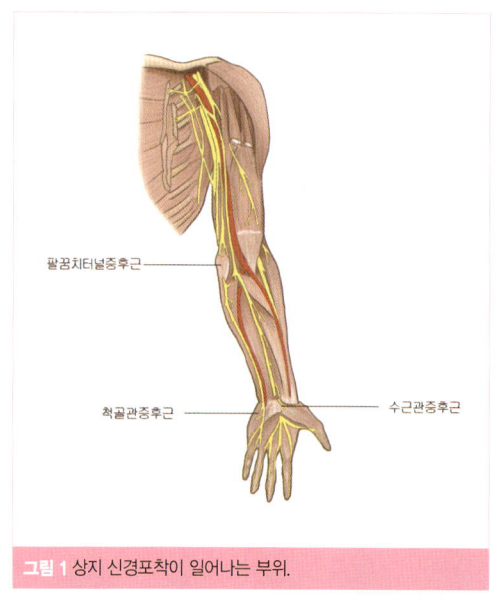

그림 1 상지 신경포착이 일어나는 부위.

르게 나타난다. 일반적으로 팔로 가는 신경 중 신경포착이 잘 일어나는 부위는 손목 부위를 지나가는 정중신경, 팔꿈치 부위를 지나가는 척골신경이다. 그림 1

이 가운데 정중신경이 눌려 발생한 신경포착증후군이 사례의 주인공인 함순자 씨가 진단을 받은 '수근관증후군(Carpal tunnel syndrome)'이다.

수근관이란 손바닥 쪽 손목 부위의 손목뼈와 결합조직 사이에 손가락을 굴곡시키는 근육의 건과 1번에서 4번 손가락의 반쪽까지 가는 정중신경이 지나가는 터널 모양의 공간이다. 이 공간을 둘러싸는 주변의 결합조직이 붓거나 뼈 부위가 두꺼워지면 수근관이 좁아져 정중신경을 압박한다. 정중신경이 눌리면 신경에 혈액순환 장애가 생기면서 염증이 발생한다. 그 결과 정중신경이 분포하는 부위가 저리거나 아픈 증상이 나타나는데, 이러한 상태를 수근관증후군이라 한다. 그림 2

수근관증후군을 포함한 상지 신경포착증후군은 중년 여성들에게서 많이 나타난다. 손과 팔을 많이 사용하는 분들에게 특히 잘 생기는데, 상지 신경포착증후군으로 병원을 찾는 분들 중에는 무거운 물건을 들거나 주방에서 칼질을

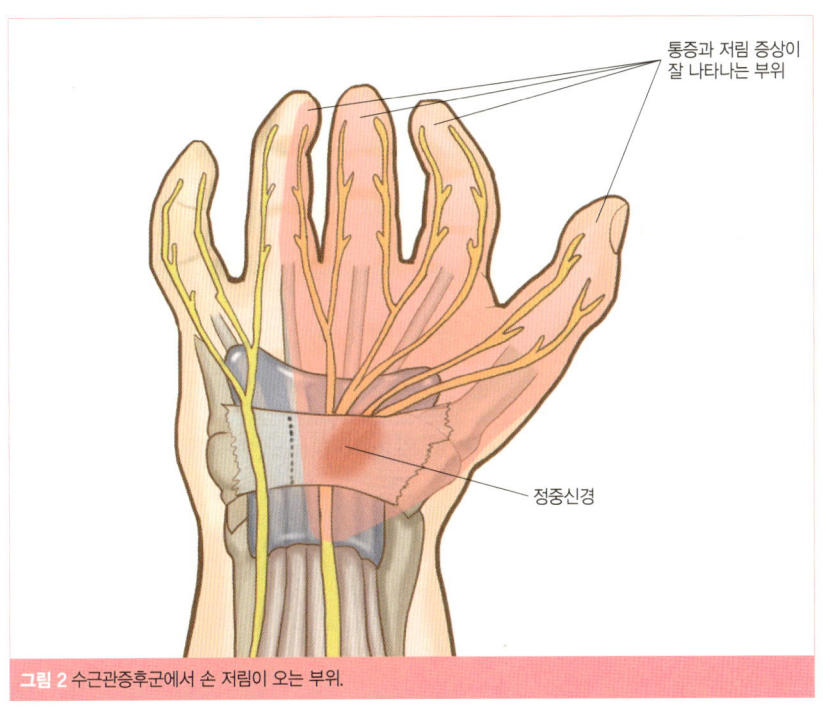

그림 2 수근관증후군에서 손 저림이 오는 부위.

자주 하는 분들이 많다. 식당에서 10년 이상 주방일을 하거나 장시간 앉아서 중장비를 조종하는 기사들에게서 흔하게 나타나는 것도 이 때문이다.

  사무직 종사자들도 안전하지 않다. 사무실에서 일하는 분들은 대부분 스트레스를 많이 받으면서 장시간 책상에 앉아 팔꿈치가 눌린 자세로 일을 하는 경우가 많다. 이런 경우에도 신경이 눌리고 혈액순환이 잘 안 돼 신경포착증후군이 발생할 수 있다. 임산부의 경우 호르몬 변화와 더불어 아기를 반복적으로 안고 돌보는 일을 하거나 갑자기 몸무게가 느는 경우 신경이 지나는 좁은 공간에 지방이 축적되고 염증이 생겨 신경포착증후군이 발생한다. 또한 팔(상지)을 수술하고 장시간 부목 고정을 한 뒤 혹은 당뇨병이나 갑상선기능저

하중과 같은 대사질환을 앓고 있는 경우에도 발생할 가능성이 크다.

손이 저리면 모두 수근관증후군?

손이 저려 병원을 찾는 환자들 중에는 '제가 혈액순환이 잘 안 되는 것 같아요' 혹은 '혹시 중풍 같은 병이 오려고 하는 것은 아닌가요?'라고 질문하는 분들이 많다. 물론 중풍의 전조 증상으로 손이 저린 증상이 나타나기도 하지만 그런 경우는 그리 많지 않다. 대부분은 근육이 오랫동안 경직된 상태로 있어 어깨나 팔 근육 사이사이에서 신경이 압박되거나 혹은 목 척추에서 빠져나온 신경이 손끝까지 오는 경로에서 수근관증후군처럼 말초 부위에서 신경이 눌려 손저림이 올 수 있다. 또한 목 디스크나 협착증으로 손 저림이 온다.

이처럼 손이 저린 원인은 다양하므로 환자의 나이와 직업, 취미나 운동 여부, 통증이 악화되는 요인 등을 면밀히 검토하고 감별 진단을 위한 목 척추 MRI나 말초신경의 근전도 검사를 통해 진단을 정확히 하는 것이 중요하다.

일반적으로 목 척추에서 디스크나 협착증으로 인한 신경 압박은 목을 많이 쓰기 때문에 나쁜 자세나 퇴행성 변화가 많은 하부 경추 특히 경추 5~6번이나 6~7번 등에서 잘 나타난다. 따라서 경추부에서 신경이 압박되었을 때는 경추 5~6번 혹은 6~7번에서 빠져나온 신경이 연결되는 엄지손가락부터 둘째·셋째손가락이 주로 저린다. 반면 어깨 쪽 근육의 경직이 주원인인 경우에는 일반적으로 새끼손가락이 저리는 경우가 많지만 간혹 넷째손가락이 저린 경우도 있다. 어깨 근육의 경직은 주로 어깨의 뒷면에서 많이 발생하는데, 어깨 뒷면 쪽 근육 사이로 지나가는 신경이 주로 네 번째와 다섯 번째 손가락으로 가는 신경이기 때문이다. 이처럼 손저림은 척추와 말초 부분 신경의 압박

및 염증, 근육의 경직 등 여러 가지 원인에 의해서 발생할 수 있기 때문에 원인에 따라 적절한 치료가 필요하다.

목 척추에서 빠져나온 신경이 팔로 내려오면서 수근관증후군처럼 신경포착을 일으키는 경우는 정중신경 외에도 척골신경이 있다. 척골신경이 눌렸을 때도 수근관증후군과 비슷한 증상들이 나타나는데, 척골신경이 팔꿈치 관절 안쪽에서 눌렸을 경우 '팔꿈치터널증후군 혹은 주관증후군(Cubital Tunnel Syndrome)', 손목 부위에서 신경이 눌리는 경우 '척골관증후군 혹은 가이언터널증후군(Guyon's Tunnel Syndrome)'이라 부른다.

팔꿈치터널증후군(Cubital Tunnel Syndrome)

척골신경은 어깨에서 손가락까지 이어지는 신경으로 새끼손가락과 넷째손가락 절반, 그리고 손가락 사이의 손가락 내재근육으로 가는 신경이다. 목 척추를 빠져나온 이 신경은 근육 사이를 지나 팔꿈치 뒤를 돈 뒤 손목 내측을 통과해 손가락까지 내려온다. 팔꿈치 부위에서 척골신경이 지나가는 공간은 팔꿈치의 내측 뼈가 튀어나온 부위 바로 안쪽이고, 피부에 매우 가깝게 있기 때문에 외부 충격에 민감하다. 책상 모서리에 팔꿈치를 잘못 부딪쳤을 때 마치 전기에 감전이라도 된 듯 손가락까지 찌릿할 때가 있는데, 이것이 바로 피부와 가까운 척골신경이 충격을 받아 생기는 증상이다.

팔꿈치 부위에서 척골신경이 눌려 저린 증상이 나타나는 것을 '팔꿈치터널증후군'이라 한다. 팔꿈치를 오랫동안 괴고 있거나 팔베개를 하고 잠을 잘 때 많이 발생한다. 아래쪽 팔과 손바닥, 손등이 저리고 아프며, 특히 새끼손가락과 넷째손가락 안쪽 절반이 저린 것이 특징이다. 팔꿈치부터 손목에 이르는 전완부의 감각이상을 동반하는 경우도 많다. 또한 장기간 신경이 눌려 있으면 손의 내재근육이 약해져 손을 섬세하게 움직이는 동작이 잘 되지 않을 수도 있다.

척골관증후군(Guyon's Tunnel Syndrome)

가이언 터널은 손목 부위에서 정중신경이 지나가는 것처럼 척골신경이 지나가는 공간을 말한다. 따라서 척골신경이 손목 부위에서 눌려 저리고 아픈 증상이 나타나는 것을 '척골관증후군' 혹은 '가이언터널증후군'이라 부른다. 손목 부위에서 척골신경이 눌리면 팔꿈치 부위에서 눌렸을 때처럼 넷째손가락 반쪽과 새끼손가락이 저리고 아프다. 그림 3 심한 경우에는 새끼손가락 쪽의 손바닥 근육이 위축되고 손가락 힘이 약해질 수도 있다.

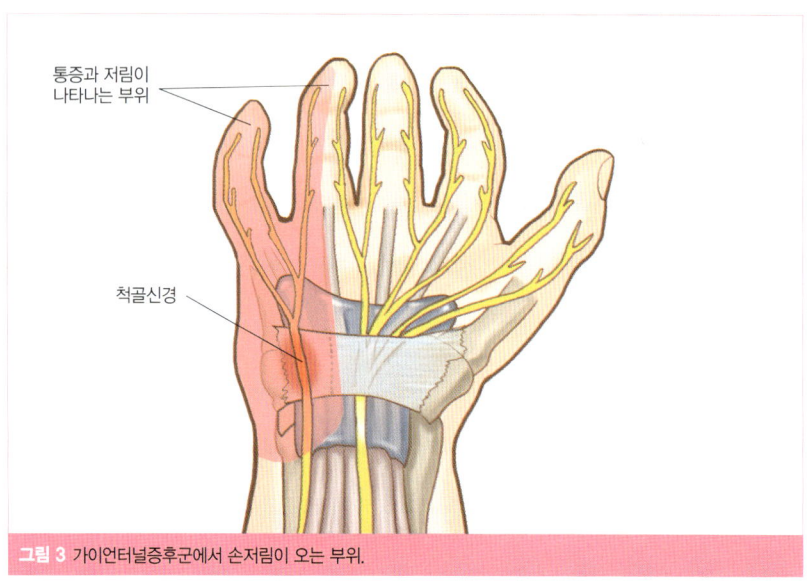

그림 3 가이언터널증후군에서 손저림이 오는 부위.

손목에서 척골신경이 눌리는 경우는 수근관증후군과 마찬가지로 손목을 반복적으로 사용할 때 잘 나타난다. 예를 들어 주먹을 쥐거나 손목을 좌우로 움직이는 동작을 반복할 때, 손목을 아래 위로 꺾는 동작을 반복할 때 발생할 가능성이 크다. 또한 산악자전거를 타거나 헬스장에서 무거운 역기를 무리하게 드는 경우, 핸드 드릴을 많이 사용하는 직업에 종사하는 경우, 손목에 무리가 가는 나쁜 자세를 자주 취하는 경우, 다리를 다쳐 한동안 목발을 사용하면서 손목에 무리가 간 경우에 자주 발생한다. 골프를 칠 때 잘못해서 골프채로 땅을 세게 내리쳤을 때도 가이언터널증후군이 잘 생긴다.

손이 저리고 아프기만 할 때는 수술 없이 치료 가능

수근관증후관은 물론 팔꿈치터널증후군, 척골관증후군 등의 상지 신경포착

> **TIP**
>
> **새끼손가락이나 넷째손가락이 저리면 다 척골신경이 눌린 걸까?**
> 새끼손가락이나 넷째손가락이 저리면 척골신경이 눌렸을 가능성이 크다. 하지만 이런 증상이 나타난다고 무조건 척골신경이 눌렸다고 진단하면 안 된다.
> 상지의 신경포착증후군들은 정중신경과 척골신경에서 주로 발생하는데, 대부분의 경우가 정중신경에서 발생하는 수근관증후군이다. 따라서 척골신경이 분포하는 부위(넷째손가락 반쪽과 새끼손가락, 팔꿈치에서 새끼손가락 쪽으로 내려오는 팔 부위)에서 찌릿거림, 얼얼함, 저림의 증상이 올 때 많은 경우 척골신경의 포착증후군을 의심한다. 하지만 사실상 이러한 증상은 어깨 부위나 팔의 근육이 경직되거나 혈액순환이 원활하지 않을 때 어깨 부위의 통증이나 목 뒷부분의 통증과 동반되어 나타나는 근근막통증증후군의 동반 증상인 경우가 많다.
> 이런 증상은 주로 장시간 컴퓨터 작업을 하면서 정신적 스트레스가 많고 운동을 전혀 하지 않으며, 숙면을 취하지 못하는 직장인에서 잘 발생한다. 넷째손가락과 새끼손가락 쪽으로 저림이 발생하면 우선 자신의 생활환경을 돌아보고 바로잡는 것이 필요하다. 또한 드물게는 폐첨부(폐의 가장 윗부분)의 종양 또는 어깨 부위를 지나는 상완신경총의 압박이나 염증에 의해서 발생하는 경우도 있다.

증후군을 치료하는 방법은 동일하다. 신경포착증후군을 치료하는 방법은 크게 3단계로 구분된다.

우선 신경포착증후군이 발생한 초기에는 손이나 손목을 반복적으로 사용하는 동작을 피하고 안정시킨다. 안정을 취하면 눌린 신경의 염증과 부종이 가라앉아 증상이 호전될 수 있기 때문이다.

안정을 취했는데도 저리고 아픈 증상이 2주 이상 지속되면 포착된 신경 부위의 염증을 제거하기 위한 주사요법을 시행할 수 있다. 손 저림이나 통증처럼 감각신경 증상만 있을 경우에는 소염진통제를 복용하거나 눌린 신경에 주사를 놓기만 해도 대부분 좋아진다.

하지만 저리거나 아픈 것에 그치지 않고 손가락에 힘이 빠질 경우 또는 손바닥 쪽의 근육이 약해지거나 위축되는 경우에는 수술을 고려해야 한다. 이때는 신경이 눌린 부위에 감압수술을 시행하면 만족할 만한 효과를 기대할 수 있다.

손목 신경포착증후군 예방하기

손목을 지나가는 신경이 눌리는 신경포착증후군은 손목을 반복적으로 많이 사용하거나 잘못된 자세로 손목에 무리를 주었을 때 잘 생긴다. 손목을 많이 사용하는 사람이 신경포착증후군을 예방하기 위해 손목이나 손을 아예 사용하지 않을 수는 없다. 하지만 손목에 최대한 무리를 주지 않는 올바른 자세로 손목을 사용하고, 긴장된 손목 근육을 풀어주는 적절한 운동을 하면 신경포착증후군을 최대한 예방할 수 있다.

1. 올바른 자세로 컴퓨터 작업을 한다

컴퓨터 작업을 오래 하면 손가락과 손목에 무리가 가기 쉽다. 따라서 마우스와 키보드를 사용할 때는 손목과 손가락이 꺾이지 않는 편한 상태로 작업을 해야 한다. 마우스는 자기 손에 알맞은 크기를 선택하고, 손목 지지대를 이용하면 손목을 보호하는 데 도움이 된다.

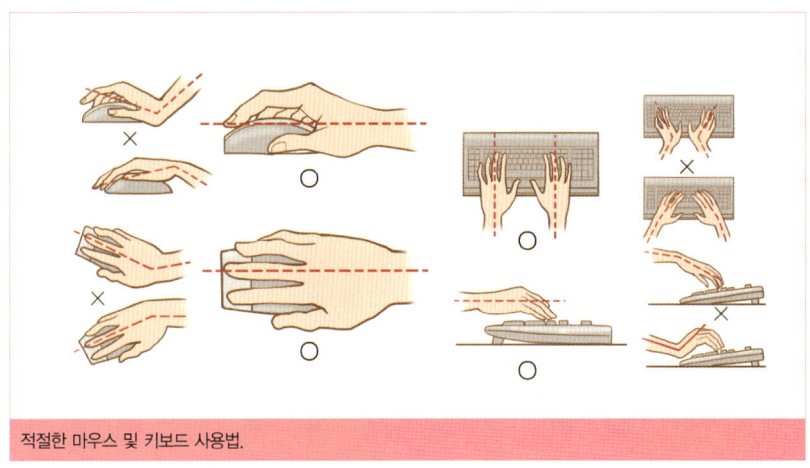

적절한 마우스 및 키보드 사용법.

2. 증상을 유발하는 동작을 가능한 한 피한다

대부분의 경우 직업과 관련될 때가 많아 손가락 근육과 손목을 반복 사용하는 동작을 줄이기는 쉽지 않다. 하지만 손가락을 꽉 쥐거나 손목을 반복적으로 굽히거나 젖히는 동작, 돌리는 동작 등을 줄이도록 노력한다.

3. 무리한 운동을 피한다

무리한 운동은 오히려 건강에 독이 된다. 산악자전거를 타거나 헬스장에서 상체 근력운동을 위해 무거운 기구를 들어 올리는 동작을 많이 하면 신경포착 증후군이 발생할 가능성이 크다. 이런 운동을 즐기다 손이 저리고 아픈 사람은 증상이 완화될 때까지 운동을 하지 않도록 한다.

4. 손목 스트레칭 운동으로 손목 신경포착을 예방한다

손목을 무리하게 사용해 손목이 과도하게 긴장되었을 경우에는 적절한 손목운동으로 근육을 풀어주는 것이 좋다. 손목운동은 간단하다. 양손을 앞으로 뻗은 다음 한 손으로 다른 손을 잡고 위 아래로 꺾어 스트레칭해주면 된다.

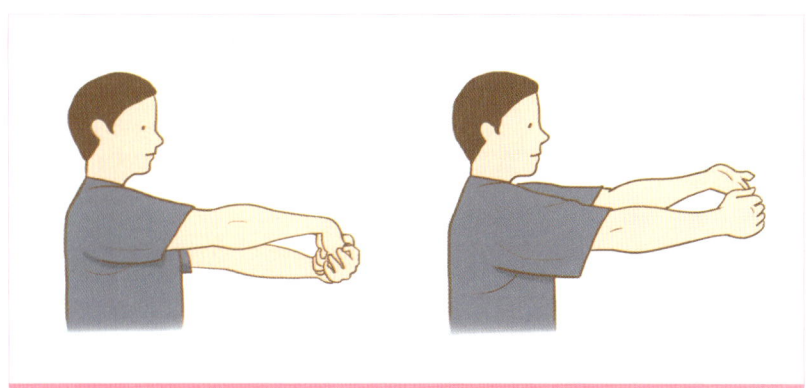

❶ 팔을 쭉 편 상태에서 손목을 아래로 내리고 약 5초간 반대쪽 손으로 밀어준다.
❷ 손바닥이 하늘을 보도록 팔을 펴고 손등 쪽으로 손목을 꺾은 뒤 약 5초간 반대쪽 손으로 밀어준다.

장시간 팔을 사용하는 작업을 하는 경우에는 상체 근육이 긴장되기 쉬우므로 손목 스트레칭과 더불어 상체 근육 스트레칭을 해주는 것이 좋다. 상체 근육 스트레칭은 119~121쪽 근근막통증증후군에서 소개한 스트레칭 방법을 참조하기 바란다.

Frozen Shoulder 오십견 04

팔을 뒤로 돌리려면 어깨가 너무 아파요

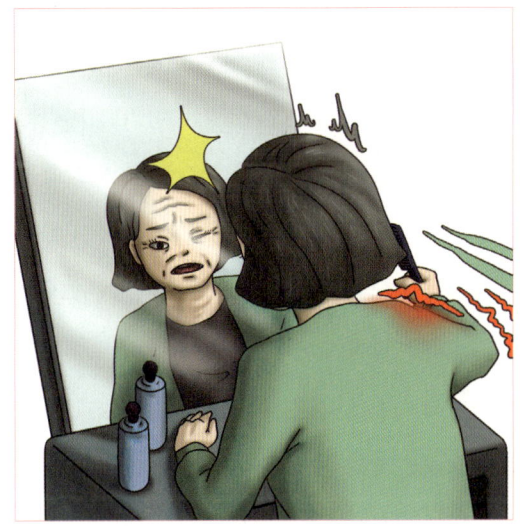

- N 유혜란(가명)
- A 58세/여
- J 주부
- V 5~7(최대 통증 10 기준)

　　유혜란 씨가 오른쪽 어깨 통증으로 고생한 지는 약 6개월가량 되었다고 한다. 처음에는 통증이 그렇게 심하지 않았다. 어깨를 머리 위로 올릴 때 조금 아프기는 했지만 일상생활을 하는 데는 큰 불편이 없었다. 그런데 시간이 지날수록 어깨 통증이 심해 팔을 마음대로 움직일 수가 없었다. 설거지를 하거나 청소를 할 때는 괜찮은데, 팔을 뒤로 돌리려고만 하면 여지없이 통증이 찾아왔다. 무심코 뒤에 있는 지퍼를 올리려고 팔을 돌리다가 아파서 비명을 지른 적이 한두 번이 아니다.

어깨가 아픈 것도 속이 상하지만 팔을 마음대로 쓰지 못하니 불편하기 짝이 없었다. 병원을 찾아 검사를 해보니 '오십견'이라 했다. 오십견이란 진단을 받으니 오히려 마음이 놓였다. 어디선가 오십견이 어깨 통증을 일으키는 대표적인 질병이기는 하지만 시간이 지나면 자연 치유된다는 소리를 들은 적이 있기 때문이다.

시간이 약이라고 생각하며 별다른 치료를 하지 않고 참았는데, 6개월이 지나도 통증은 완화되지 않았다. 통증이 더 심해지면서 샤워를 하거나 머리를 감을 때도 통증 때문에 팔을 마음대로 쓸 수 없었고, 잠을 자다 오른쪽으로 돌아누울 때면 통증 때문에 잠을 깨게 되었다. 예전에는 통증을 참고 억지로 팔을 뒤로 돌리면 그런대로 돌아갔는데, 이제는 조금만 팔을 뒤로 돌려도 자지러지게 아파 옷을 입고 벗는 것도 무서운 일이 되었다.

어깨 통증으로 일상이 불편해지면서 마음까지 우울해졌다. 나이가 드는 것도 서러운데 어깨가 아파 옷도 마음대로 못 입고, 잠을 설치고, 팔을 제대로 들지도 못하니 정말 할머니가 된 듯한 기분까지 들었다. 그래서 어떻게든 통증을 빨리 가라앉히고 다시 평범한 일상생활을 찾고 싶어 병원을 찾았다.

어깨가 아프고 안 돌아가면 오십견?

일반적으로 어깨가 아프면서 안 돌아가면 '오십견'이라고들 생각한다. 오십견이란 흔히 어깨 통증이 있으면서 어깨 운동에 제한이 있는 증상들이 50대에 많이 발생하면서 붙여진 모호한 진단명이다. 오십견의 정확한 의학적 진단명은 '동결견(frozen shoulder)' 혹은 '유착성 관절낭염(adhesive capsulitis)'이다. 즉 어깨를 싸고 있는 관절주머니에 염증이 발생하고, 관절주머니가 쪼그라들

어 관절 내의 관절액이 줄어들면서 관절의 움직임이 모든 방향에서 제한되는 질환을 말한다. 그림1

오십견은 유혜란 씨가 알고 있는 것처럼 시간이 지나면 저절로 통증이 완화되기도 한다. 특별한 치료를 하지 않아도 1~3년 정도 지나면 저절로 좋아지는 경우가 종종 있다. 하지만 자연 치유가 가능하다고 믿고 적절한 치료를 하지 않으면 유혜란 씨처럼 통증이 더 심해지고, 어깨가 굳어 팔을 제대로 움직이지 못해 고생하는 경우도 적지 않다. 따라서 오십견으로 인한 통증을 방치하지 말고 적절한 치료를 해 통증도 달래고, 굳은 어깨도 풀어주는 것이 바람직하다.

오십견은 50대 이상의 성인, 당뇨가 있는 경우, 뇌졸중으로 오랫동안 어깨 움직임이 어려운 경우, 결합조직 질환이 있는 경우나 갑상선 질환과 같은 대사질환이 있을 때 걸릴 가능성이 높다.

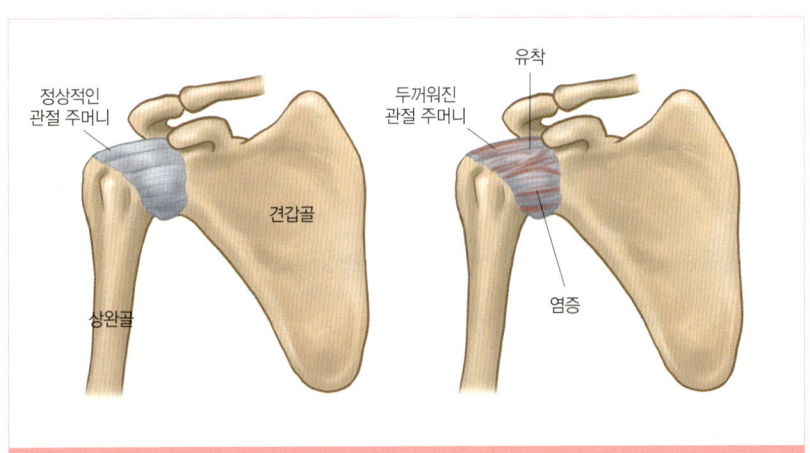

그림 1 흔히 오십견이라고 불리는 동결견, 즉 유착성 관절낭염은 어깨를 싸고 있는 관절낭에 염증과 위축이 일어난 상태를 말한다.

> **TIP**
>
> **당뇨병 있으면 오십견 생길 확률 5배**
>
> 당뇨병을 앓고 있으면 그렇지 않은 사람보다 오십견이 발생할 확률이 5배가량 높다고 한다. 이는 혈액순환과 오십견이 밀접한 관련이 있다는 것과도 통한다. 혈액순환이 잘 안 되면 어깨관절에 충분한 영양이 공급되지 않아 어깨 관절주머니에 염증이 생기기 쉽고, 그 결과 관절주머니가 들러붙고 딱딱하게 굳어 오십견이 생긴다. 흡연자의 경우 비흡연자에 비해 오십견이 발생할 가능성이 큰데, 이 또한 담배가 혈액순환을 방해하기 때문인 것으로 추정된다. 당뇨병 외에도 갑상선 기능 저하증, 갑상선 기능 항진증, 저 아드레날린, 심폐질환, 목 디스크, 뇌졸중, 상완부 골절, 파킨슨 질병 등이 있을 때 자주 발생하며, 어깨힘줄 염증, 어깨힘줄 파열, 이두건염, 석회건염 등으로 인한 어깨 관절 주위 손상을 적절히 치료하지 못했을 때도 오십견을 유발할 수 있다.

오십견과 감별해야 하는 흔한 어깨 통증 질환들

어깨 통증이 생기면 대부분 오십견부터 의심하는 경우가 많지만 어깨 통증을 유발하는 어깨 질환은 오십견 이외에도 상당히 많다. 그중에는 오십견과 증상이 비슷한 어깨 질환도 많은데, 이런 질병들과 오십견을 잘 감별하지 않으면 적절한 치료를 하지 못해 어깨 통증을 악화시킬 수 있다. 오십견과 감별이 필요한 어깨 질환은 다음과 같다.

1. 어깨충돌증후군(Shoulder Impingement Syndrome), 극상근 힘줄염

 (Supraspinatus Tendinitis, Tendinopathy)

33세 김미진 씨는 10년 넘게 사무직 일을 하다가 2년 전에 결혼해서 돌이 막 지난 아이를 돌보고 있는 엄마다. 아이 엄마들이 다 그렇듯이 시도 때도 없이 깨는 아이 때문에 결혼한 이후로 잠을 제대로 자본 적이 없고, 아이를 따라

다니느라 혼자만의 시간을 갖기도 어려웠다. 운동을 할 엄두는 더더욱 내기 어려웠다.

그러다 언제부터인가 왼쪽 어깨에서 찌릿하는 통증이 가끔씩 느껴졌다. 시간이 지나면서 통증은 점점 심해져 옷을 입으려고 윗옷에 팔을 끼려고 하면 순간적으로 통증이 왔고, 앞에 있는 물건을 잡으려고 팔을 갑자기 펴거나 부엌에서 수납장에 있는 물건을 꺼내려고 팔을 올릴 때도 찌릿하는 통증이 왔다. 김미진 씨는 아직 나이가 30대인데 벌써 오십견이 왔나 싶은 걱정에 병원을 찾았다.

김미진 씨의 경우 젊은 나이에 오랫동안 사무직 일을 하면서 어깨 근육이 굳어 있었을 것으로 추정된다. 그런데다 결혼 이후 새로운 환경에 익숙지 않은 상태에서 출산과 양육으로 인해 스트레스를 많이 받고, 불규칙한 생활을

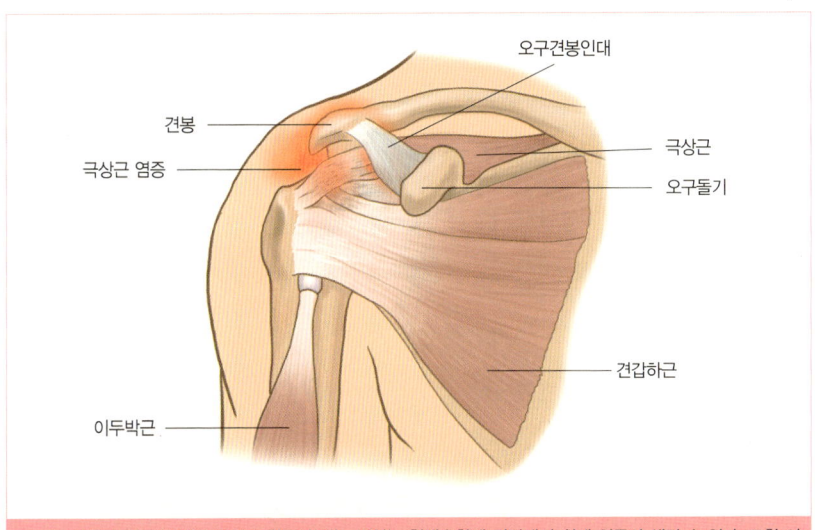

그림 2 견봉과 어깨뼈 사이 극상근 힘줄이 있는 부위는 혈액순환에 민감해서 쉽게 염증이 생길 수 있다. 또한 어깨 움직임에 따라 쉽게 마찰이 일어날 수 있어 젊은 나이에도 어깨 통증을 일으키는 흔한 원인이 된다.

하고 있는 상태다. 이런 경우 극상근의 힘줄이 지나가는 좁은 공간으로 혈액순환이 원활히 되지 않아 극상근 힘줄에 염증이 생길 수 있다. 김미진 씨도 극상근 힘줄의 염증으로 극상근을 사용하는 어깨 동작을 할 때 통증이 유발되는 경우였다. 그림 2

극상근은 어깨 관절을 감싸서 안정성을 주고 관절을 자유롭게 움직일 수 있도록 하는 회전근개(rotator cuff) 중 하나로 팔을 옆으로 편 상태에서 어깨를 위로 올리는 일을 한다. 팔뼈를 감싸고 있는 극상근은 견봉(acromion)과 인대로 덮여 있어 근육이 있는 좁은 공간에서는 어깨를 옆으로 편 상태에서 위로 올릴 때 주위 뼈와 마찰이 일어나기 쉽다. 따라서 정신적 스트레스가 많거나 불규칙한 생활로 혈액순환이 원활하지 않고 면역력이 떨어져 있는 경우나 어깨를 위아래로 올리는 동작을 반복하는 경우 극상근에 허혈과 염증이 일어나게 되고, 이런 상태가 방치되면 극상근의 파열로 이어지게 된다.

극상근 힘줄염이 있을 경우, 팔을 옆으로 해서 위로 올릴 때 70도에서 120도 정도에서는 통증이 유발되지만 120도 이상 올리면 오히려 통증이 없어지는 특징을 보인다. 그림 3 이런 환자들은 극상근 힘줄에 생긴 염증을 약물이나 주사로 없애주고, 어깨를 위로 올리는 동작은 하

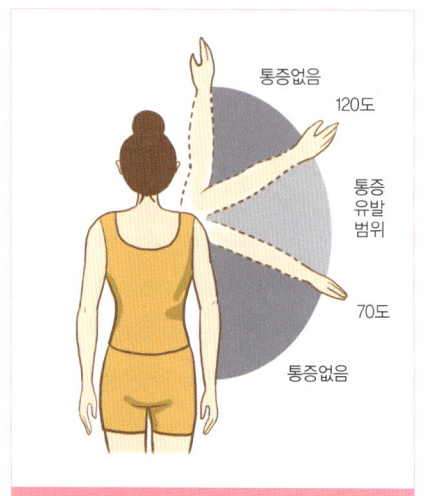

그림 3 어깨충돌증후군 검사. 팔을 옆으로 펴서 올릴 때 어깨충돌증후군이 있는 사람의 경우 70도에서 120도 사이에서 통증이 발생한다.

지 않도록 한다. 유산소운동을 하되 수영과 같이 어깨를 반복적으로 위로 올리는 동작이 있는 운동은 절대로 피해야 하며, 테니스나 골프와 같이 어깨를 위로 올리면서 힘을 주는 동작 역시 피해야 한다.

2. 회전근개증후군(Rotator Cuff Syndrome)

31세 황준석 씨는 컴퓨터 일을 하는 직장인이다. 운동을 좋아해서 대학에 다닐 때부터 헬스도 열심히 하고 여름에는 수상스키, 겨울에는 스노보드를 즐기는 만능 스포츠맨이다. 3년 전 겨울, 스노보드를 타다 넘어지면서 오른쪽 어깨 통증이 생겼지만 운동을 하면 좋아질 것이라 생각하고 운동을 계속했다. 운동을 시작할 때는 통증이 심하지만 하다 보면 통증을 잊을 수 있어 어깨 통증이 있는데도 꾸준히 운동을 했다.

그런데 6개월 전부터 직장일이 바빠지면서 운동을 못하고 컴퓨터 작업을 하는 시간이 길어졌다. 운동은 어쩌다 시간이 될 때 잠깐씩만 할 수 있을 뿐이었다. 그러면서 오른쪽 어깨 통증이 심해져 잠까지 설치게 되면서 병원을 찾았다.

황준석 씨는 어깨를 옆으로 들거나 위로 올릴 때, 허리 뒤로 돌릴 때와 같이 모든 방향에서 통증을 호소했다. 어깨 MRI 촬영을 한 결과 회전근개의 근육이 부분 파열되고, 어깨 관절에 염증이 있음을 확인할 수 있었다. 회전근개는 어깨를 감싸는 4개의 근육(극상근, 극하근, 견갑하근, 소원근)으로 어깨 관절의 안정성을 유지하고 어깨를 회전할 수 있도록 도와준다. 회전근개는 황준석 씨와 같이 상체 근력 운동을 너무 심하게 하거나 어깨를 올린 상태에서 힘을 주는 동작을 반복할 때 힘줄이 있는 부위에서 어깨뼈와의 마찰이 자주 일어나면서

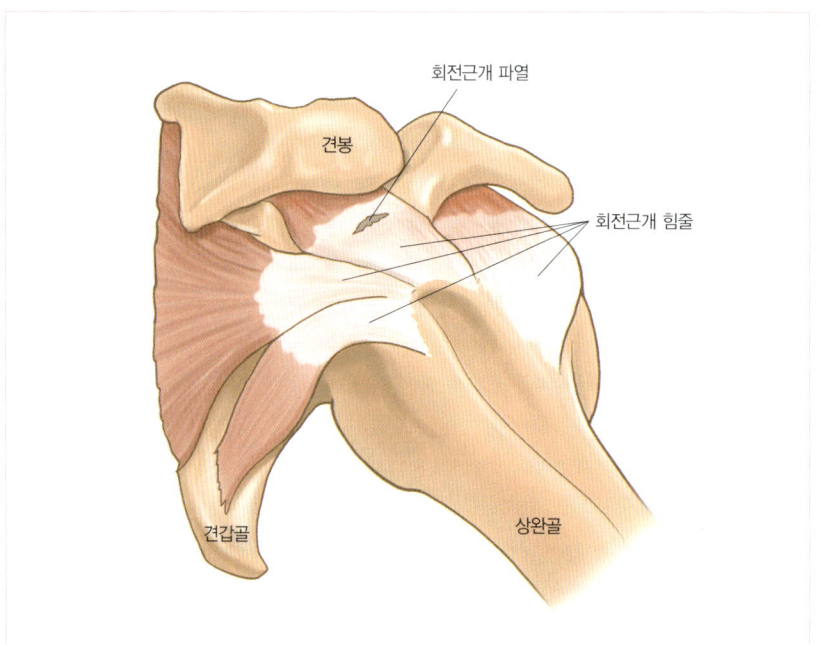

그림 4 회전근개는 어깨를 둘러싸고 있는 4개의 근육으로 어깨 관절의 안정성을 유지하고 어깨를 자유롭게 움직이게 하는 역할을 한다. 회전근개가 손상되면 통증으로 인해 어깨 움직임이 제한된다.

손상될 수 있다. 그림 4 또한 어깨를 펴고 넘어질 때도 어깨를 보호하고 있는 회전근개가 손상되기 쉽고, 어깨를 반복적으로 올렸다 내렸다 하는 일을 하거나 어깨 위로 팔을 올려 작업을 하는 경우 손상될 가능성이 높다. 또한 노화에 의해 회전근개를 덮고 있는 어깨뼈에서 골극이 생기면 이러한 골극에 회전근개가 스치면서 자극이 일어나 손상을 입는다. 회전근개가 손상되면 어깨를 움직일 때마다 통증이 생겨 어깨의 움직임이 제한된다. 부분적인 손상이 있는 경우는 주변의 염증을 가라앉힐 수 있도록 약물을 복용하거나 주사치료를 받는 것이 도움이 된다. 염증이 다 가라앉을 때까지는 통증을 유발하는 어깨 동작은 하지 말아야 한다.

3. 경추 척추관협착증(Cervical spinal stenosis)

69세 이용석 씨는 1년 전부터 오른쪽 어깨가 아프기 시작했다. 통증은 목을 돌리거나 어깨를 움직일 때 더 심해졌다. 어깨 부위는 앉아 있을 때 저림이 느껴졌고, 어깨를 위로 올리거나 뒤로 돌릴 때는 뻣뻣하면서 잘 안 돌아가고 목도 뻐근한 게 항상 편하지 않았다. 처음에는 나이가 들어 오십견이 왔다고 생각하고 그냥 지내다 통증이 없어지지 않아 병원을 찾았다. 최근에는 오른쪽 손가락이 저리고, 잠을 잘 때 오른쪽 어깨 쪽으로 누우면 어깨 통증이 심해져 잠을 깬다고 하였다.

연세가 많은 분들 중에는 어깨가 아프고 뻣뻣해서 돌리기가 불편해지면 오십견이 왔다고 생각하는 분들이 많다. 그러나 이용석 씨의 경우처럼 나이가 많은 분이 어깨 통증이 생긴 후 호전되지 않고 수개월 이상 지속되는 경우에는 어깨 관절 자체의 문제보다는 어깨로 가는 신경에 이상이 있는지를 먼저 고려해야 한다. 목 척추의 경우 어깨와 팔로 가는 신경이 나오는 구멍이 좁고, 신경 구멍의 앞뒤는 위 아래 목 척추의 관절로 연결되어 있다. 따라서 수십 년간 목을 사용하면 목 척추 관절의 노화와 비후로 신경 구멍이 좁아져서 신경을 압박하는 척추관 협착증이 발생하게 된다. 이렇게 어깨로 가는 신경이 눌리고 염증이 생겨 어깨 통증이 발생하면 통증 때문에 이차적으로 어깨 근육이 경직되면서 마치 오십견 환자처럼 어깨를 자유롭게 움직일 수 없게 되기 때문에 오십견으로 착각할 수 있다.

이용석 씨의 경우 경추부 MRI 촬영을 통해 경추 5~6번 사이의 협착증을 확인하고 경추 신경치료를 해 통증이 호전되었다. 이처럼 어깨 통증이 만성적으로 지속될 때는 어깨로 가는 신경에 이상이 없는지를 정확히 진단하고 치료하는 것이 필요하다.

주사치료로 통증을 줄이고, 운동으로 굳은 어깨를 푼다

오십견 환자들은 대부분 통증과 운동 제한이라는 이중고를 겪는다. 통증이 심해 어깨를 마음대로 움직이지 못하다 보니 운동 범위가 더 좁아지고, 예전처럼 팔을 움직이려면 통증이 더 심해져 더더욱 움직이지 않기 때문에 어깨가 더 굳는 악순환이 되풀이된다. 이 악순환의 고리를 끊으려면 주사치료와 운동치료를 병행하는 것이 좋다. 오십견의 통증은 관절주머니에 염증이 생기면서 나타나는 것이므로 염증을 가라앉히는 약물을 관절에 주사하면 통증을 가라앉힐 수 있다.

운동치료는 굳은 어깨를 풀어주는 스트레칭과 어깨의 근육을 강화하는 근력강화 운동을 함께 해야 한다. 운동을 할 때는 먼저 충분한 스트레칭으로 근육을 풀어주는 것이 중요하다. 그렇지 않으면 통증이 심해 근력강화 운동을 하고 싶어도 할 수가 없다. 스트레칭을 할 때는 아프기 시작하면 조금 더 아픈 느낌이 날 정도의 강도로 해주는 것이 좋고, 아픈 것이 두려워 아프지 않은 정도에서만 운동을 하면 스트레칭 효과가 적다. 더불어 스트레칭은 목욕이나 사우나를 할 때처럼 따뜻한 곳에서 하는 것이 굳어진 근육을 풀어주는 데 효과적이다.

오십견에 좋은 어깨 스트레칭

오십견으로 어깨가 아프면 운동을 하지 않으려고 하는데, 그럴수록 어깨가 더 빨리, 많이 굳으므로 적절한 운동을 하는 것이 좋다. 굳은 어깨 근육을 풀어주는 데는 스트레칭이 좋은데, 오십견에 특히 도움이 되는 스트레칭은 다음과 같다.

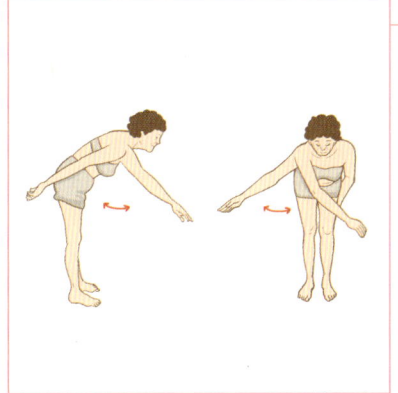

1 어깨 늘어뜨려 앞뒤로 흔들기

어깨에 힘을 뺀 상태에서 중력의 힘을 이용해 팔을 앞뒤로 가볍게 움직여주는 운동이다. 의자에 앉아서 해도 좋고, 서서 허리를 구부린 상태에서 해도 좋다. 어깨에 힘을 빼고 1분에 25회 정도가 적당하다.

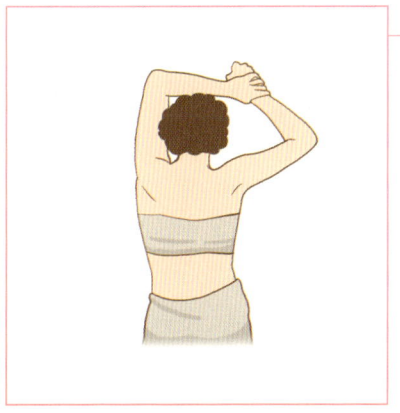

2 팔 머리 위로 올려 잡아당기기

양팔을 머리 위로 올리고 왼손으로 오른팔 손목을 잡는다. 그 상태에서 왼손에 힘을 주어 천천히 잡아당긴다. 반대쪽도 같은 방법으로 한다.

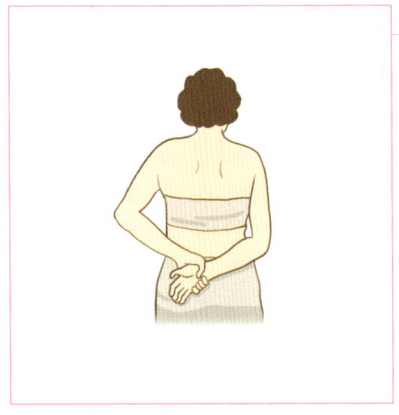

3

등 뒤로 팔 돌려 잡아당기기

양팔을 등 뒤로 돌려 왼손으로 오른팔 손목을 잡는다. 그 상태에서 왼손에 힘을 주어 천천히 잡아당긴다. 반대쪽도 같은 방법으로 한다.

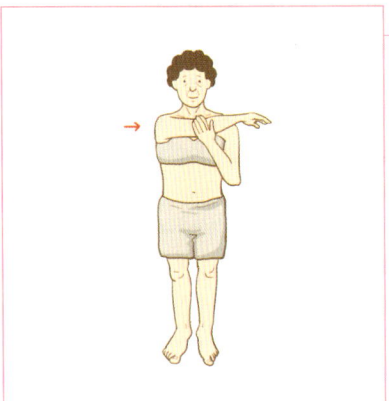

4

어깨 옆으로 당기기

오른팔은 죽 펴고 왼손으로 오른쪽 팔꿈치를 잡는다. 그 상태에서 왼손에 힘을 주고 오른팔을 몸 안쪽으로 천천히 당겨 스트레칭한다. 반대쪽도 같은 방법으로 한다.

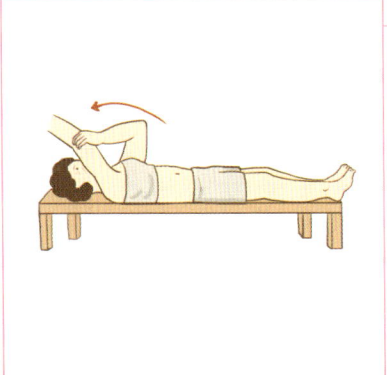

5

누워서 팔 위로 당기기

편안하게 누운 상태에서 오른팔은 죽 펴고 왼손으로 오른쪽 팔꿈치를 잡는다. 그 상태에서 왼손에 힘을 주어 오른팔을 머리 위로 천천히 올린다. 반대쪽도 같은 방법으로 한다.

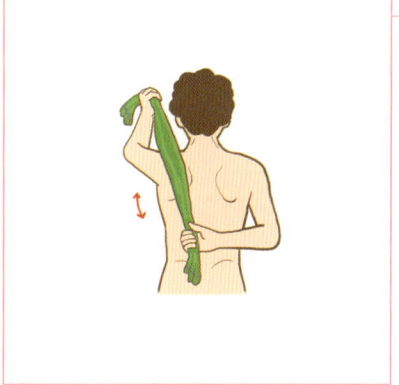

수건을 이용한 스트레칭

수건을 이용하면 한결 수월하게 어깨 스트레칭을 할 수 있다. 등 뒤로 수건의 양끝을 잡고 수건이 수직이 되도록 한다. 그 상태에서 천천히 수건을 위로 당겼다 내리기를 반복한다.

GOOD
PAIN
BAD
PAIN

PART 04
허리, 엉덩이, 다리, 발을 위협하는 통증

01 **허리 디스크** 엉덩이가 쿡쿡 쑤시고 다리가 땡겨요

02 **척추관 협착증** 조금만 걸어도 다리가 터질 듯이 아프고 저려요

03 **하지불안증후군** 밤에 다리를 흔들고 잠을 설쳐요

04 **척추압박골절** 조금만 움직여도 통증이 심해 꼼짝도 못해요

05 **족저근막염** 발뒤꿈치가 송곳에 찔린 듯 자지러지게 아파요

06 **강직성 척추염** 등이 아파서 새벽에 일어나요

07 **버거씨병** 발가락에 생긴 상처가 낫지 않고 가만 있을 때 통증이 심해요

08 **동맥경화성 혈관폐색증** 걸을 때 엉덩이와 발이 심하게 저리고 잠깐 서 있으면 조금 괜찮아져요

01 허리 디스크 Lumbar Herniated Nucleus Pulposus

엉덩이가 쿡쿡 쑤시고
다리가 땡겨요

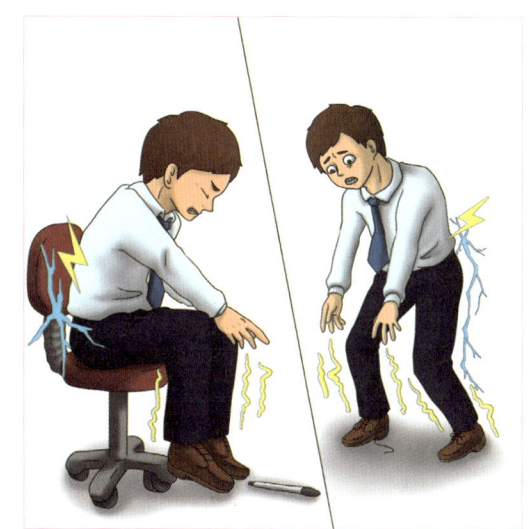

- N 장기호(가명)
- A 40세/남
- J 회사 영업직
- V 5~8(최대 통증 10 기준)

　　장기호 씨는 대기업 영업부에 근무하는 건실한 샐러리맨이다. 거래처가 주로 지방에 있어 일주일에 최소 한두 번은 지방출장을 갔다. 가까운 지방은 몇 시간이면 갔다 오지만 거리가 좀 먼 지방을 갔다 오려면 장시간 운전을 해야 했다. 교통이 번잡한 날은 5~6시간 이상 차 안에 갇혀 있었던 적도 많았다.
　　그렇게 밥 먹듯이 장시간 운전을 해서인지 걸핏하면 허리가 아팠다. 다행히 가볍게 스트레칭을 하고 푹 쉬면 통증이 가라앉아 큰 걱정하지 않고 지금껏 지냈다. 그런데 최근 허리뿐만 아니라 다리까지 아프기 시작했다. 허리에서 시작한 통증이 왼쪽 허벅지와 종아리까지 타고 내려가며 뻗쳤다. 통증만 있는 것이 아니라 저리기까지 해 걷기조차 어려웠다. 통증은 허리를 숙일 때 더 심해졌다. 구두끈을 묶거나 바닥에 떨어진 볼펜을 주우러 허리를 숙이면 허리가 끊어질 듯이 아프고, 연쇄적으로 다리까지 저리고 아파 꼼짝을 할 수가 없었다. 기침을 하거나 배변을 할 때는 통증이 더 심해졌다.

    도저히 통증을 참을 수 없어 척추전문병원에 갔더니 요추 4번과 5번 사이에 있는 디스크가 삐져나와 신경을 누르고 있다고 했다. 병원에서는 디스크가 삐져나온 정도가 심해 빨리 수술을 하는 것이 좋겠다고 했지만 왠지 피하고 싶었다. 인체의 대들보나 마찬가지인 척추에 칼을 대고 싶지도 않았고, 수술을 하면 아무리 짧아도 1~2주 정도는 입원해 있어야 하는데다 퇴원 후에도 바로 일상생활에 복귀할 수 없다는 점이 마음에 걸렸다. 회사일이 너무 바빠 몇 주씩 휴가를 내기가 어려웠다. 그래서 수술 없이 허리 디스크 통증을 없애기 위해 통증클리닉을 찾았다.

디스크의 구조와 허리 디스크 바로 알기

    척추뼈와 척추뼈 사이에는 물렁뼈인 '디스크(추간판)'가 있다. 디스크는 전체 척추 길이의 약 3분의 1을 차지하는데, 척추를 앞뒤·양옆으로 구부리거나 몸을 꼬는 동작 등을 할 때 척추뼈 사이에서 쿠션 역할을 해 척추에 가해지는 힘을 분산하고 유연성을 제공한다.

    디스크를 위아래로 감싸는 척추뼈는 디스크와 맞닿는 부분이 얇은 연골이고, 디스크 가장자리는 질긴 콜라겐 성분의 막이 15~25겹으로 층층이 쌓인 라멜라 형태의 링 모양을 한 섬유륜(annulus)으로 되어 있다. 섬유륜 안에는 말랑말랑한 젤 성분의 수핵(nucleus pulposus)이 들어 있다. 디스크에는 혈관과 신경이 거의 없는데, 디스크 제일 바깥면의 섬유륜에 척추에서 나온 신경 가지가 가늘게 분포한다. 이 신경이 통증과 관계된 신경이다. 디스크의 앞뒷면에는 척추 전방과 후방 인대가 받치고 있다.

  디스크를 이루는 성분은 물이 약 70~80퍼센트를 차지하고, 그 이외에는 탄력을 주는 콜라겐과 구성단백질로 되어있다. 디스크는 나이를 먹어가면서 섬유륜과 수핵의 경계가 불분명해지고 수핵에서 점차 물이 빠져나가 탄력을 잃고 섬유화되는 퇴행성 변화가 일어난다. 퇴행성 변화가 시작되면 가지런히 정렬된 라멜라 구조를 하고 있던 섬유륜은 점차 불규칙해지면서 서로 엉클어지는 구조로 변한다. 또한 내부의 콜라겐과 엘라스틴의 네트워크가 깨지면서 디스크 내부에서 균열이 생기거나 구멍이 생기게 된다. 이러한 균열과 구멍이

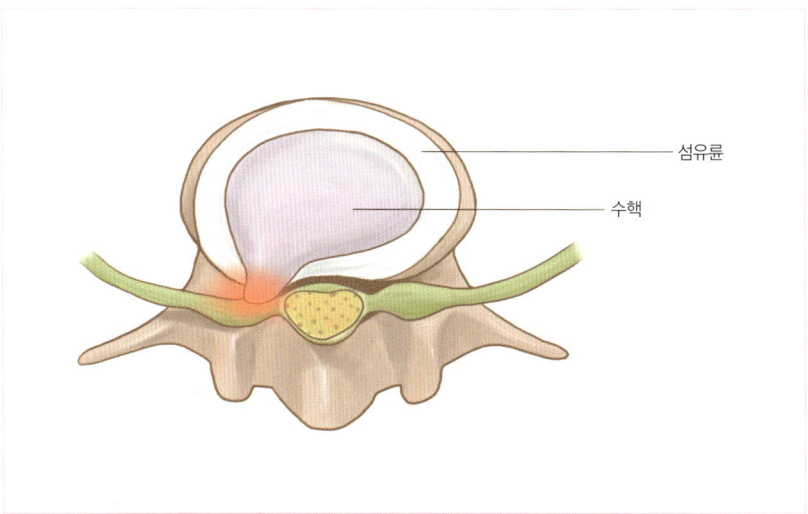

그림 1 섬유륜이 찢어져 디스크 수핵이 척추신경이 있는 척추관이나 신경뿌리 쪽으로 삐져나온 것이 허리 디스크(추간판 탈출증)이다.

생긴 섬유륜 사이로 탄력을 잃고 딱딱해진 수핵이 신경관 내로 흘러나오는 것이 흔히 '디스크'라고 부르는 '추간판 탈출증'이다. 그림1 디스크의 수핵이 빠져나오면 디스크를 감싸고 있는 섬유륜의 뒤쪽에 있는 신경과 디스크 바로 뒤에 위치한 척추신경 뿌리 쪽에 염증이 생기면서 통증이 온다.

뇌에서부터 내려오는 척수신경은 척추를 따라 이어지는 파이프 같은 척추관을 지나는 동시에 척추관 옆 빈 공간으로 빠져나와 온몸으로 연결된다. 예를 들어 경추를 지나가는 신경은 뒷머리와 목·가슴·팔로, 요추를 지나가는 신경은 허리와 다리로 연결된다. 요추 사이의 디스크가 삐져나왔을 때 다리가 땡기고 아픈 이유가 바로 이것이다. 디스크의 전형적인 증상 중에는 기침을 하거나 대변을 보려고 힘을 주면 통증이 더 심해지는 증상이 있다. 이는 복압이 올라가면서 뇌척수액의 압력도 올라가 염증으로 민감해진 신경에 대한 압력이 증가하기 때문에 나타나는 증상이다.

디스크에 충분한 영양이 공급되지 않으면 빨리 늙는다

디스크는 다른 근골격계 조직들보다 훨씬 어린 나이부터 퇴행성 변화가 시작된다. 허리 디스크의 경우 10대 초반에서도 퇴행성 변화가 관찰되며, 10대의 약 20퍼센트에서 경도의 디스크 퇴행이 발견되는 것으로 보고된다. 그림2 특히 남자들에게 더 빨리 퇴행이 일어나는 것으로 보이며, 60대 이상의 경우에는 거의 3분의 2의 인구에서 디스크 퇴행성 변화가 관찰된다.

디스크 퇴행성 변화의 주원인은 영양분과 산소가 디스크에 원활하게 공급되지 않고 노폐물이 쌓이는 것이다. 디스크는 구조적으로 영양분과 산소를 공급받기가 어렵다. 보통 영양분과 산소는 혈관을 통해 공급되는데, 디스크 자

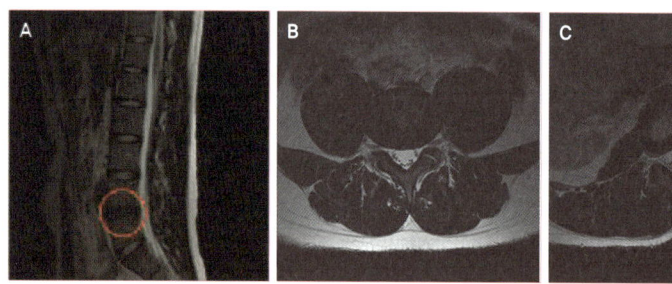

그림 2 요추 4~5번 사이 추간판의 퇴행성 변화가 일어난 19세 남자의 MRI 사진. A를 보면 요추 4~5번 사이의 디스크가 까맣게 변해 있다. B 단면 사진을 보면 까맣게 변한 디스크가 신경 쪽으로 부풀어 있다. C는 요추 3~4번 사이의 디스크 단면으로, 디스크 모양이 정상적이다. 디스크 내부에 수핵이 하얗게 보이고, 가장자리에는 까맣게 섬유륜이 보인다.

체에는 혈관이 없다. 따라서 척추체 내의 혈관으로부터 나와 디스크와 접한 위아래 척추체에 붙은 연골판(cartilaginous endplate)까지 뻗어 있는 모세혈관을 통해 혈액을 공급받는다. 그림 3 혈관은 섬유륜의 바깥쪽까지만 분포하기 때문에 확산(diffusion)과 용적 이동(bulk flow) 방법으로 영양분과 산소가 디스크 내로 들어오고 노폐물은 밖으로 빠져나간다. 따라서 디스크에 주어지는 압력은 영양분과 산소의 흡수와 노폐물의 배출에 중요한 영향을 미친다.

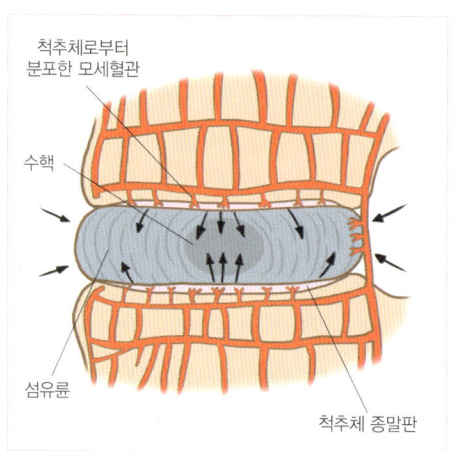

그림 3 디스크는 척추뼈 안에서부터 나온 혈관이 척추체에 붙어 있는 연골판까지 분포하며 디스크의 섬유륜 바깥쪽으로만 모세혈관이 분포된다. 이러한 모세혈관을 통하여 디스크 내부까지 영양분과 산소를 공급받는다.

TIP

디스크의 퇴행성 변화를 부추기는 요인은?

디스크가 퇴행하면 척추 사이에서 충격을 흡수하고 척추로 가해지는 압력을 적절히 분산시키는 역할을 제대로 하기가 어렵다. 따라서 척추체를 싸고 있는 인대와 관절, 근육의 퇴행성 변화와 경직을 가속화시킬 수 있다. 일반적으로 노화에 의해 디스크가 퇴행하면 디스크 내의 연골 단백질과 수분이 감소하고, 척추체에 있는 연골판의 물질 투과력이 감소한다.

현재까지 알려진 디스크의 퇴행성 변화를 악화시키는 요인은 직업적으로 진동이 많은 공간에서 일을 하거나 육체적으로 힘든 일을 하는 경우, 흡연이나 동맥경화증과 같이 혈액순환에 장애를 주는 경우 등으로 알려져 있다. 그러나 최근에는 디스크를 이루고 있는 성분 중 콜라겐이나 단백질의 유전자에 따라서 디스크의 퇴행이 더 빨리 진행될 수 있다는 연구가 진행 중이다. 예를 들어 디스크 탈출증이 있는 10대 환자들은 가족 중에 디스크 탈출증이 있을 확률이 그렇지 않은 사람에 비하여 4~5배 높은 것으로 알려져 있다.

디스크가 돌출되었다고 다 아픈 것은 아니다

디스크에 퇴행성 변화가 일어나서 신경 쪽으로 돌출이 되면 모두 아픈 것일까? 그렇지는 않다. 평소 허리나 다리 통증 없이 지내는 성인을 대상으로 MRI 촬영을 하면 60대 이상인 경우에는 10명 중 9명꼴로 디스크의 퇴행성 변화가 보이고, 10명 중 4명은 추간판 탈출증을 발견할 수 있다. 일반적으로 60대 이하의 경우 전혀 통증이 없는 사람의 25퍼센트가 추간판 탈출증이 있으며, 60대 이상은 약 40퍼센트가 증상이 전혀 없는 추간판 탈출증을 가지고 있다.

그렇다면 추간판 탈출증에 의한 통증은 왜 생기는 것일까? 디스크는 맞닿아 있는 신경에 염증을 일으킬 수 있는 물질을 다량 포함하고 있는데, 이러한 물질들이 신경 쪽으로 흘러 나오면 신경에 심한 염증이 일어나면서 디스크와 붙어 있는 신경의 염증에 따라 허리나 다리 통증이 발생한다. 따라서 이러한

> **TIP**
>
> **허리 디스크가 생긴 부위에 따라 증상도 조금씩 다르다**
>
> 허리 디스크는 주로 요추 4~5번, 요추 5번과 천골 사이에서 많이 발생한다. 이 부위가 척추 가운데 제일 아래쪽에 위치해 체중이 가장 많이 실린다. 그만큼 다른 부위보다 디스크가 감당해야 하는 부담도 커 빨리 지치고 약해지기 때문에 이 부위에서 허리 디스크가 잘 생긴다.
>
> 또한 디스크는 구조적으로 앞쪽(배쪽)보다 뒤쪽(등쪽)이 더 얇고 조직도 덜 치밀해 약하다. 디스크를 지탱해주는 인대도 뒤쪽 인대가 더 약하다. 게다가 체중도 디스크 앞쪽보다는 뒤쪽에 더 많이 실려 디스크가 약해지면 대부분 뒤쪽으로 삐져나와 신경을 누르는 것이다.
>
> 어느 부위에서 디스크가 삐져나왔는지에 따라 증상도 조금씩 다르다. 요추 4~5번 디스크가 삐져나오면 엉덩이에서 다리 바깥쪽을 타고 내려가면서 엄지발가락까지 저리고 땡기며 아프다. 또한 요추 5번과 천골 사이의 디스크가 삐져나오면 엉덩이에서 다리 뒷면을 따라 발바닥까지 통증이 이어지며, 저리고 땡긴다. 요추 3~4번이나 더 상위 부위에서 디스크가 삐져나오면 고관절이나 무릎관절이 아픈 것처럼 느껴지거나 무릎 위쪽의 허벅지가 심하게 아프다. 즉 디스크가 튀어 나온 부위에서 디스크에 의한 염증이 신경에 생겼을 때만 신경을 따라서 통증이 발생하는 것이다. 또한 디스크 탈출에 의한 통증은 주로 앉아 있거나 허리를 앞으로 숙이는 자세처럼 디스크에 압력이 높아지는 자세에서 악화되기 때문에 염증이 심한 환자들은 진료실에서 앉지도 못한 채 서서 아픈 이야기를 해야 할 때도 많다.

신경의 염증이 가라앉으면 통증도 없어지기 때문에 돌출된 디스크를 가지고도 통증 없는 시간을 보낼 수 있다.

심하게 돌출된 디스크, 터져서 떨어져 나온 디스크가 더 잘 흡수된다

1년에 한 차례씩은 꼭 허리를 삐끗했다 며칠 쉬면 나아지곤 하는 사람들이 많을 것이다. 이런 사람들은 허리 디스크가 서서히 퇴행성 변화를 일으키면서 조금씩 돌출되는 과정인 경우가 많다. 그러나 직장에서 매일 과로를 하다가 어느 날 아침 갑자기 허리를 펼 수도 움직일 수도 없어 응급실로 실려가 척추 MRI를 찍고 디스크가 터져 나왔다는 진단을 받게 되는 환자들도 종종 있다.

꼼짝도 할 수 없을 정도로 통증이 심한 상태에서 디스크가 터져 나와 아픈 것이라는 말을 들으면 환자들은 쉽게 수술을 선택하곤 한다.

하지만 서두르지 말고 잠시 기다려볼 필요가 있다. 20여 년 전부터 허리 디스크 진단을 위해 MRI를 사용하면서 많은 연구가들이 디스크 환자를 대상으로 시간을 두고 디스크 크기의 변화를 관찰한 결과 디스크가 돌출된 이후 자연적으로 크기가 줄어드는 것을 확인하였다. 그림 4 특히 척추를 싸고 있는 후방 인대가 찢어지면서 신경관내로 터져 나온 디스크이거나 사이즈가 크게 돌출된 디스크일수록 자연 흡수될 가능성이 더 높은 것으로 밝혀졌다.

신경관 내로 돌출된 디스크의 크기가 자연 흡수돼 줄어드는 이유는 뭘까? 디스크가 돌출해 통증이 생기는 원인은 앞에서도 이야기했듯이 돌출된 디스

그림 4-1 71세 여자 환자의 MRI 사진. 왼쪽 엉덩이부터 종아리 뒤까지 땡기고 아파 허리를 펴고 걸을 수가 없었다. 내원 당시 촬영한 MRI에서 요추 5번과 천추 1번 사이에 왼쪽으로 디스크가 돌출돼 제1 천추 신경을 누르고 있는 것을 확인할 수 있다(A). 이 환자는 신경에 염증을 없애는 주사치료를 한 후 증상이 좋아졌다가 1년 후 오른쪽에 같은 증상이 발생해 다시 MRI 촬영을 하였다(B). 오른쪽 사진이 1년 후 찍은 사진으로 왼쪽에 돌출되었던 디스크가 모두 사라진 것을 확인할 수 있다.

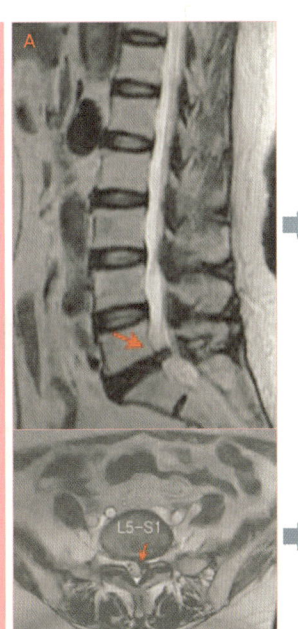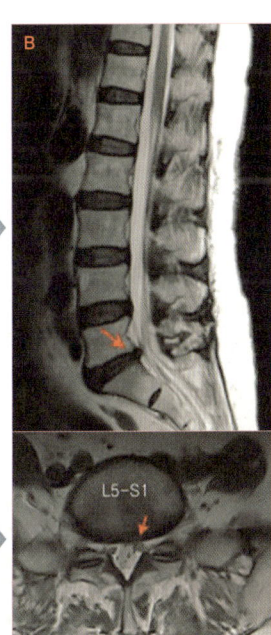

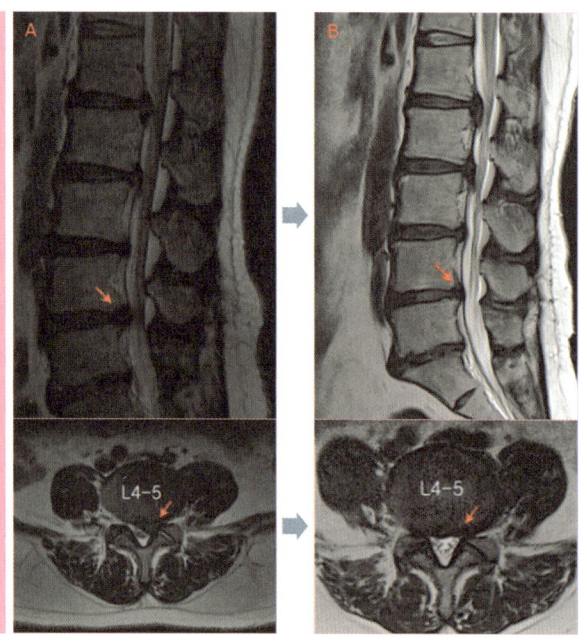

그림 4-2 35세 여자 환자의 허리 MRI사진. 3년 전 왼쪽 엉덩이부터 종아리 옆까지 땡기는 통증으로 치료를 받았으며, 그 후 둘째 아이를 출산하고 오른쪽 허리 통증이 심해져 다시 내원하였다. 이 환자는 3년 전 처음 내원했을 당시 요추 1번에서 5번까지 모든 디스크가 심하게 탈출한 것이 보였으나(A) 3년 후 촬영한 MRI에서는 요추 4번과 5번 사이의 디스크 탈출은 많이 감소한 것을 확인할 수 있었다(B).

크에서 염증이 발생하기 때문이다. 염증이 생기면 염증반응으로 디스크가 부어 있는데, 시간이 흘러 염증이 가라앉으면 염증으로 인해 생긴 부종이 사라져 돌출된 디스크의 크기도 줄어든다. 또한 신경을 싸고 있는 막 쪽으로 돌출된 디스크는 우리 몸에서 이물질로 인식되면서 자가면역계의 활성화로 포식작용(phagocytosis)이 일어나 면역세포에 잡아먹히게 된다. 또한 디스크는 70퍼센트 이상이 물 성분으로 되어 있기 때문에 점차 수분이 없어지면서 크기가 더 작아진다고 생각된다.

대부분의 허리 디스크는 신경염증치료로 충분하다

아직도 허리 디스크에 걸리면 수술 외에는 방법이 없는 줄 아는 분들이 많다. 하지만 지금껏 알아본 것처럼 돌출된 디스크는 크기가 자연적으로 작아진다. 또한 전혀 통증이 없는 성인 중 40퍼센트는 MRI를 찍어보았을 경우 추간판 탈출증을 갖고 있는 것으로 나타난다. 통증이 없어도 디스크가 튀어나왔다고 하면 걱정을 하는 분들이 많은데, 그럴 필요가 없다. 디스크가 있어도 아프지 않으면 크게 걱정하지 않아도 된다.

하지만 통증이 있으면 얘기는 달라진다. 이때도 수술은 최후의 보루여야 하고 적절히 통증을 없애기 위한 치료를 받는 것이 목적이 되어야 한다.

디스크가 통증을 유발하는 원인은 돌출된 디스크와 맞닿은 신경의 염증과 부종 때문이다. 젊고 건강한 사람은 디스크로 인해 통증이 생겨도 2~3일 쉬면 호전되는 경우가 많다. 그냥 쉬는 것보다는 신경 염증과 부종을 치료하기 위해 소염진통제를 먹고 안정을 취하는 것이 좋다. 그래도 통증이 심하다면 디스크로 인해 염증이 생긴 신경에 직접 주사를 놓으면 효과적으로 염증을 가라앉힐 수 있다. 일반적으로 대부분의 디스크 환자들은 2~4주 내에 신경의 염증이 가라앉으면서 통증도 없어지게 된다.

TIP

허리 디스크, 언제 수술해야 하나?

디스크에 의한 증상은 주로 허리와 다리의 통증이며, 이러한 통증은 95퍼센트 이상의 환자들의 경우 약물이나 주사 치료만으로 다시 정상적인 생활을 할 수 있게 된다. 그러나 디스크 탈출이 너무 심해 대소변을 조절하는 신경을 심하게 압박하면서 염증도 심하다면 대소변을 보기 힘들어지게 된다. 또한 항문 주위의 피부 감각이 둔해진다. 이런 상태를 마미증후군(cauda equina syndrome)이라고 하는데, 마미증후군 증상이 발생하면 즉각 수술적 방법으로 신경을 압박하고 있는 디스크를 제거해야 한다. 혹은 다리 힘이 빠져 절뚝거릴 때도 수술을 고려해야 한다. 하지만 통증이 주증상이라면 디스크로 인한 신경의 염증을 가라앉히기 위한 비수술적 치료를 우선 고려하는 것이 중요하다.

허리에 부담을 주는 잘못된 자세가 허리 디스크를 부른다

허리 디스크가 악화되는 가장 큰 원인은 허리에 부담을 주는 잘못된 자세에 있다. 앞에서 소개한 사례의 주인공인 장기호 씨의 경우도 장시간 운전석에 앉아 고정된 자세로 운전을 하면서 허리에 부담이 쌓여 결국 허리 디스크가 빠른 속도로 악화된 것으로 생각된다.

척추는 서 있을 때보다 앉아 있을 때 더 많은 압력을 받는다. 서 있을 때 허리에 실리는 무게가 100이라고 하면 앉아 있을 때 실리는 무게는 140 정도다. 그래서 사무실에 오랜 시간 앉아서 근무하거나 택시 기사처럼 제한된 공간에서 움직이지 않고 앉아서 일하는 사람들이 허리 디스크에 잘 걸린다. 그림 5 특히 앉아서 앞으로 허리를 숙이면 압력은 185로 증가한다. 이처럼 잘못된 자세로

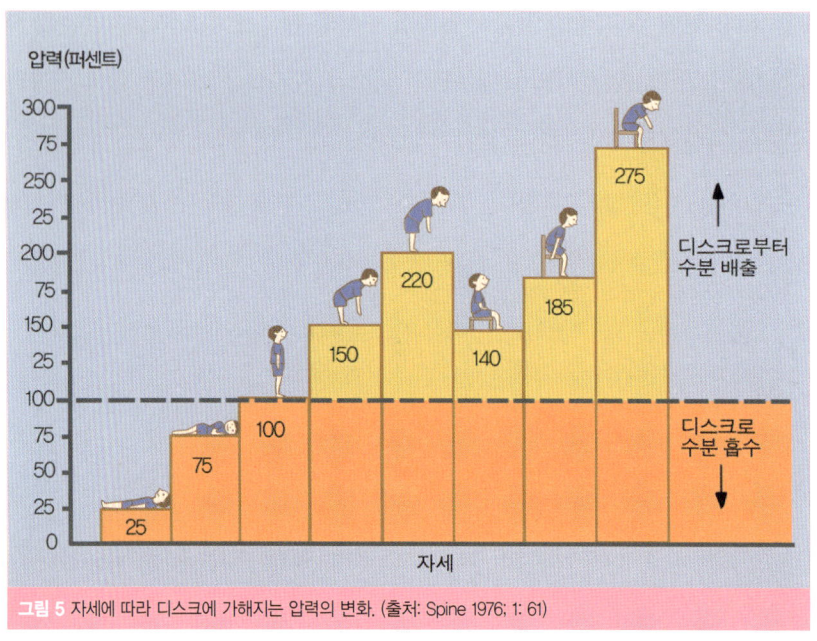

그림 5 자세에 따라 디스크에 가해지는 압력의 변화. (출처: Spine 1976; 1: 61)

앉아 있으면 디스크에 가해지는 부담이 더욱 커진다. 허리를 숙여 물건을 들어 올리거나 아기를 안는 것과 같은 동작도 허리에 무리를 많이 준다. 허리를 과도하게 비틀거나 돌리는 자세 또는 동작도 디스크에 상당한 충격을 준다.

이처럼 잘못된 자세나 허리에 과도하게 부담을 주는 동작을 자주 하면 디스크의 압력이 높아지고, 디스크 내로 영양 및 산소 공급이 잘 안 되고, 노폐물이 원활하게 제거되지 않아 디스크의 퇴행성 변화가 진행되며, 가벼운 충격에도 섬유륜이 찢어져 디스크가 탈출하는 결과를 초래하기 쉽다.

올바른 자세가 디스크를 예방하고 재발을 막는다

수술을 하지 않고도 얼마든지 허리 디스크로 인한 통증을 달랠 수 있지만 허리에 부담을 주었던 나쁜 자세와 동작을 교정하지 않으면 십중팔구 허리 디스크가 재발한다. 수술 역시 재발을 근본적으로 막아주는 치료법은 아니다. 수술로 신경을 눌렀던 디스크의 삐져나온 부분을 제거해도 잘못된 생활습관을 고치지 않으면 허리에 무리가 가 또다시 재발할 가능성이 높다. 따라서 평소 올바른 자세를 유지하려고 노력하면 디스크를 예방하고 재발을 막을 수 있다.

1. 무거운 물건은 허리를 숙이지 말고 무릎을 구부려 든다

앉아 있든 서 있든 허리를 구부리면 그만큼 허리에 부담이 많이 간다. 게다가 허리를 숙여 무거운 물건을 들면 허리에 실리는 무게는 엄청나게 늘어난다. 따라서 무릎을 굽혀 물건을 잡고 몸에 바짝 붙인 상태에서 다리의 힘을 이용해 들어 올려야 한다.

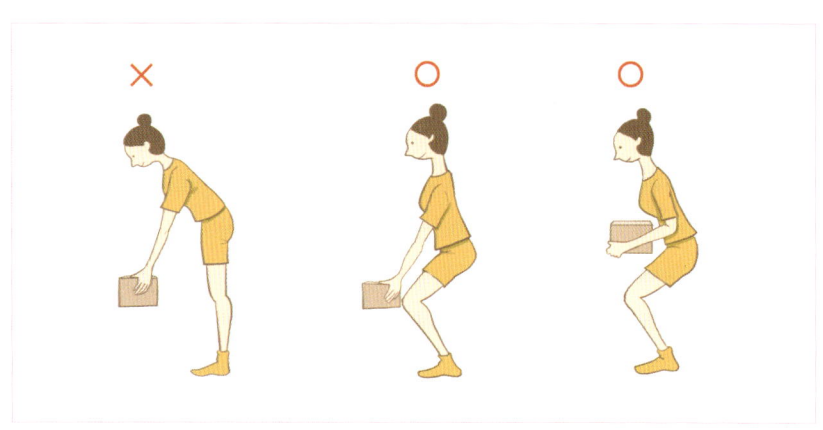

2. 서 있을 때는 발 받침대에 발을 번갈아가며 올려놓는다

앉아 있는 것보다 서 있는 자세가 허리에 부담이 덜 가지만 오랜 시간 서 있으면 역시 무리가 간다. 부담을 덜 주려면 가끔씩 자세를 바꾸어주는 것이 좋다. 약 15센티미터 높이의 받침대를 준비해놓고 한 발씩 번갈아 올려놓으면 허리가 덜 피곤하다. 받침대가 없다면 차렷 자세로 똑바로 서 있지 말고 살짝 한 발을 앞으로 내밀고 서 있어도 좋다.

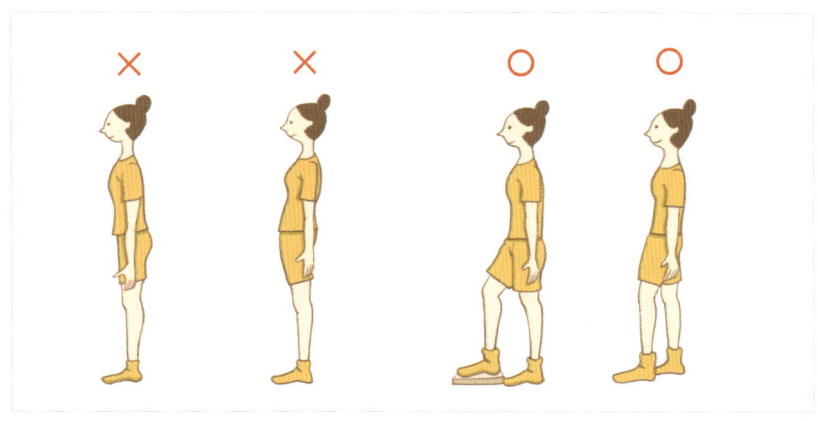

3. 의자 깊숙이 엉덩이를 넣고 등받이에 허리를 대고 앉는다

　의자에 앉을 때 다리를 꼬고 앉거나 의자 위에 책상다리를 하고 앉는 사람들이 많다. 등받이에 허리를 대지 않고 몸을 앞으로 숙여 비스듬하게 앉는 사람들도 많다. 모두 허리에 부담을 주는 나쁜 자세다. 의자에 앉을 때는 의자 깊숙이 엉덩이를 넣고 상체를 반듯하게 세워야 한다. 의자도 중요한데, 의자는 등받이가 부드러운 S자 곡선을 유지하고 8~10도 정도 기울어져 있는 것이 좋다. 의자 등받이에 등을 대면 허리에 실리는 무게가 분산돼 허리의 부담을 줄여줄 수 있다.

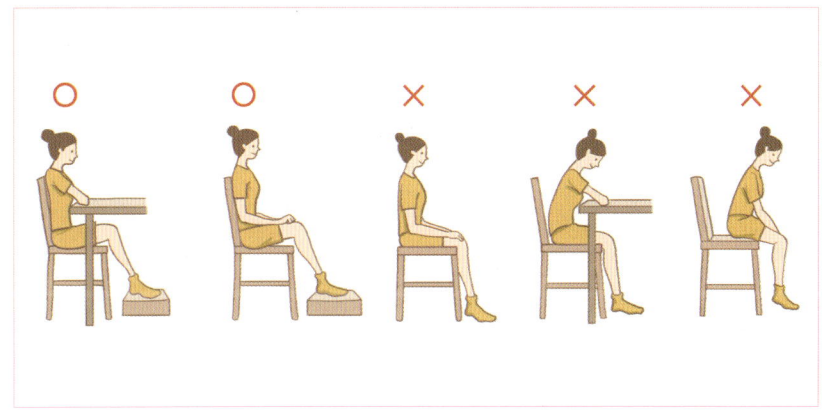

4. 운전할 때 등받이를 110도 정도 젖혀 기댄다

　운전을 할 때의 자세는 기본적으로 의자에 앉을 때와 동일하다. 의자 등받이를 110도 정도 젖히고 엉덩이를 깊숙이 넣어 등을 기대고 앉아 운전하도록 한다. 운전석과 운전대의 간격은 팔꿈치가 살짝 구부러지는 정도가 좋다. 이 정도 간격이면 다리를 뻗지 않고도 액셀러레이터에 발이 편하게 닿는다.

장시간 운전할 때는 무엇보다 오랫동안 같은 자세를 유지하지 않도록 조심한다. 아무리 바빠도 중간 중간 차를 멈추고 밖으로 나와 심호흡도 하고, 스트레칭으로 굳은 허리와 다리를 풀어주면 허리 디스크에 걸릴 위험이 줄어든다.

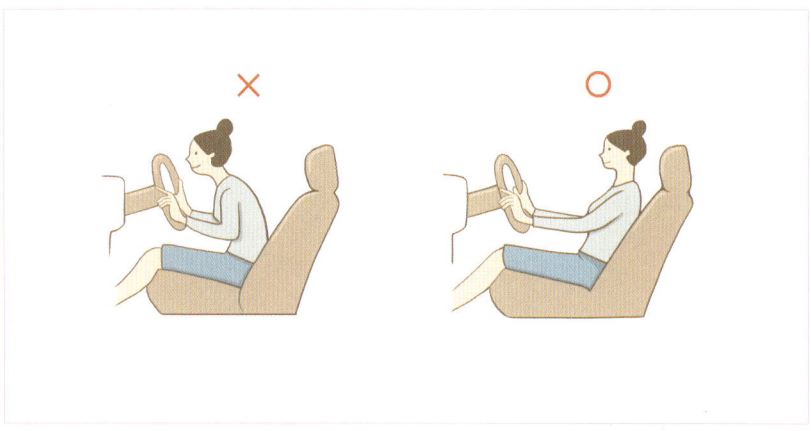

> **TIP**
>
> **허리 디스크에 좋은 운동**
> 허리에 실리는 부담을 줄이려면 잘못된 자세와 동작을 피하는 것은 물론 꾸준한 운동으로 허리 근육을 강화시켜주는 것이 중요하다. 허리 근육과 복근은 척추를 단단하게 붙잡아주는 역할을 하기 때문에 척추의 앞뒤에 있는 근육이 튼튼하면 그만큼 디스크를 보호할 수 있다. 운동은 걷기, 등산, 수영과 같은 유산소 운동이 효과적이다. 앞에서 설명한 대로 디스크가 통증을 일으키는 주원인은 디스크와 주변 신경의 염증 반응이기 때문에 우리 몸의 면역체계를 강화시키고 혈액순환을 원활히 해줄 수 있는 유산소 운동은 디스크의 재발을 막는 가장 중요한 요소라고 할 수 있다. 긴장된 허리 근육을 풀어주는 적절한 스트레칭도 허리 디스크를 예방하고 재발을 막는 데 도움이 된다. (122~123쪽 근근막통증증후군 스트레칭 참조) 꾸준한 운동으로 체중이 감소되면 그만큼 허리에 실리는 부담이 줄어 일석이조의 효과를 얻을 수 있다.

Lumbar Spinal Stenosis **척추관 협착증** 02

조금만 걸어도
다리가 터질 듯이 아프고 저려요

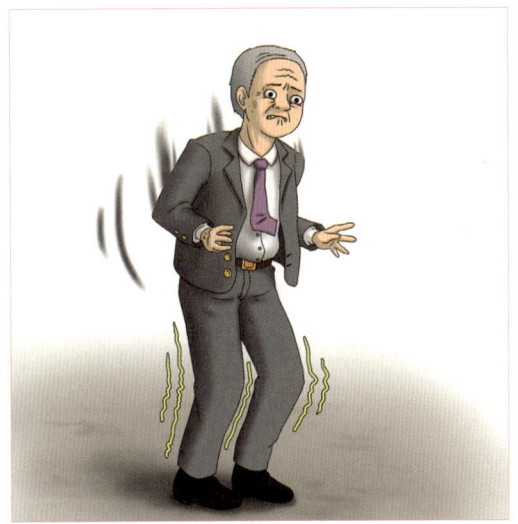

- N 박지만(가명)
- A 72세/남
- J 없음
- V 5~8(최대 통증 10 기준)

박지만 씨는 누가 봐도 노익장을 과시하는 건강하고 활력 넘치는 분이었다. 60세에 퇴직을 한 그는 70세가 되기까지는 젊은 사람 못지않게 건강하다는 자부심으로 살았다. 그도 그럴 것이 아들, 손자들과 등산을 가도 제일 먼저 정상에 올랐고, 아들이나 손자가 지쳐 숨을 헐떡일 때는 있었지만 박지만 씨가 먼저 지친 적은 없었다.

그런데 70줄에 접어들면서 다리에 적신호가 켜지기 시작했다. 언제부터인가 걸을 때 조금씩 다리가 땡기고 저린 느낌이 들었다. 처음에는 무리를 해서 일시적으로 나타나는 증상이라 생각했다. 움직이지 않고 편안히 다리를 쉬게 해주면 증상이 없어져 더더욱 그렇게 생각할 수밖에 없었다.

하지만 이상하게도 집에서 가만히 앉아 있거나 누워 있을 때는 괜찮다가도 서 있거나 걸을 때는 다리가 저리고 아팠다. 양쪽 다리가 다 저리고 아팠지만 특히 왼쪽 다리가 더 심했다. 참고 걸어보려고 해도 일정 거리를 걸으면 금방이라도 다리가 터질 듯이 아프고, 힘이 빠져 다리가 풀리는 느낌이 들어 더 이상 걸을 수가 없었다. 할 수 없이 체면 불구하고 조금 걷다가 쪼그리고 앉거나 주변에 의자가 있으면 앉아서 조금 쉬어야 했다. 이렇게 조금만 쉬면 괜찮아졌다가 다시 걷기 시작하면 또다시 다리가 저리고 아파 쉬기를 반복하곤 했다.

시간이 지날수록 쉬지 않고 걸을 수 있는 거리는 더 짧아졌다. 그래도 처음에는 500미터 정도는 한 번에 죽 걸을 수 있었는데 지금은 50미터를 가기도 힘들다. 앉았다 일어설 때 허리가 무너질 듯 아파 한 번에 펴지 못했고, 허리를 구부정하게 구부리지 않으면 통증이 너무 심해 견딜 수가 없었다. 최근에는 밤에 잠을 자다가도 다리에 쥐가 나서 잠을 깨곤 했다. 새우처럼 잔뜩 허리를 숙이고 자면 그나마 통증이 덜했지만 일단 잠이 들면 그 자세를 유지하기가 어려워 허리 통증으로 잠을 깨는 날도 많았다.

척추관 협착증의 대표적 증상, 간헐적 파행

박지만 씨의 경우처럼 앉아 있을 때는 괜찮다가 서 있거나 걸으면 다리가 아프고 저리다면 '척추관 협착증'을 의심해볼 수 있다. 걸으면 다리가 터질 듯이 아파 자기도 모르게 털썩 주저앉고, 주저앉아 조금 쉬면 괜찮아지지만 다시 걸으면 또다시 다리가 저리고 아파 주저앉기를 반복한다면 더더욱 척추관 협착증일 가능성이 크다. 이러한 증상을 '간헐적 파행(intermittent claudication)'이라고 하는데, 척추관 협착증의 대표적 증상 중 하나다. 척추관 협착증이 심할수록 쉬지 않고 걸을 수 있는 거리가 짧아진다.

척추관 협착증이란 척수신경 다발이 지나가는 척추관이 좁아져 신경뿐 아니라 신경에 산소와 영양분을 공급하는 혈관에까지 물리적인 압박을 가함으로써 신경에 미세혈류 장애를 일으키고 다리로 가는 신경뿌리의 부종과 변성을 초래하는 병이다. 척추관은 경추, 흉추, 요추, 천추까지 이어지는데, 이 가운데 요추를 통과하는 척추관이 좁아져 척추관 협착증이 발생하는 경우가 많

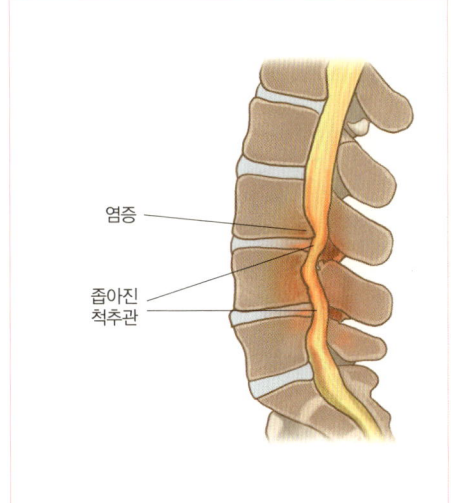

그림 1-A 요추 척추관 협착증을 측면에서 본 그림이다. 척추뼈 사이에 신경다발이 지나가는 척추관이 척추체 뼈가 자라나고 인대와 관절이 두꺼워지면서 좁아져 있다.

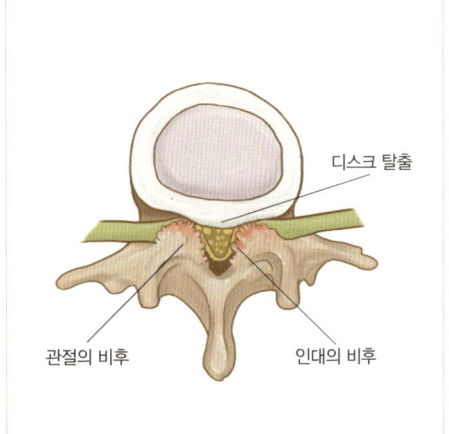

그림 1-B 척추관의 단면으로 척추관을 만들고 있는 앞쪽 디스크와 척추 전방 인대의 비후, 양쪽 척추 관절의 비후와 척추관을 싸고 있는 황색 인대의 비후 등으로 척추관이 좁아져서 협착이 일어난다.

다. 척추관 협착증이 가장 많이 일어나는 부위는 요추 4~5번 사이 혹은 요추 5번과 천추 1번 사이다. 이 부위에 실리는 체중 부하가 가장 많고, 앞뒤 좌우로 허리의 움직임이 많아 척추를 잡아주는 인대와 척추 관절의 비후가 잘 일어나기 때문이다. **그림1**

척추관 협착증 환자가 서 있거나 걸을 때 다리가 저리고 아픈 이유는 허리를 곧게 펴면 이미 좁아진 척추관이 더 좁아져 신경을 심하게 누르기 때문이다. 반대로 허리를 숙이면 척추관 공간이 조금이나마 넓어지면서 신경이 덜 눌리기 때문에 통증이 덜하다.

척추관 안의 신경을 싸고 있는 공간에서의 압력을 비교해보면 누워 있는 자세에서의 압력이 약 18mmHg로 다른 어떤 자세에서보다 낮다. 앉아 있는 경우는 누워있을 때에 비해 약 2배, 서 있는 경우에는 4배가량 압력이 높아진다.

압력이 가장 높아지는 자세는 서서 허리를 뒤로 젖히는 자세로, 누워 있는 자세에 비해 압력이 약 6배가량 증가한다. 서서 허리를 앞으로 굽히는 자세는 뒤로 젖히는 자세에 비해 약 4분의 1로 압력이 감소한다.

이처럼 자세에 따라 척추관 내의 신경에 가해지는 압력에 큰 차이가 있기 때문에 이미 척추관이 좁아진 척추관 협착증 환자의 경우 자세에 따라서 증상이 악화되기도 완화되기도 하는 것이다.

척추관, 왜 좁아질까?

척추관이 좁아지는 가장 큰 이유는 '노화'다. 선천적으로 척추관이 좁은 경우도 있지만 이는 전체 척추관 협착증 중 약 10퍼센트 정도에 불과하다. 이외에는 대부분 노화를 비롯한 후천적 요인에 의해 척추관이 좁아진다.

TIP

척추관 협착증과 동맥경화성 혈관폐색증 감별

요추부 척추관 협착증의 특징적인 증상은 걸으면 엉덩이나 다리가 아프고 저린 것이다. 그런데 다리로 가는 혈액을 공급하는 하지 동맥이 동맥경화성으로 막힌 동맥경화성 혈관폐색증(arteriosclerosis obliterance)일 때도 유사한 증상이 나타나기 때문에 감별이 필요하다.

55세 박성근 씨는 최근 양쪽 엉덩이 통증으로 병원을 찾았다. 오른쪽 엉덩이 통증은 등산길에서 오르막을 오를 때 심해졌고 왼쪽 엉덩이 통증은 자고 일어날 때 심해졌다. 등산을 하다 오른쪽 엉덩이 통증이 심해지면 잠깐 섰다가 오르곤 했다.

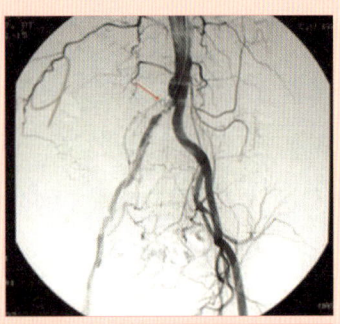

박성근 씨의 하지 혈관조영술 사진으로 오른쪽 총장골동맥의 협착을 확인할 수 있다.

박성근 씨의 오른쪽 엉덩이 통증은 잠깐 서서 쉬어주면 괜찮아지는 통증이고, 위에서 소개한 박지만 씨의 다리 저림과 통증은 쪼그리고 앉아야 좋아지는 증상이다. 박성근 씨의 경우는 오른쪽 다리에 혈액을 공급하는 총장골동맥(common iliac artery)이 협착된 경우인데, 이럴 때는 혈관을 뚫어주는 시술을 받으면 치료할 수 있다.

이처럼 허리에서 다리로 가는 신경관이 좁아진 경우나 다리로 가는 혈관이 좁아진 경우 모두 걸으면 다리에서 통증이나 저림이 발생하는 것은 동일하다. 그러나 신경관이 좁아진 경우에는 허리를 구부려주거나 쪼그리고 앉으면 신경관이 넓어져 증상이 완화되고, 가만히 서 있는 것으로도 증상이 악화된다. 반면 혈관이 좁아진 경우에는 근육을 사용하지 않고 가만히 있는 것만으로 증상이 완화되는 차이가 있다. 다리로 가는 혈관이 좁아지면 걷거나 다리 근육을 많이 사용할 때 필요한 산소의 양을 충분히 공급할 수 없기 때문에 근육이 허혈 상태가 되어 저림과 통증이 발생한다. 일반적으로 척추관 협착이나 하지 혈관의 동맥경화성 폐색증은 모두 노화와 관계가 있기 때문에 증상을 구분하여 정확한 진단 하에 치료받는 것이 중요하다.

나이가 들면 척추를 감싸고 있는 관절이나 인대가 점점 두꺼워진다. 또 말랑말랑해야 할 디스크의 수핵이 딱딱해지면 수핵을 둘러싸는 섬유륜이 팽창한다. 결국 척추관을 중심으로 앞으로는 팽창한 디스크가 밀고 들어오고, 뒤로는 두꺼워진 인대가, 양옆으로는 척추관절이 두꺼워지면서 척추관을 압박하니 좁아질 수밖에 없다. 척추뼈도 나이가 들수록 두꺼워지고, 뼈끝이 뾰족하게 자란다. 뾰족하게 덧자란 뼈를 골극이라 하는데, 골극 역시 척추관을 좁게 만드는 데 한몫을 한다. 또한 골극은 가뜩이나 눌려 고통받는 신경을 찔러 통증을 악화시키는 주범이기도 하다.

척추관 협착증을 일으키는 또 다른 흔한 원인으로는 척추전방전위증을 들 수 있다. 척추전방전위증은 무거운 물건을 지고 나르는 일이나 허리를 구부리고 펴는 것을 반복하는 등 힘든 일을 많이 했던 어른들에게 생길 가능성이 크다. 척추뼈가 어긋나 앞으로 밀려 나오는 것을 척추전방전위증이라 하는데, 이렇게 척추뼈가 어긋날 때는 뼈 사이의 디스크가 신경 쪽으로 뼈와 함께 밀려 나오고, 뒤쪽에 있는 척추관절도 밀리면서 마찰이 심해지고 두꺼워지게 되어 척추관 협착증을 일으키게 된다.

통증을 완화시키고 운동량을 조절하는 것이 우선

척추관 협착증은 어느 날 갑자기 발생하지 않는다. 오랜 시간을 두고 천천히 진행하는데 사람들이 눈치를 채지 못할 뿐이다. 간헐적 파행과 같이 척추관 협착증을 대표하는 증상이 나타나기 전에는 일반 요통처럼 허리가 뻐근하기도 하고 서 있거나 걸을 때 가끔 다리가 저리고 아픈 정도여서 대수롭지 않게 생각한다. 그러다 조금만 걸어도 다리 저림이나 통증이 심해지면 병원을 찾아 척추관 협착증이란 진단을 받게 될 때가 많다.

척추관 협착증은 선천적으로 척추관의 모양이 협착을 가져오게 생긴 경우 또는 척추분리증이나 척추전방전위증과 같은 척추의 불안정성을 동반한 협착을 가지고 있는 환자들을 제외하고는 모두 고령에서 발생하는 것이 특징이다.

즉, 척추 노화의 결과가 척추관 협착증인 것이다.

척추관 협착증이 있는 노인들은 자신의 척추 상태를 고려해 척추에 무리를 주지 않는 선에서 일상생활을 하는 것이 가장 좋다. 통증을 유발하지 않는 범위 안에서 생활을 조절하며 살아갈 수 있도록 생활 패턴을 변화시키는 것이 필요하다.

허리 통증이 동반되어 있는 경우 매일 허리 스트레칭 운동으로 관절과 근육을 부드럽게 유지하고, 걸으면 나타나는 다리 통증이 있을 때는 자신이 걸을 수 있는 거리와 시간을 체크하고 그 안에서 활동하고 운동할 수 있도록 시간 조절을 해본다. 버스 한 정거장 정도를 걸었을 때 통증이 온다면 억지로 그 이상을 걸으려고 하지 않는 것이 최선이다. 척추관 협착증의 증상은 신경으로 가는 혈액 공급이 원활하지 않아 나타나는 증상이기 때문에 통증이 생기면 허리를 굽히고 앉아 좁아진 척추 내의 공간을 조금 넓힘으로써 신경에 부족한 혈액을 보낼 수 있도록 하는 것이 좋다.

척추관 협착증이 있을 때 허리 통증이 심하거나 짧은 거리에서도 다리 통증과 저림이 심하다면 척추관절의 염증과 좁은 척추관에서 압박된 신경에 염증이 생겨 부종이 가중되면서 신경 압박이 더욱 심해져 있는 상태일 수 있다. 이런 상태일 때는 척추관절 주사나 척추신경 내 주사요법을 통해 염증을 가라앉히고 혈액순환을 도와줄 수 있는 약물을 주입하는 시술이 도움이 된다. 그러나 다른 척추 질환과 같이 환자의 노력과 통증 치료에도 불구하고 집 안에서 가볍게 움직이기만 해도 통증이 심해 일상생활을 제대로 할 수 없거나 척추관 내에서의 신경 압박이 심해 대소변 조절에 이상이 생긴다면 수술적 요법을 고려해야 한다.

척추관 협착증에 좋은 굴곡운동

척추관 협착증 환자들은 대부분이 고령으로 허리 통증이 심해 아침에도 한 번에 일어나기 힘들 때가 많다. 이럴 때는 다음과 같은 허리 굴곡 운동으로 허리의 유연성을 회복한 이후에 천천히 일어나서 활동을 시작하는 것이 좋다.

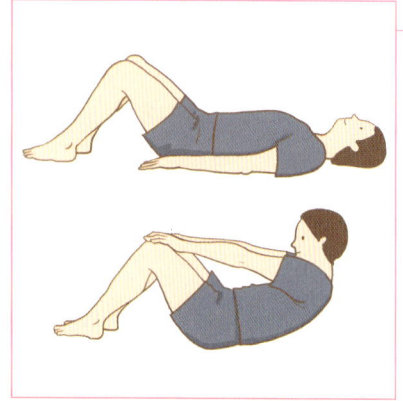

1

윗몸 일으켜 정지하기

무릎을 세우고 바로 누워 양팔을 앞으로 뻗으면서 머리와 가슴을 천천히 일으킨 다음 5초간 정지했다 다시 눕는 운동이다. 너무 몸을 많이 일으키지 말고 배에 자극이 갈 정도로만 일으키면 충분하다.

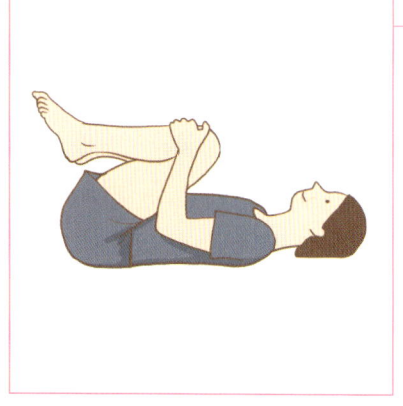

2

누워서 무릎 끌어당기기

무릎을 세우고 반듯하게 누워 양손으로 양 무릎을 잡고 가슴 쪽으로 끌어당겼다 놓기를 반복한다.

TIP

척추관 협착증에는 자전거 운동이 최고

유산소 운동은 몸 안에 최대한 많은 양의 산소를 공급시키는 운동이기 때문에 노인의 심폐기능을 향상시킬 뿐 아니라 혈관 조직을 강하게 만들고 적혈구 숫자를 늘려 산소 운반력도 증대시킨다. 또한 근육 조직 내의 혈관을 생성시켜 혈액순환을 증가시킨다. 이처럼 건강을 지키기 위하여 꼭 필요한 운동이지만 척추관 협착증이 있는 노인의 경우 조깅, 등산, 걷기 등 유산소 운동을 충분히 하기가 어렵다. 걸으면 증상이 악화되어 필요한 시간만큼 운동을 할 수 없기 때문이다. 척추관 협착증 환자들에게 추천할 만한 가장 좋은 유산소 운동은 '자전거 타기'이다. 자전거는 앉은 상태에서 허리를 앞으로 약간 굽힌 자세로 하는 운동이기 때문에 척추관 협착증 환자들도 긴 시간 동안 운동을 할 수 있다. 하루 30분 정도만 자전거 타기로 유산소 운동을 해주어도 큰 도움이 된다.

03 하지불안증후군 Restlessness Leg Syndrome

밤에 다리를 흔들고
잠을 설쳐요

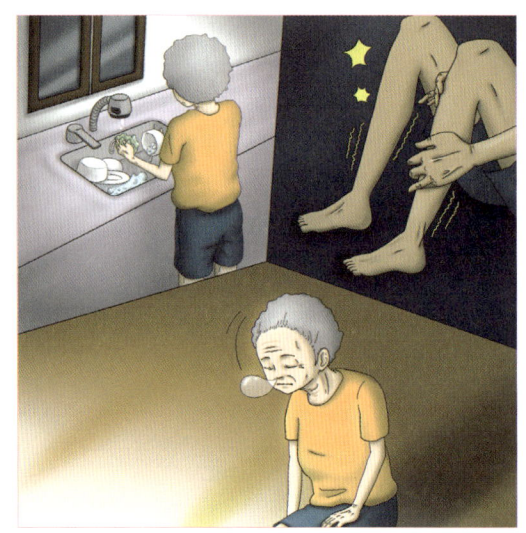

- N 김말숙(가명)
- A 75세/여
- J 주부
- V 5~8(최대 통증 10 기준)

김말숙 할머니가 다리가 아파 고생한 것은 어제 오늘 일이 아니다. 수십 년 전부터 밤이 되면 양쪽 무릎 아래가 간지럽고 아파 잠을 설치곤 했다. 그래도 4~5년 전까지만 해도 통증이 아주 심하지는 않아 그럭저럭 견디며 살 수 있었다.

하지만 70대에 접어들면서 증상이 심해지기 시작했다. 나이 탓이라 생각하기에는 통증이 너무 심했다. 밤이 되면 양쪽 다리가 너무 아파 뜬눈으로 밤을 새우는 날들이 잦아졌다. 그러는 동안 지병이었던 당뇨병이 악화되고 간 기능도 점점 약해졌다. 뿐만 아니라 심장도 나빠져 울혈성 심부전증이란 진단을 받고 약물 복용 중이다.

그동안의 고통은 말로 다할 수 없을 정도로 컸다. 다리 통증으로 잠이 깨면 한참을 주물러줘야 겨우 가라앉았고, 그제야 다시 잠을 청할 수 있었다. 1년 전에는 허리 디스크라는 진단을 받고 수술까지 받았다. 허리 디스크가 있으면 다리가 저리고 아프다는 얘기를 듣고 희망에 부풀었지만 수술 후 증상은 오히려 더 나빠졌다. 최근 1년 동안은 양쪽 다리가 뜨끔거리고 갑자기 펄쩍 뛸 정도로 통증이 심해 거의 매일 밤 잠을 이루지 못했다. 전에는 한참 다리를 주무르면 통증이 가라앉았는데, 이제는 다리를 주무르고 누워도 다시 저리고 뜨끔거려 도통 잠을 잘 수가 없었다.

김말숙 할머니에게 밤은 고통 그 자체다. 다리 통증 때문에 너무 고통스러워 1년 전부터는 아예 잠자기를 포기했다. 대신 남들은 모두 잠든 그 밤에 닥치는 대로 집안일을 했다. 그렇게 꼬박 밤을 새우니 낮에는 졸음이 쏟아져 대부분의 시간을 졸면서 보낸다. 혈당을 조절하려면 낮에 운동을 많이 해야 한다는 것을 알면서도 졸려서 할 수가 없었다. 결국 운동부족으로 당 조절도 잘 되지 않는 상태가 되었다.

밤에 하지통증이 심해지면 하지불안증후군 의심

낮에는 괜찮다가도 밤이 되면 다리가 뜨끔거리거나 저리거나 간질거리면서 자기도 모르게 순간적으로 펄쩍 뛴다면 하지불안증후군을 의심해야 한다. 하지불안증후군은 주로 다리에서 불쾌한 감각이 느껴져서 갑자기 다리를 움직이게 되는 질병이지만 팔에서도 비슷한 증상이 나타나곤 한다.

하지불안증후군이 있을 때 환자들은 '무언가 불편한 느낌', '다리가 아프다', '전기가 찌릿하는 것 같다', '근질근질하다', '벌레가 기어 다니는 것 같다', '바늘로 찌르는 것 같다' 등 다양한 느낌을 호소한다. 표현은 조금씩 다르지만 모두 비정상적인 감각들이다. 이런 비정상적인 감각을 느낄 때 다리를 갑작스럽게 흔들거나 터는 동작을 하면 다리 통증이 없어지곤 한다. 그래서 다리에 통증이 찾아왔을 때 환자가 자신도 모르는 사이에 갑작스럽게 다리를 흔들게 되는 것이다. 자기 몸을 지키려는 일종의 보상작용이나 마찬가지다.

하지불안증후군의 증상은 가만히 있을 때 악화되는 경향이 있다. 앉아 있거나 누워 있을 때 주로 나타나기 때문에 책을 보거나 TV를 보고 있을 때 갑작스럽게 다리를 흔들게 된다. 대부분의 환자들이 저녁이나 밤에 잠을 청할 때 다리 통증이 심해진다고 하는 것도 같은 이유 때문이다.

하지불안증후군 환자들은 잠을 자다가 다리를 떨거나 움직여 여러 차례 잠이 깨기 때문에 숙면을 취하지 못한다. 그래서 낮에는 졸려서 활동력이 떨어지고, 밤에는 잠을 이루지 못하고 안절부절못하는 악순환을 되풀이한다.

증상의 경중은 환자마다 다르다. 일상생활을 하는 데 약간의 불편을 느끼는 정도로 증상이 약한 경우도 있지만 잠을 잘 수 없기 때문에 항상 피곤하고 낮에 정상적인 생활을 할 수 없는 경우도 있다. 후자의 경우 심각할 정도로 삶의 질이 떨어져 큰 문제가 된다.

하지불안증후군은 어느 나이에나 발생할 수 있으며 일부 환자의 경우에는 계속 진행하면서 점차 심해진다. 일반적으로는 40~50대 이후에 발생하지만 일부 환자의 경우에는 20대 전에 증상이 처음 나타나기도 한다.

허리 디스크, 하지정맥류 등 다른 질병과의 감별이 중요

하지불안증후군은 아직까지 정확한 원인이 밝혀지지 않았다. 다만 뇌에서 도파민과 같은 신경전달물질이 적게 혹은 많이 분비돼 불균형을 초래했을 때 발생할 수 있는 것으로 알려져 있다. 일부 환자의 경우에는 당뇨병이나 노인성 말초신경병증, 자가면역질환 등이 있을 때 하지불안증후군이 동반되기도 한다.

이처럼 원인이 불분명한데다 허리 디스크나 하지정맥류처럼 증상이 유사한 질병이 많아 정확한 진단을 받는 것이 무엇보다 중요하다. 실제로 하지불안증후군을 하지정맥류나 허리 디스크로 오인해 수술을 받는 경우도 허다하다. 한 보고 자료에 의하면 하지불안증후군 환자들 중 하지정맥류 때문에 하지가 저리거나 아프다고 생각하고 수술을 받는 사람이 일반인에 비해 2배가 넘는다고 한다.

허리 디스크 수술을 받는 사람들도 적지 않다. 허리 디스크가 있을 때도 다리가 저리거나 아픈 증상이 나타난다. 게다가 노인들의 경우 다리로 가는 신경을 검사하기 위해 요추부 MRI 촬영을 하면 허리 디스크나 척추관 협착증 소견을 보이는 경우가 허다하다. 이런 경우 다리가 저리고 아픈 이유를 척추

> **TIP**
>
> **다리가 저리거나 아파 척추 수술을 고민할 때 꼭 체크!**
> 양쪽 다리나 양발의 증상이 동일할 때는 말초신경병변을 의심한다. 가만히 있을 때, 혼자서 조용하게 쉴 때, 밤에 누워 있을 때 증상이 더 심해지면 하지불안증후군이나 말초신경병, 엉덩이 근육이나 인대의 문제일 가능성을 의심해야 한다. 일반적으로 척추의 병변에 의한 다리 저림은 앉거나 서서 활동을 하면서 악화되는 경향이 있다. 특히 노인이 척추관 협착증을 앓고 있을 때는 똑바로 서서 걸을 때 다리 저림 증상이 악화된다.

의 문제로 보고 수술을 고민하는데, 신중하게 결정해야 한다.

하지불안증후군 환자들은 대부분 60대 이상이다. 60세가 넘으면 척추에 아무런 이상 증상이 나타나지 않아도 MRI를 찍으면 10명 중 4명에게서 디스크 탈출증이, 10명 중 2명에게서 척추관 협착증이 발견된다. 따라서 60세 이상일 경우에는 MRI 상으로 디스크 탈출증이나 척추관 협착증 소견이 보인다고 무조건 수술을 결정해서는 안 된다. 반드시 다리나 발의 통증이 척추 이상이 아닌 다른 원인에 의한 것은 아닌지 확인해야 한다.

Vertebral Compression Fracture 척추압박골절 04

조금만 움직여도
통증이 심해 꼼짝도 못해요

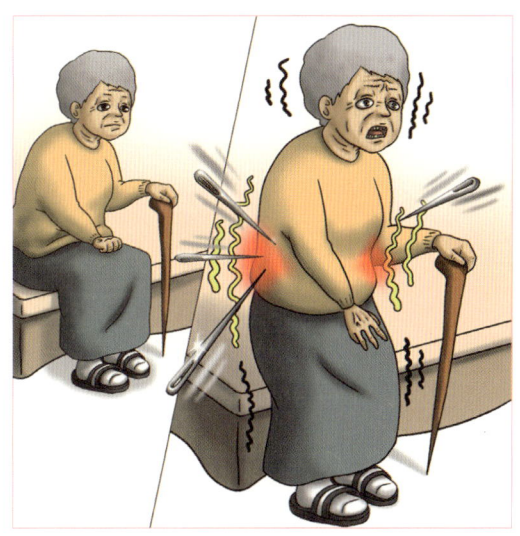

N 홍말숙(가명)
A 84세/여
J 주부
V 8(최대 통증 10 기준)

    84세 홍말숙 할머니가 오른쪽 옆구리와 배가 띠를 두른 것처럼 아파 내원했다. 처음 통증이 발생한 것은 약 2주 전이다. 옆구리가 욱신욱신 뜨끔거리더니 갑자기 갈비뼈 안에서 쿡 찌르는 듯한 통증이 있었다. 깜짝 놀라 가만히 누워 있었더니 통증이 좀 가라앉았다. 그런데 가만히 있으면 괜찮다가 몸을 조금만 움직여도 심한 통증이 나타났다. 밤에 잠을 자다 자기도 모르는 사이에 몸을 뒤척이기라도 하면 여지없이 통증이 찾아와 소스라치게 놀라며 깨는 일이 잦아졌다. 누웠다 일어나는 것은 더욱 고역이었다. 마치 허리가 끊어지는 것처럼 자지러지게 아파 몸을 움직일 엄두조차 내지 못한다.

홍말숙 할머니는 30년 전, 고혈압과 당뇨를 진단받아 지금껏 약을 복용하고 있다. 2년 전 뇌졸중이 있었지만 완전히 회복되어 혼자 노인정을 거뜬히 다니면서 하루를 보내고 있었다. 그랬는데 2주 전부터는 조금만 움직여도 아파서 꼼짝도 할 수 없는 처지가 되어버렸다. 화장실도 갈 수가 없어 누워서 소변을 보게 되었고, 누워 있는 시간이 길어지면서 당 조절도 잘 되지 않는 상태였다.

고령의 환자가 몸을 움직일 때 통증을 호소하면?

"특별히 넘어지거나 충격을 받은 일도 없는데 갑자기 왜 아프신지 모르겠어요."

홍말숙 할머니를 모시고 병원에 온 딸은 할머니가 왜 조금만 몸을 움직여도 아픈지 도무지 알 수가 없다는 표정이었다. 홍말숙 할머니처럼 연세가 많은 분들이 몸을 움직일 때 통증이 온다면 '척추압박골절'을 의심해볼 수 있다. 나이가 들면 뼈가 약해져 골다공증이 생기기 쉽다. 척추뼈도 예외가 아니다. 척추뼈에 골다공증이 생긴 탓에 해면골(cancellous bone)의 뼈 지지조직이 부서져서 척추뼈가 주저앉는 것을 척추압박골절이라 한다. 척추뼈는 크게 앞기둥(전주), 중간기둥(중주), 뒷기둥(후주)으로 구분되는데, 골다공증성 척추압박골절은 중주와 후주에는 손상이 없이 앞부분인 전주에만 골절이 발생하는 것이 보통이다. 그림1

척추압박골절은 골다공증이 가장 흔한 원인이고, 척추로 전이된 암이나 높은 곳에서 떨어지는 충격으로도 발생한다. 노인이 등이나 옆구리에 갑작스런 통증이 생겨 꼼짝도 하지 못하고 괴로워하는 경우에는 골다공증으로 인한 척추압박골절이 발생했을 가능성이 높다. 뼈의 밀도가 낮아지고 구멍이 숭숭 뚫리는 골다공증이 있으면 빙판에 미끄러지거나 털썩 주저앉을 때 척추압박골절이 생기기 쉽다. 홍말숙 할머니의 경우처럼 연세가 아주 많고 골다공증이 매우 심할 때는 넘어지거나 주저앉는 등의 특별한 사고 없이도 척추압박골절이 생길 수 있다.

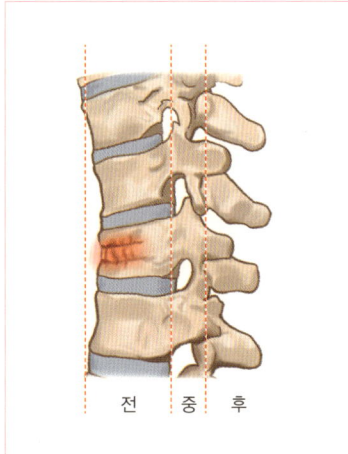

그림 1 척추압박골절. 골다공증이 있는 척추뼈가 위아래로 압력을 받아 눌리면 척추뼈 앞부분인 앞기둥(전주)에 금이 가거나 골절이 생긴다.

TIP

압박골절 부위에 따라 증상도 다르다

척추압박골절은 척추뼈 어디에서든 발생할 수 있으나 주로 흉추와 요추에서 발생한다. 요추에 압박골절이 생기면 주로 허리와 엉덩이가 아프고 엉덩이가 빠질 것 같다고 한다. 가만히 있으면 통증이 없고 누워서 움직일 때 또는 누웠다 일어나거나 앉았다 일어나는 것과 같이 몸의 자세를 바꿀 때 통증이 심하다. 또한 요추 4~5번 같은 경우에는 앉아 있을 때도 통증이 심하게 오기 때문에 환자들은 누워만 있으려고 한다.

흉추 부위에 압박골절이 생기면 주로 등과 가슴, 복부에 통증이 나타난다. 상부 흉추의 경우 가슴 통증으로 오고 기침을 하면 통증이 극심해진다. 똑바로 눕는 자세에서도 통증이 심해지기 때문에 옆으로 누워 자거나 환자에 따라서는 아예 눕지 못하고 밤에도 앉아서 잠을 자야 하는 고통에 시달리기도 한다. 요추와는 다르게 누웠다 일어날 때 통증이 조금 덜하고, 앉아 있을 때도 통증이 심해지지는 않지만 모든 척추압박골절 환자는 몸의 자세를 바꿀 때 통증이 심해진다.

하부 흉추에 생긴 압박골절의 경우에는 옆구리 통증과 복부 통증이 심하다. 갈비뼈가 부러진 것 같다고 하는 경우도 있다. 역시 몸을 움직일 때마다 통증이 심해서 움직이지 않으려고 한다. 하부 흉추 압박골절일 때는 등보다 가슴이나 옆구리 복부 통증이 더 심할 수도 있다. 이 경우 가슴이나 복부 검사에서 이상이 없다는 진단을 받고 오랫동안 치료도 받지 못한 채 누워만 지내는 경우도 있다.

왜 빨리 치료하지 않으면 위험할까?

일반적으로 노인성 골다공증에서 오는 척추압박골절은 허리 디스크와 척추관 협착증과는 달리 신경을 눌러 다리 저림, 마비, 배뇨 곤란 등의 증상이 동반되지는 않는다. 하지만 척추압박골절을 빨리 치료하지 않으면 자칫 생명이 위험해질 수도 있다.

척추는 몸의 기둥과 같은 역할을 한다. 7개의 목 척추, 12개의 등 척추, 5개의 허리 척추와 하나로 붙어 있는 엉치뼈는 몸의 중심이 되어 앉아 있거나 서 있을 때 몸을 지지해주고, 척추 마디마다 연결된 관절을 중심으로 몸을 앞뒤 좌우로 움직일 수 있게 해 준다. 따라서 척추압박골절이 생기면 기둥뿌리 중간에 금이 가서 흔들거리는 격이 되어 몸을 지지할 수 없게 되기 때문에 노인들은 통증을 느끼지 않는 자세로 가만히 있으려고만 한다.

기력이 없고 면역력이 떨어진 노인들이 척추압박골절로 움직이지 못하면 건강이 악화되는 것은 순식간이다. 홍말숙 할머니의 경우 적절한 운동이 당 조절에 도움이 되는데, 움직이지 못하면서 당 조절이 안 되는 상태가 되었다. 당을 제대로 관리하지 못하면 혈액순환에 문제가 생겨 심혈관 질환처럼 생명을 위협하는 질병에 걸리기 쉽다. 이미 뇌졸중의 경험이 있다면 더더욱 혈당 관리를 잘해야 한다.

임근숙(78세, 여) 할머니의 사례를 보면 척추압박골절을 빨리 치료하지 않을 경우 얼마나 위험한 상황이 벌어질 수 있는지 더 확실하게 알 수 있다. 임근숙 할머니는 약 2주 전부터 가슴에 통증이 있었다. 똑바로 누워 있을 때도 아프지만 누웠다 일어날 때나 누워서 몸을 옆으로 돌릴 때면 통증이 더 심해졌다. 그나마 옆으로 누워 있을 때가 가장 통증이 덜한 것 같아 계속 옆으로 누워만 지냈다.

　일주일을 누워만 있다 보니 감기 기운이 심해지면서 가슴 통증도 심해졌다. 기침과 가래가 생겼고, 기침을 하면 가슴 통증이 더 심해져서 기침도 제대로 할 수가 없었다. 기침을 잘 못하면서 가래는 더욱 심해졌고, 열이 나서 응급실에 가니 폐렴이란 진단이 내려졌다. 항생제 치료를 받고 열은 떨어졌지만 열이 내리면서 가슴 통증은 더욱 심해져 통증클리닉을 찾았다.

　고령의 환자가 가슴 통증 때문에 일주일 동안 식사도 제대로 못하고 누워서만 지내는 동안 면역력이 떨어지면서 감기에 걸리게 되었고, 통증 때문에 기침과 가래를 뱉는 것이 어려워지면서 이차적으로 폐렴이 발생한 것으로 생각된다.

　척추압박골절이 생기면 몸을 조금만 움직여도 통증이 심해 꼼짝하지 않고 누워 있게 되는데, 그러면서 임근숙 할머니처럼 폐렴과 방광염 같은 감염이 동반되어 생명이 위험해질 수도 있다. 실제로 노인의 경우 척추압박골절 때문에 움직이지 못하면서 따라오는 감염의 증가와 면역력 약화에 의해 사망할 가능성이 일반 노인에 비해 20퍼센트 이상 증가하는 것으로 알려져 있다. 척추압박골절로 인한 통증은 환자가 직접 겪는 가장 힘든 증상이지만 이 때문에 움직이지 못해 면역력이 떨어지면 각종 나쁜 세균에 감염될 위험이 커지고, 당뇨병이나 고혈압과 같은 지병이 악화될 우려가 크므로 조기에 치료해야 한다. 더불어 조기에 적절히 치료하지 못하면 척추가 앞으로 굽는 후만증(kyphosis)이 진행되면서 폐와 복부 장기가 눌리게 된다. 그렇게 되면 폐기능이 떨어지고 소화기능도 저하돼 건강이 악화될 수 있다. 또한 집 안에만 있게 되면서 우울증이 생기게 되고, 통증으로 불면이 동반되면서 삶의 질이 심하게 떨어지게 된다.

척추체 성형술로 부서진 척추뼈를 단단한 척추로 만든다

  2000년도 이전에는 골다공증에 의한 노인성 척추압박골절이 생기면 무조건 척추에 보조기를 착용하고 움직이지 않으면서 좋아지기를 기다리는 것이 주된 치료였다. 그러다 1987년부터 척추체에 발생한 혈관종을 치료하기 위해 척추체 내에 시멘트를 주입하던 시술이 1990년대 말부터 노인에게 발생하는 골다공증성 척추압박골절의 통증 치료로 사용되기 시작했다. 현재까지 20년의 임상 결과에 의하면 척추압박골절로 꼼짝도 못하는 노인들에게 새로운 삶의 기회를 열어준 훌륭한 치료법으로 평가받고 있다.

  척추체 성형술은 주사바늘로 부서진 척추뼈에 액체형의 인공시멘트를 주입한 후 바늘을 제거하는 시술이다. `그림 2` 하나의 척추를 시술하는 데 10분 정도밖에 걸리지 않는 비교적 간단한 치료법이다. 척추뼈에 주입된 액체형 시멘트는 5분이면 부서진 뼈를 붙여주면서 굳는다. 완전히 굳으면 약해진 척추에 적당한 강도를 주어 더 이상 압박골절이 일어나지 않게 한다. 시술이 끝나고 2시간 정도 안정을 취한 후에는 움직일 수 있다.

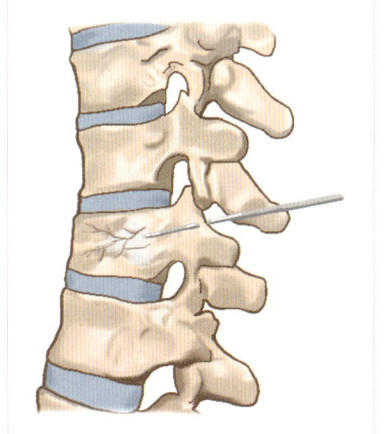

그림 2 척추체 성형술. 척추압박골절이 일어난 척추체 안에 바늘을 삽입하여 인공시멘트를 주입하는 시술로 압박골절된 척추체의 안정성과 강도를 회복시킨다.

이 시술은 척추압박골절로 통증이 심한 경우, 특히 고령인 경우나 만성기관지염, 고혈압, 당뇨 등 지병을 가지고 있을 경우 추천할 만하다. 특히 만성질환을 앓고 있는 환자들은 통증으로 장시간 움직이지 못하면 여러 가지 합병증이 생길 수 있으므로 척추체 성형술로 통증을 조절하고 전신 건강을 유지하는 것이 좋다.

하지만 척추체 성형술은 꼭 필요한 압박골절에 한해 선택적으로 시행해야 한다. 즉, MRI 촬영 결과 최근에 발생한 압박골절이 통증의 원인이 되는 경우에만 시행한다. 골다공증이 심한 노인들의 경우 자기도 모르는 사이 수십 년에 걸쳐 서서히 등이나 허리 통증을 동반하는 크고 작은 척추압박골절이 진행되는 경우가 많다. 심각한 통증을 동반하는 압박골절이 일어나기 전에 이미 여러 개의 척추가 압박골절되어 있는 경우가 많다는 얘기다.

78세 이명자 할머니의 사례를 보면 좀 더 쉽게 이해할 수 있다. 이명자 할머니는 허리 통증이 생긴 지 10일이 지나서야 병원을 찾았다. 허리 통증은 움직일 때마다 더 심해졌지만 좀 쉬면 낫겠거니 생각하며 참다가 통증이 가라앉지 않아 병원을 찾은 것이다. 병원에서는 약물 처방과 함께 안정을 취할 것을 권했다. 약 2주일가량 약을 복용하고 안정을 취했지만 통증이 완화되지 않아 통증클리닉을 찾았다.

2주 전에 찍은 엑스레이 사진을 보니 요추 1번과 3번에 심한 압박골절이 있음이 관찰되었다. 2주 후 다시 촬영한 엑스레이 사진을 보니 2주 전에는 정상으로 보이던 흉추 12번에 심한 압박골절 소견이 보였다.

이 경우 요추 1번과 3번은 오래전부터 서서히 압박골절된 부분이기 때문에 척추체 성형술의 대상이 되지 않는다. 반면 흉추 12번은 새로 발생한 압박골

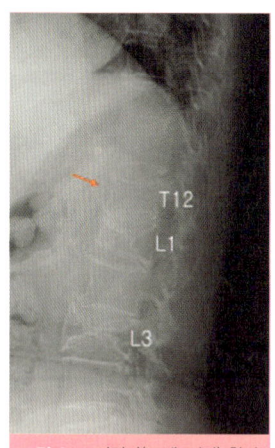 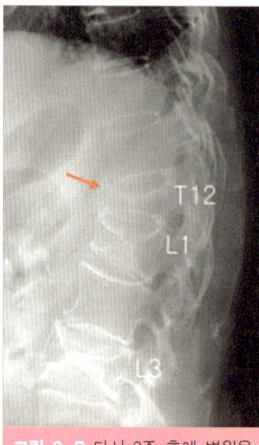 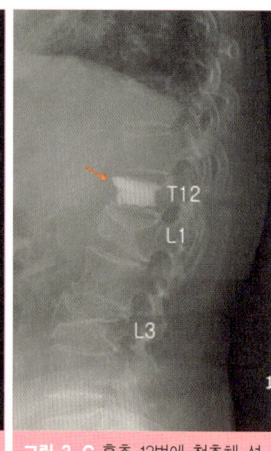

그림 3-A 이명자(78세, 여자) 할머니가 처음 병원을 찾았을 때의 엑스레이 사진이다. 요추 1번과 3번에 심한 압박골절 소견이 보인다.

그림 3-B 다시 2주 후에 병원을 찾았을 때 찍은 엑스레이 사진이다. 흉추 12번에 심한 압박골절이 관찰된다.

그림 3-C 흉추 12번에 척추체 성형술을 시행하여 압박된 척추체의 높이가 회복된 사진이다.

절이기 때문에 척추체 성형술의 치료 대상이다.

이명자 할머니의 경우 갑작스런 허리 통증이 발생한 지 10일이 되었을 때까지만 해도 12번 흉추뼈가 주저앉지 않았다. 하지만 2주 정도 계속 누워만 지내는 동안 척추가 정상 높이의 70퍼센트 정도까지 내려앉았다. 그림 3 척추가 주저앉으면서 사진에서 보는 것처럼 척추가 앞으로 굽는 형태가 되고 말았다. 척추체 성형술은 이러한 척추압박골절의 진행을 막을 수 있는 방법이다. 이명자 할머니처럼 척추압박골절이 심해 허리가 앞으로 굽으면 이차적으로 척추 관절과 근육에서 오는 통증이 생기고, 가슴과 복부가 눌려 폐나 복부 장기의 기능도 약해질 수 있다.

Plantar Fascitis 족저근막염 05

발뒤꿈치가 송곳에 찔린 듯 자지러지게 아파요

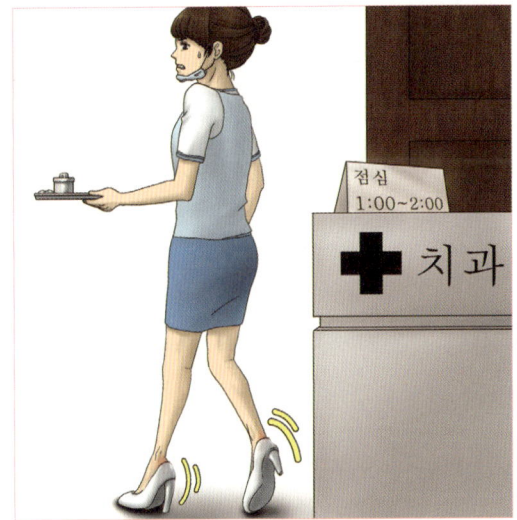

- N 이미경(가명)
- A 28세/여
- J 치위생사
- V 3~9(최대 통증 10 기준)

28세 이미경 씨는 3년 전부터 치위생사로 일했다. 직업의 특성상 하루 종일 서 있는 시간이 많았다. 그냥 서 있기만 해도 힘든데, 환자들에게 좋은 인상을 남기고 싶어 2년 동안 내내 높은 굽의 구두를 고집했다. 일이 끝난 후 운동이라도 하면 하루 종일 긴장했던 다리 근육이 풀릴 것 같았지만 너무 피곤해 운동은 꿈도 꾸지 못했다.

그렇게 다리를 혹사하며 2년쯤 지난 어느 날, 간헐적으로 발뒤꿈치에서 통증이 느껴졌다. 한 번 통증이 생기면 며칠은 갔다. 그래도 좀 쉬면 통증이 사라져 큰 걱정은 하지 않았다. 그런데 2개월 전부터는 통증이 발생하는 빈도도 많아지고 강도도 세졌다. 통증은 주로 아침과 일이 끝날 무렵에 발생했다. 아침에 일어나 첫발을 디딜 때는 발뒤꿈치가 자지러지게 아파서 걸을 수조차 없었다. 고통을 참고 몇 발자국을 조심스럽게 걸어야 겨우 통증이 줄어들었다.

소염제를 복용하면 통증이 좀 덜했다. 하지만 일을 힘들게 하고 나면 애써 가라앉힌 통증이 재발하기를 반복했다. 너무 아파 하이힐을 벗고 굽 낮은 단화를 신었지만 별 차도가 없었다. 발뒤꿈치가 심하게 아플 때는 오래 서 있으면 커다란 돌덩이를 달아놓은 것처럼 종아리가 무거웠고, 오후가 되면 통증이 더 심해져 서서 일하기가 이만저만 힘든 것이 아니다.

발바닥이 아프면 다 족저근막염?

이미경 씨처럼 발바닥이 아프면 제일 먼저 족저근막염을 의심하는 경우가 많다. 하지만 발바닥 통증을 호소하는 환자를 검사했을 때 '족저근막염'이라 진단할 수 있는 경우는 10명에 2명꼴에 불과하다.

족저근막은 발뒤꿈치 뼈에서부터 다섯 개 발가락의 중족골 윗부분에 붙는, 콜라겐을 함유한 섬유조직이다. `그림 1` 두껍고 강한 족저근막은 발바닥에 있는 근육을 덮고 있으면서 걸을 때 발바닥의 아치 모양을 유지시켜주고, 발바닥이 바닥에 닿을 때 충격을 흡수하는 역할을 한다. 앞으로 걸을 때는 보통 발가락을 위로 올리는데, 엄지발가락을 위로 들어 올리고 내딛는 동작에도 족저근막이 관여한다. 또한 족저근막은 종아리 뒤 근육이 발뒤꿈치에 붙는 부분인 아킬레스건과도 연결되어 있어 종아리 뒤 근육이 뭉치면 이와 연결된 족저근막도 연쇄적으로 단단해진다. 과도하게 걷거나 뛰면 족저근막도 함께 늘어나고 줄어들기를 반복한다. 이와 같이 족저근막이 반복적으로 자극을 받거나 압력을 받으면 점차 두꺼워지고 딱딱해지면서 염증이 생겨 발바닥에 통증이 나타나는데, 이를 '족저근막염'이라 한다.

족저근막염의 대표적인 증상은 아침에 일어나 첫발을 디딜 때 발뒤꿈치가 자지러지게 아프다는 것이다. 발뒤꿈치 안쪽을 눌러주면 압통점이 있다. 발가락을 종아리 앞쪽으로 구부릴 때도 통증이 유발된다. 하지만 이러한 증상만으로는 족저근막염을 확진하기 어렵다. 발바닥이 아픈 원인은 족저근막염 외에도 여러 가지 다른 원인들이 있기 때문이다.

통증의 원인이 족저근막염인 것으로 확진하려면 우선 환자의 걸음걸이를 관찰하고 평소의 생활습관을 파악해보아야 한다. 과도하게 발바닥 안쪽으로 혹은 바깥쪽으로 걷거나 서 있다면 족저근막염에 걸릴 위험이 크다. 잘못된 걸음걸이로 지나치게 당겨진 족저근막이 쉽게 손상돼 염증이 생길 수 있기 때문이다. 직업상 혹은 생활습관상 과도하게 걷거나 뛰거나 계단을 오르내리는 동작을 많이 하는 사람도 족저근막염에 걸릴 가능성이 크다.

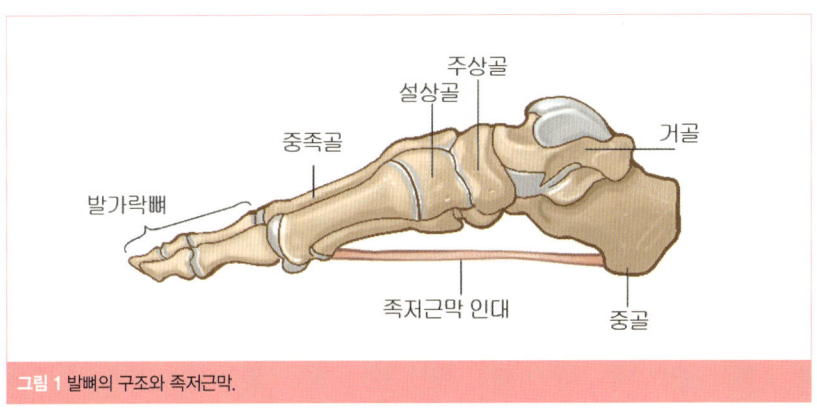

그림 1 발뼈의 구조와 족저근막.

> **TIP**
>
> **족저근막염의 증상**
>
> ❶ 아침에 일어나 첫발을 디딜 때 발뒤꿈치 안쪽에서 통증이 발생한다. 몇 분 동안 발을 스트레칭하면 통증이 완화된다.
> ❷ 증상이 심해지면 아침 첫발을 뗄 때 발뒤꿈치를 바늘로 찌르는 듯한 심한 통증이 나타나 사라지지 않고 하루 종일 지속되다가 오후가 되면서 다시 심해진다.
> ❸ 발바닥을 누르면 발뒤꿈치 안쪽에서 통증이 유발되며 때로는 발바닥 아치를 따라서도 압통점이 있다.
> ❹ 엄지발가락을 종아리 앞쪽으로 굴곡시켰을 때 발바닥 통증이 느껴진다.
>
>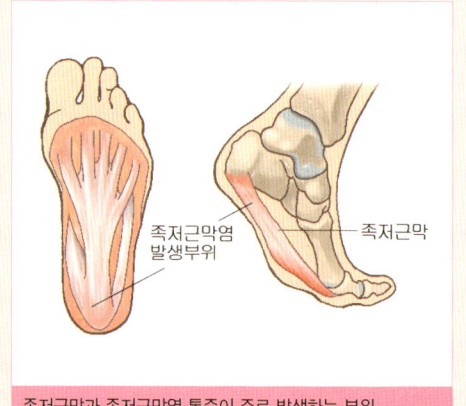
>
> 족저근막과 족저근막염 통증이 주로 발생하는 부위.

걸음걸이와 습관을 파악한 다음에는 환자의 발바닥을 눌러 압통점을 찾아야 한다. 어느 부위에 압통점이 있느냐에 따라 통증의 원인을 감별할 수 있다. 발 부위별 통증을 일으키는 주요 질병은 다음과 같다. 그림 2

❶ 발뒤꿈치 아킬레스건이 붙는 쪽의 압통 → 아킬레스 건초염.
❷ 발뒤꿈치 뼈와 아킬레스건 사이, 아킬레스 건 바로 앞쪽의 압통 → 발뒤꿈치 뒤 윤활낭염.
❸ 발가락 관절 촉진 시 압통 → 발가락 관절염.
❹ 발뒤꿈치 바닥 전체의 압통 및 압박 후 압박된 채 눌려 있는 경우 → 발뒤꿈치 지방 퇴화.
❺ 발바닥 전체가 저리고 아프지만 특정 압통점이 없는 경우 → 말초신경염 혹은 요추에서의 신경 압박 의심. 예를 들어 당뇨병성 말초신경염 등.

❻ 발목 안쪽으로 압통점이 있고 누르면 발 저림이 일어나는 경우 → 발목굴증후군.
❼ 엉덩이 근육과 종아리 근육의 경직과 비대칭 → 근근막통증증후군에서 오는 발바닥 연관통.

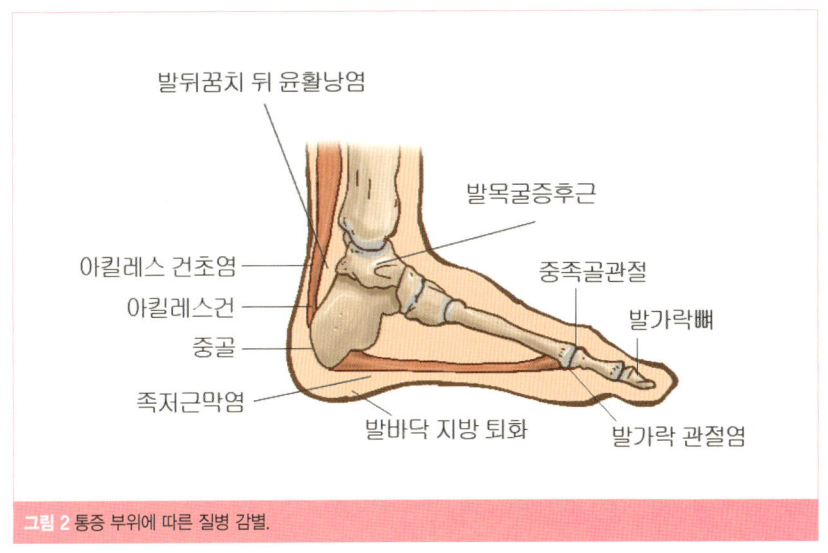

그림 2 통증 부위에 따른 질병 감별.

　이처럼 압통점을 찾는 이학적 검사로 어느 정도 통증의 원인을 감별해낼 수 있지만 좀 더 정확하게 족저근막염을 진단하기 위해서는 초음파나 족부 MRI 검사를 하는 것이 좋다. 족저근막에 생긴 염증이나 족저근막이 두꺼워진 것을 관찰할 수 있으므로 확진하는 데 도움이 된다. 그러나 통증이 심해도 검사에서는 이상 소견이 없는 경우가 많다.

　초음파나 MRI 검사 외에도 발뼈의 구조를 살펴보기 위해 엑스레이 검사를 하기도 한다. 엑스레이로 발을 찍었을 때 족저근막이 붙는 발뒤꿈치 뼈가 자란 것이 보일 때가 있다. 족저근막은 걷거나 뛸 때 발뒤꿈치 뼈에서부터 엄지발가락 쪽으로 발을 내딛는 힘이 전달되면서 발뒤꿈치 부위에서 당겨질 수 있고, 나이가 들면서 근막이 딱딱하게 굳어지는 석회화 변형이 일어나기도 한다. 그러나 족저근막이 붙는 발뒤꿈치 뼈가 자라난 것이 발바닥 통증과 직접 연관되지는 않는다. `그림 3`

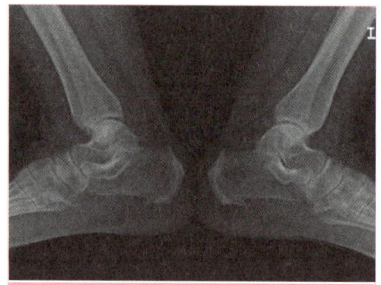

`그림 3` 발뒤꿈치 뼈가 발바닥과 수평을 이루며 자랐지만 발바닥 통증과 직접 연관되지는 않는다.

TIP

이런 사람들이 족저근막염에 잘 걸린다

발바닥 아치가 소실된 평발이나 안쪽 발바닥에 힘을 주고 걷는 사람은 족저근막이 당겨지는 자세가 되어 손상되기 쉽다. 걸을 때 발뒤꿈치 안쪽부터 닿는 것을 '내전'이라 한다. 내전이 과도하면 중심이 발 안쪽으로 쏠리면서 몸의 균형을 잡기 위해 발의 중심축보다 정강이의 하중 중심축이 몸 안쪽으로 가게 된다. 반대로 발뒤꿈치 바깥쪽부터 닿으면 '외전'이라 한다. 중심축은 내전과 반대로 몸 바깥쪽으로 가게 된다. 내전이든 외전이든 둘 다 족저근막을 지나치게 긴장시켜 염증을 일으킬 가능성이 높다

`그림 4`. 그래서 정상적인 보행을 하지 못하는 사람일수록 족저근막염이 발생할 가능성이 높은 것이다.

종아리 근육이 단단해진 경우나 골반이 대칭이 되지 않는 경우, 하이힐을 신는 여성, 깔창이 딱딱하거나 조이는 신발을 신는 경우, 지나친 걷기, 뛰기, 점프를 짧은 시간 동안 심하게 반복하는 경우, 과체중인 사람들도 족저근막염에 잘 걸린다.

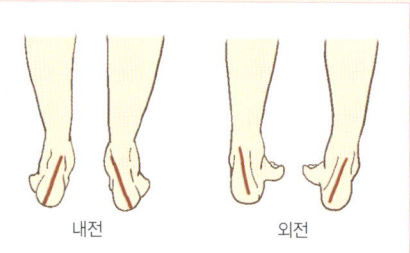

`그림 4` 발뒤꿈치 안쪽이 먼저 닿으면 내전(왼쪽), 바깥쪽이 먼저 닿으면 외전(오른쪽)이다. 평발인 경우 내전 상태로 걷기 쉬우며, 하이힐을 자주 신으면 외전 상태로 걷기 쉽고 족저근막에는 더 많은 압력이 가해진다.

편한 신발과 적절한 운동만 해도 통증이 준다

족저근막염은 족저근막이 반복적으로 지나치게 자극을 받으면서 염증을 일으키는 질병이다. 따라서 족저근막염이란 진단을 받으면 소염진통제를 복용해 염증을 가라앉히는 것이 기본적인 치료이다. 하지만 이보다 더 중요한 것이 있다. 족저근막에 무리를 주었던 생활습관을 교정하고, 적절한 운동으로 족저근막의 긴장을 풀고 족저근막을 강화시켜주는 것이다. 우선 신발부터 편한 것으로 바꾼다. 이미경 씨 사례에서도 알 수 있듯이 하이힐은 족저근막을 지나치게 긴장시킨다. 반대로 너무 굽이 없는 신발도 족저근막을 긴장시키므로 3~4센티미터가량의 굽에 쿠션이 좋은 신발을 신도록 한다. 발바닥 아치가 없는 평발인 사람은 그에 맞는 깔창을 사용하는 것이 도움이 된다.

적절한 운동은 족저근막염을 예방하고 치료하는 데 도움이 되지만 과도한 운동이나 활동은 오히려 역효과를 낸다. 따라서 과도한 운동으로 발바닥이 아프다면 1~2개월 정도는 운동을 하지 않는 것이 좋고, 과도한 활동을 한 후 아이스팩으로 발바닥을 마사지해주면 족저근막이 손상될 위험이 줄어든다.

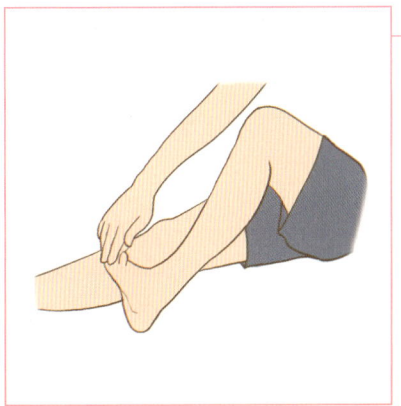

1 족저근막 스트레칭 ①

발가락 끝 위로 잡아당기기
지나치게 긴장한 족저근막을 풀어주는 데는 스트레칭만 한 것이 없다. 방법은 간단하다. 발가락 끝을 손으로 잡아 몸 쪽으로 잡아당기고 약 30초 동안 유지한다. 한 번에 5회 정도 반복하고, 하루 3회 시행한다.

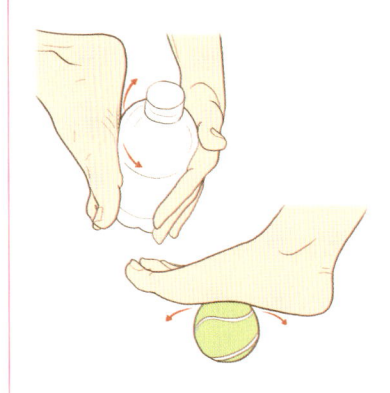

2 족저근막 스트레칭 ②

발바닥으로 공 굴리기

발바닥 아래에 공을 놓고 앞뒤로 굴리는 것도 훌륭한 스트레칭이 된다. 공은 너무 크면 안 되고 야구공 정도의 크기가 적합하다. 공이 없으면 몸통이 매끄러운 병을 이용해도 좋다. 족저근막염으로 인한 통증이 생긴 지 얼마 되지 않았을 경우 페트병에 물을 넣고 얼려서 사용하면 스트레칭과 냉찜질 효과로 두 마리 토끼를 잡을 수 있다.

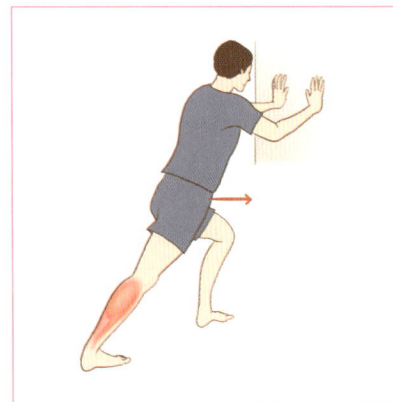

3 비복근(gastrocnemius m.) 스트레칭 ①

벽에 기대 다리 벌리고 서서 밀기

장딴지 근육(비복근과 가자미 근육)이 굳어 있으면 그만큼 족저근막에 무리가 가기 쉽다. 사실 장딴지 근육과 족저근막이 바로 연결되어 있는 것은 아니다. 하지만 장딴지 근육은 아킬레스건이 되어 발뒤꿈치 뼈의 뒷면에 붙어 있고, 발바닥 쪽의 발뒤꿈치 뼈에는 족저근막이 붙어 있으므로 걷거나 뛸 때 장딴지 근육과 발바닥의 족저근막은 연동적으로 움직이게 된다. 장딴지 근육이 굳어 있으면 걷거나 뛰는 동작, 점프를 하거나 계단을 오르내릴 때 아킬레스건에 부담을 주어 결국 아킬레스건이 딱딱해지게 되고 족저근막에도 무리를 준다. 따라서 적절한 스트레칭으로 장딴지 근육을 풀어주는 것이 중요하다.

먼저 비복근 스트레칭을 하려면 벽에 손을 대고 다리를 앞뒤로 넓게 벌린 다음 앞다리는 무릎을 구부리고 뒷다리는 쭉 펴준다. 뒤로 편 다리의 발꿈치를 바닥에서 떨어지지 않게 딱 붙인 상태에서 팔로 벽을 미는 동작을 30초가량 지속한다. 한 번에 5회 정도, 하루에 3차례씩 한다.

4 비복근(gastrocnemius m.) 스트레칭 ②

받침대에 발 올려놓고 종아리 펴기

바닥에 5~10센티미터 높이의 작은 받침대를 놓고 선다. 한쪽 발끝을 받침대에 올려놓고 발뒤꿈치는 바닥에 붙인다. 그러면 비복근이 죽 당겨지는 느낌이 들면서 근육이 풀어진다. 양발을 번갈아가며 시행하고, 한 번 할 때 약 30초간 유지한다. 양발 각각 3회 이상씩 하루 3번 반복한다.

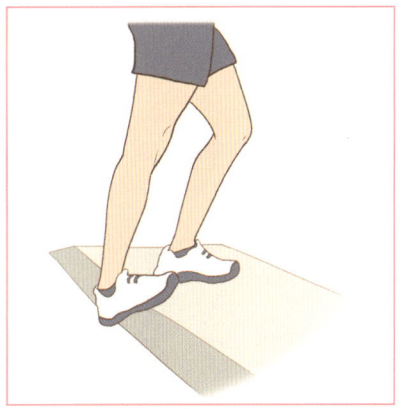

5 가자미 근육(soleus m.)의 스트레칭

벽에 기대 무릎 구부리고 벽 밀기

비복근 스트레칭 자세에서 뒤에 있는 다리의 발뒤꿈치를 바닥에서 떼지 말고 양쪽 무릎을 구부린 다음 벽에 댄 양손에 가볍게 힘을 준다. 그 상태로 30초간 유지하기를 3~5회씩 하루 3번 반복한다. 조금 더 스트레칭의 강도를 높이려면 뒷발의 앞꿈치를 5~10센티미터 높이의 받침대에 올리고 같은 방법으로 시행한다.

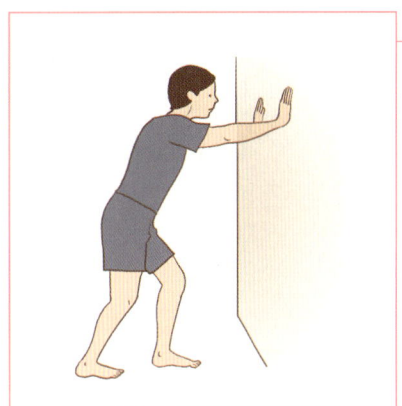

6 발바닥 내재근 강화운동

발가락으로 수건이나 공기돌 잡기

발바닥에 수건을 깔고 발가락으로 잡아 끄는 동작을 반복하거나 바닥에 있는 공깃돌을 발가락으로 집어서 담는 동작을 반복한다.

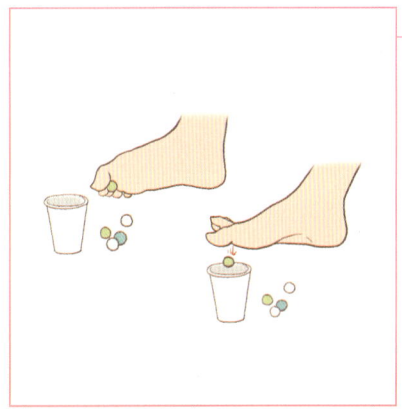

사례 1
**통증이 심한
발가락 관절에
항염증 주사**

- Ⓝ 오진헌(가명)
- Ⓐ 57세/남
- Ⓙ 자영업
- Ⓥ 5~8(최대 통증 10 기준)

극심한 통증을 잠재우는 주사요법

하루 종일 족저근막염이라고 생각되는 발바닥 통증으로 고통받는다면 생활요법이나 운동요법만으로는 통증을 효과적으로 가라앉히기 어렵다. 이럴 때는 통증전문병원에서 적극적인 치료를 받는 것이 바람직하다. 발바닥 통증에 대한 감별 진단을 정확히 한 뒤 통증의 원인에 따라서 압통점이 있는 관절에 항염증 작용을 하는 약물을 투여하는 주사요법과 종아리나 엉덩이 근육의 압통점에 주사를 놓는 통증유발주사요법 등 각각의 환자에게 적절한 치료법이 적용되어야 한다.

대기업에서 부장으로 일하는 57세 오진헌 씨는 172센티미터의 키에 58킬로그램의 마른 체형이었다. 주로 사무실에서 업무를 보는 편이고, 간간이 가벼운 걷기 운동을 하는 것 외에는 특별한 운동을 하지 않았다. 그러다 1년 전부터 골프에 푹 빠졌다. 늦게 배운 도둑 날 새는 줄 모른다더니 뒤늦게 배운 골프가 그렇게 재미있을 수가 없었다. 틈만 나면 골프를 치러 다녔고, 5개월 전에는 일주일 동안 매일 36홀을 도는 골프 여행을 다녀오기도 했다.

평소 움직임이 많지 않았던 사람이 갑작스럽게 활동량이 많아져서였을까? 5개월 전 골프여행을 다녀온 후 발바닥이 아프기 시작했다. 거의 하루 종일 양쪽 발바닥에 통증이 지속되었다. 처음에는 좀 쉬면 낫겠거니 생각하며 참아보았지만 통증이 줄어들지 않아 대학병원 정형외과와 족부전문병원을 찾았다. MRI 검사와 골 스캔을 시행한 결과 족저근막염이란 진단이 나왔고, 병원에서는 신발 깔창을 처방했다. 하지만 깔창을 착실하게 사용해도 발바닥 통증이 호전되지 않아 답답한 마음에 통증전문병원을 찾았다.

촉진을 하기 위해 환자의 발바닥을 누르자 발뒤꿈치와 우측 1~2번 발가락 관절, 좌측 2~3번 발가락 관절에서 심한 통증을 호소하였다. 환자는 아침에 일어나서 첫발을 디딜 때가 통증이 가장 심하다고 했다. 하루 종일 걸을 때도 통증이 나타났다. 마치 양쪽 발가락이 시작되는 부위 바닥에 바둑돌을 5개씩 박아 놓은 것같이 아프다고 했다.

골프를 치면 통증이 더 악화되었다. 골프를 친 날은 통증으로 잠을 자기도 힘들었지만 골프가 너무 좋아 끊기가 어려웠다. 그렇게 발바닥이 아픈 와중에도 일주일에 2번 정도는 골프를 치러 나갔고, 그때마다 통증으로 후회하기를 반복하고 있었다.

촉진으로 압통점을 찾고 MRI를 찍어보니 압통이 심한 발뒤꿈치와 발가락 관절 부위가 염증이 심하고 뼈가 부어 있었다. 빨리 염증을 치료하지 않으면

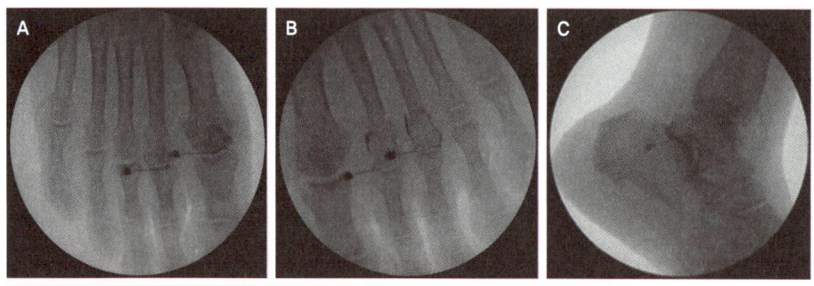

그림 5 압통점이 있는 오른쪽 1~2번(A)과 왼쪽 2~3번(B)의 중족골 관절 및 오른쪽 발뒤꿈치 관절(C)에 주사를 하여 관절 내에 약물이 퍼진 것을 조영제로 확인하고 항염증 약을 주입한다.

상태가 더 나빠질 것이 분명했다. 그래서 염증이 보이는 발가락 관절에 항염증 주사를 놓았고, 증상이 많이 호전되었다. 그림 5 하지만 통증을 완전히 없애고 재발을 막기 위해 당분간 단시간에 많이 걷는 것을 자제할 것과 수영과 같은 유산소 운동을 꾸준히 할 것을 권유했다.

황철호 씨는 대학을 졸업한 후 조그만 회사에 취직해 다니다 좀 더 안정적인 미래를 위해 1년 전 회사를 그만두고 공무원 시험을 준비하기 시작했다. 그런데 약 6개월 전부터 왼쪽 발바닥이 뜨거우면서 저리는 증상이 발생했다. 통증은 걸을 때뿐 아니라 누워 있을 때나 잘 때 더 심한 것 같았다. 정형외과를 찾아 족저근막염이란 진단을 받았고 소염제 처방과 신발을 편한 것으로 신으라는 권유를 받았다. 그리고 간헐적으로 물리치료를 받았지만 증상은 호전되지 않았다. 앉아 있을 때도 왼쪽 발이 저려 공부에 집중할 수가 없었다. 그래서 통증전문병원을 찾았다.

발이 저린 증상은 발이 아닌 척추의 문제로도 나타날 수 있다. 척추 디스크가 삐져나와 신경이 눌렸을 때 발이 저릴 수 있으므로 MRI로 요추부를 찍어 보았다. 요추부에는 아무 이상이 없었다. 환자는 평소 운동을 하지 않는 편이

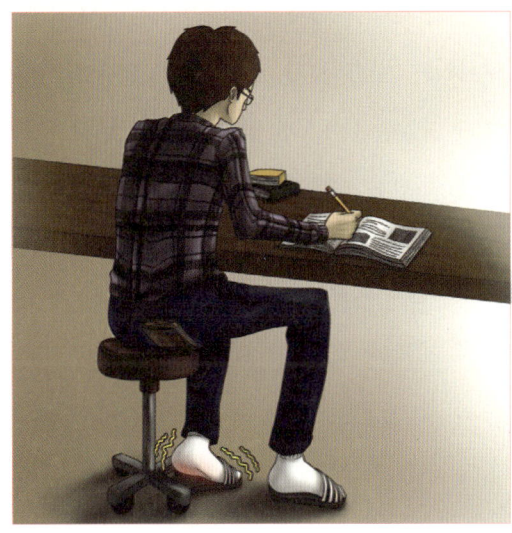

사례 2
**엉덩이 근육
통증 유발점 주사 후
발바닥 통증 호전**

N 황철호(가명)
A 28세/남
J 취업준비생
V 5~7(최대 통증 10 기준)

었고 수년간 우측 엉덩이에 지갑을 넣고 다녔다고 한다. 엉덩이와 발은 멀리 떨어져 있지만 엉덩이 근육이 지나치게 긴장돼 있으면 엉덩이 근육 사이로 빠져나가는 굵은 좌골신경에 압박이 생기고 그 통증이 발바닥으로 연결될 수 있다. 그런 가능성을 열어두고 엉덩이 근육을 촉진해보니 왼쪽 엉덩이 근육에 압통점이 있었다. 그곳에 통증 유발점 주사를 한 후 발바닥이 화끈거리고 저리는 증상이 완화되었다.

　발바닥이 아플 때는 의사와 환자 모두 족저근막염이란 진단을 쉽게 내리고 쉽게 받아들인다. 하지만 발바닥에서 통증이 오는 경우에는 설사 그것이 족저근막염이라 할지라도 허리부터 발바닥까지 연결된 근육과 인대, 관절 등의 불균형에서 발생하는 근육과 인대의 연속적인 긴장과 관절의 약화에서부터 시작된다는 것을 알아야 한다.

  황철호 씨의 경우 장시간 앉아 있는 업무 형태와 엉덩이에 지갑을 넣고 다니는 습관이 엉덩이 근육을 긴장시키는 원인이었다. 공부하는 분이라 불가피하게 오래 앉아 있을 수밖에 없지만 가능한 한 1시간 공부한 뒤 5~10분 정도 일어나 가벼운 스트레칭을 할 것을 권했다. 엉덩이 주머니에 지갑을 넣고 다니지 않도록 권유한 것은 물론이다. 또한 힘들겠지만 하루 1시간 정도 유산소 운동을 해 장시간 공부하느라 긴장된 몸의 근육을 풀어줄 것을 권했다.

Ankylosing Spondylitis **강직성 척추염** 06

등이 아파서 새벽에 일어나요

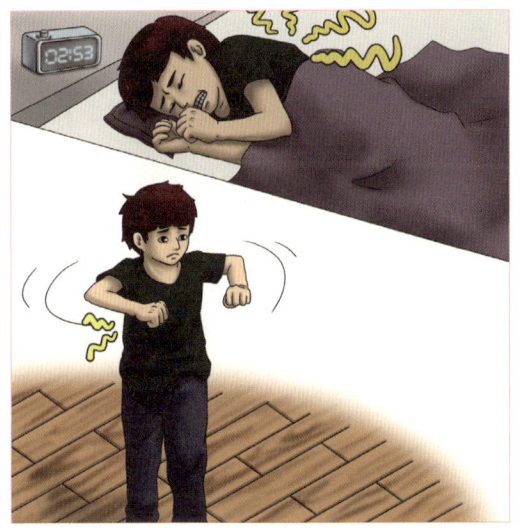

- N 김갑수(가명)
- A 34세/남
- J 사무직 회사원
- V 4~7(최대 통증 10 기준)

김갑수 씨는 약 2~3년 전부터 한 달에 2~3번 정도 등이 아파 새벽에 잠을 깨곤 했다. 하지만 전날 무리를 해서 그러려니 생각하고 별로 대수롭지 않게 여겼다. 아침에 일어나면 등이 뻐근했지만 출근하려고 준비하는 동안 뻐근함이 사라져 더더욱 걱정을 안 했다.

그런데 2주 전부터 등이 아파 새벽에 깨는 횟수가 잦아졌다. 같은 증상이 자주 반복되면서 평소 운동 부족으로 근육이 뭉쳐 통증이 온다고 생각하고 물리치료를 받기 위해 병원을 찾았다.

1년 전에도 왼쪽 엉덩이 부위 통증이 심해 병원을 찾은 적이 있다. 그때 병원에서 허리 디스크라는 진단을 받고 주사치료를 받았지만 효과는 거의 없었다. 몇 차례 주사치료를 받아도 통증은 줄어들지 않았다. 다행히 시간이 지나면서 저절로 왼쪽 엉덩이 통증이 호전되었다.

엉덩이 통증과는 달리 등 통증은 시간이 지나도 낫기는커녕 더 심해졌다. 보통 등 통증은 잠이 들고 2~3시간쯤 지나면 생겼다. 밤 12~1시경에 잠이 들면 새벽 3~4시경 등이 아파 잠을 깬 뒤 한참 몸을 뒤척이다가 겨우 다시 잠이 들었다. 아침에 일어나면 등이 뻣뻣하게 굳고 아파서 한 번에 일어나기가 힘들었다. 그렇지만 억지로 일어나 10분 정도 움직이면 등 통증이 사라졌다. 신기하게도 낮에 활동할 때는 큰 무리가 없었기 때문에 병원에 가야 한다는 생각을 하지 못했다.

그렇게 2~3년을 보내다 최근 들어 새벽에 깨는 일이 매일 반복되면서 생각이 바뀌었다. 등이 아파 잠을 푹 자지 못해 피로가 누적되었고, 잠들기 전에는 오늘은 푹 잘 수 있을까 걱정하느라 불안했다. 운동을 좀 하면 좋아질 것 같지만 너무 바빠 도저히 운동할 시간을 낼 수가 없었다. 결국 물리치료를 받으면 호전될 수 있지 않을까 하는 기대감을 갖고 병원에 온 것이다.

새벽에 등이 아프고 낮에는 괜찮다면 강직성 척추염 의심

김갑수 씨를 괴롭히는 등 통증은 새벽에 발생하고, 일어날 때 몇 분가량 등이 아파 잘 움직이지 못한다는 것이 특징이다. 통증은 주로 서너 시간 정도 몸을 움직이지 않는 상태에서 발생한다. 또한 일어날 때 척추가 뻣뻣하게 굳어 한 번에 일어나기 어렵지만 조금 움직이면 풀리고, 낮에 활동할 때는 거의 증상을 느끼지 못한다는 점도 주목할 만하다.

이런 증상이 나타난다면 강직성 척추염을 의심할 수 있다. 허리 디스크나 척추관 협착증과 같은 척추질환이 대부분 40대 이후에 많이 발생하는데 비해 강직성 척추염은 20~30대 젊은 층에서 나타나는 경우가 많다. 따라서 초기에는 강직성 척추염인 줄 알아차리기가 어렵다. 김갑수 씨도 그랬지만 대부분 과로하거나 운동 부족으로 근육이 뭉쳐 아픈 것이라 착각해 치료시기를 놓치기 쉽다.

강직성 척추염은 척추뼈를 둘러싸고 있는 인대와 척추관절 및 천장관절이나 무릎, 발목과 같은 말초 관절에 반복적으로 염증을 일으키는 질환을 말한다. 주로 천장관절에서부터 염증이 발생해 요추, 흉추를 지나 경추로 염증이

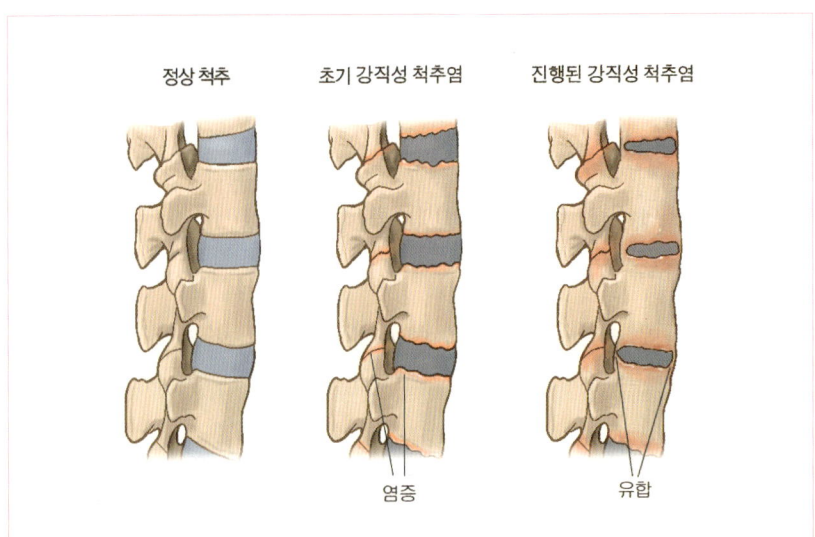

그림 1 정상 척추는 디스크와 뒤에 있는 척추관절이 유연해 척추 하나하나의 마디가 앞뒤 좌우로 자연스럽게 움직일 수 있다. 초기의 강직성 척추염에서는 척추뼈를 감싸고 있는 인대와 척추관절에 염증이 생긴다. 시간이 흐르면서 염증이 반복적으로 생기면 인대와 관절에 석회화가 일어나서 척추는 하나의 덩어리처럼 붙어버리게 된다.

퍼진다. 척추의 인대와 관절에서 염증이 반복되면 위아래 척추뼈를 둘러싸면서 인대가 점차 석회화되어 척추의 가동성이 없어지고 하나의 통처럼 딱딱하게 굳어간다. 그림 1

왜 강직성 척추염이 생기는지는 아직 뚜렷하게 밝혀지지 않았지만 'HLA-B27'이라는 특정 유전자와 연관이 깊은 것으로 알려져 왔다. 이 유전자를 갖고 있는 사람이 과로나 스트레스, 정신적 압박감 등의 환경적 요인에 노출될 때 면역체계에 이상이 생기는 자가면역질환인 것으로 추정된다.

강직성 척추염은 방치하면 척추관절이 굳어져 움직이기 힘들기 때문에 조기에 적절한 치료를 받는 것이 중요하다. 제때 진단받고 치료받지 못하면 수십 년이 지난 50~60대에 척추뼈와 척추뼈 사이가 붙어 엑스레이 사진으로 보면 마치 대나무처럼 보이는 척추 변형(bamboo spine)을 일으킨다. 척추가 대나무처럼 연결되면 어떤 방향으로도 척추를 움직이기가 어렵다. 허리를 구부리거나 돌리기 힘들고 목을 돌려 뒤를 보는 것도 어려워진다.

강직성 척추염이 상당히 진행된 상태에서 엑스레이 촬영을 하면 척추가 대나무처럼 붙어 있거나 천장관절염이 진행되어 천장관절이 히얗게 경화된 모습을 확인할 수 있다. 이 정도면 이미 병이 너무 오래되어 치료하기 어려운 상태이다. 하지만 요즘에는 MRI와 같은 검사로 얼마든지 조기 진단이 가능하다.

35세 이하인 사람이 3개월 이상 지속되는 허리나 등 통증이 있으면서 움직이지 않을 때 통증이 심해지는 경우, 특히 새벽에 통증으로 잠을 깨고, 활동을 하면 통증이 줄어들 경우 강직성 척추염을 의심해야 한다. 환자들 중에는 눈에 염증(홍채염이나 포도막염)이 발생하거나 설사와 같은 장염 증상이 자주 나타난다고 호소하는 분들이 종종 있다. 이러한 전신 염증 반응으로 인해 피로를 쉽게 느끼기도 한다.

천장관절염도 강직성 척추염과 마찬가지로 MRI 검사를 통해 조기 진단할 수 있다. 엑스레이로는 10년 정도 반복적인 염증이 있은 후에야 천장관절염을 확인할 수 있기 때문에 엑스레이 검사에서 이상이 보인다면 병이 이미 상당히 진행된 경우이다. 혈액검사로는 HLA-B27이라는 유전자 검사를 시행하는데, 검사 결과는 인종에 따라 차이가 있으나 강직성 척추염 환자의 약 90퍼센트에서 양성을 보인다.

오른쪽 엉덩이 통증, 강직성 척추염의 신호탄

프로골퍼인 39세 송지만 씨는 왼쪽 발뒤꿈치와 무릎 통증으로 내원했다. 3년 전부터는 등이 자주 아파 동네 병원에서 여러 차례 주사를 맞았다고 했다. 이보다 더 오랫동안 송지만 씨를 괴롭힌 것은 엉덩이 통증이다. 무려 12년 전부터 1년에 한 번꼴로 오른쪽 엉덩이가 아팠고, 2~3일 정도 아프면 저절로 괜찮아지곤 했다.

오른쪽 엉덩이가 심하게 아플 때는 정형외과에 가서 엑스레이나 CT 검사를 했지만 검사 결과는 항상 정상으로 나왔다. 검사를 해도 이상이 없으니 골프가 원인이라고 생각할 수밖에 없었다. 20대 초반부터 골프를 했으니 그렇게 생각하는 것도 무리는 아니었다. 그런데다 최근 골프를 칠 때 무릎과 발꿈치 통증이 더 심해져 가능한 한 운동을 줄여야겠다고 생각한 터였다. 이대로 무리해서 골프를 치다가는 영영 골프를 치지 못할 것 같은 불안감이 들기도 했다.

간간이 나타나던 등 통증도 최근 몇 개월 전부터 심해졌다. 오후가 되면 불편해지기 시작해서 잠자리에 누워도 편하지 않았고, 새벽에는 거의 매일 통증 때문에 잠을 깨곤 한다.

새벽에 잠을 깨고 아침에 심한 등 통증은 척추 관절이나 인대에 염증이 생겼을 때 나타나는 전형적인 증상이다. 또한 왼쪽 발꿈치와 무릎 통증은 척추염과 말초 관절염이 동반된 형태의 척추관절병증(spondyloarthropathy)을 의심할 수 있다. 유전자 검사(HLA-B27)와 골반부의 MRI 촬영을 한 결과 강직성 척추염에 의한 우측 천장관절염증을 확인할 수 있었다. 그림 2

강직성 척추염은 보통 처음에는 허리 아래 부분이나 엉덩이 부위에서 통증이 시작돼 점차 척추 위쪽으로 통증 부위가 넓어진다. 송지만 씨의 경우 12년 전부터 엉덩이가 아팠다고 했는데, 이미 그때 강직성 척추염에 의한 오른쪽 천장관절염 증상이 나타난 것으로 보인다. 또한 처음에는 새벽과 아침에 일어날 때만 주로 아픈데, 송지만 씨처럼 강직성 척추염이 오래 진행되면 오후가 되면서도 척추의 통증이 심해진다. 왼쪽 발뒤꿈치가 아픈 말초의 관절염 증상

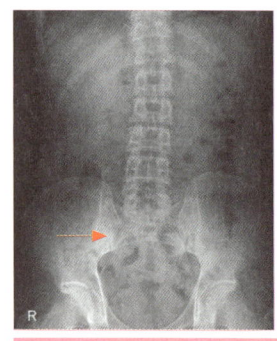
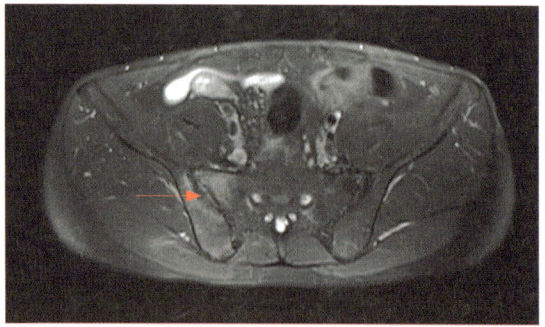

그림 2 왼쪽은 송지만 씨의 엑스레이 사진이다. 오른쪽 천장관절이 석회화된 것이 보인다. 오른쪽은 골반 MRI 사진인데, 오른쪽 천장관절의 염증과 골반뼈의 부종이 보인다.

도 강직성 척추염을 앓는 환자의 약 3분의 1이 흔히 호소하는 증상이다.

> **TIP**
>
> **강직성 척추염 진단 기준**
>
> 보통 임상적으로 ① 적어도 3개월 이상 요배부통이 지속되고, 운동을 할 때는 요통이 호전되지만 휴식으로는 호전되지 않을 때 ② 척추의 전후굴곡 및 측방굴곡이 제한되었을 때 ③ 흉곽확장이 정상에 비해 감소되었을 때 강직성 척추염을 의심할 수 있다. 이러한 임상적 기준 중 하나 이상의 증상이 있고, 엑스레이 검사 상 중등도 이상의 편측성 천장관절염이나 경미한 정도 이상의 양측성 천장관절염이 있을 경우 강직성 척추염이라 진단한다.
>
> 임상적 기준을 충족하는지를 알아보는 이학적 검사로는 '쇼버검사(Schober's test)', 흉곽확장검사 등이 있다. 쇼버검사는 발꿈치를 모아 똑바로 선 상태에서 허리를 앞으로 굽혔다 뒤로 젖혀 허리의 유연성과 운동 각도를 측정하는 검사다. 양쪽 골반뼈의 윗면을 지나는 가상의 선은 요추 4~5번 사이가 되고 이 선에서 아래로 5센티미터, 위로 10센티미터의 거리를 측정한 후 환자가 최대한 허리를 굽혀 손끝을 발쪽으로 향했을 때 이 두 점 사이의 거리가 5센티미터 미만이면 강직성 척추염을 의심한다.
>
> '흉곽확장검사'는 가슴의 4늑간(양쪽 유두를 연결하는 바로 위쪽의 갈비뼈)을 기준으로 숨을 최대한 들이마실 때와 내쉴 때 가슴둘레의 차이를 측정한다. 나이와 성별에 따라 차이가 있으나 2.5센티미터 이하의 차이를 보이면 강직성 척추염을 의심한다.
>
> HLA-B27의 존재 여부를 확인하는 유전자 검사는 진단에 중요한 참고자료가 되지만 확진 기준은 될 수 없다. 보통 강직성 척추염 환자의 90퍼센트 이상에서 혈액검사상 HLA-B27 유전자가 양성으로 나타나지만 일부 강직성 척추염 환자는 이 유전자가 양성으로 나타나지 않고, 정상인의 5퍼센트 정도에서도 양성 반응을 보이기 때문이다. 최근에는 35세 이하의 환자가 3개월 이상 지속되는 요배부통이 있고 이러한 통증이 활동에 의하여 완화되는 특징이 있으며, HLA-B27 유전자가 양성이면 천장관절의 MRI 촬영을 통하여 조기에 강직성 척추염을 진단할 수 있다.

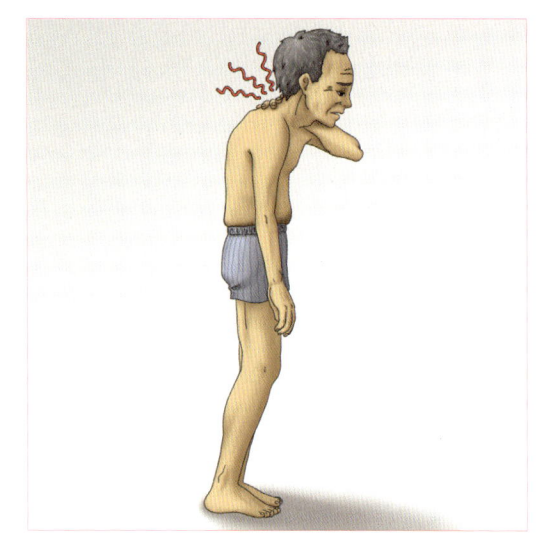

- N 이만호(가명)
- A 59세/남
- J 건설회사 간부
- V 4~7(최대 통증 10 기준)

방치하면 척추 마디가 하나로 붙고, 목과 가슴까지 뻣뻣해진다

　강직성 척추염은 천천히 진행되는 편이다. 게다가 항상 통증이 있는 것이 아니고 좋아졌다 나빠지기를 반복하기 때문에 조기에 발견하고 치료를 하기가 쉽지 않다. 59세 남자 환자인 이만호 씨가 요통과 목 통증을 겪은 것은 이미 수십 년 전부터다. 하지만 그 정도 통증쯤이야 누구나 느끼는 것이라 생각하고 그냥 지냈다.

　몇 년 전부터 목과 어깨 통증이 점점 심해지긴 했지만 그때마다 마사지를 받거나 물리치료를 받으면 좋아져 큰 걱정은 하지 않았다. 목은 뒤를 돌아볼 때 더 아팠다. 그래서 운전을 하다 후진할 때 뒤를 보는 것이 불편한 적이 많았다. 운동을 안 해 그런가 싶어 간간이 목 스트레칭으로 아픈 목을 달래며 살았다. 하지만 작년부터는 목이 점점 더 뻣뻣해졌고, 최근에는 어깨 통증이 심해져 더 이상 방치할 수가 없었다. 특히 아침에 일어날 때가 가장 아팠지만 몸을 움직이면 조금씩 좋아지는 듯했다.

척추 강직이 의심돼 검사를 해보니 경추 부위의 골화 현상이 심했고, 환자의 목과 허리의 운동 반경이 매우 제한된 상태였다. 그림 3 HLA-B27 유전자 검사에서도 양성 반응을 보여 강직성 척추염이 진행된 상태임을 확인할 수 있었다.

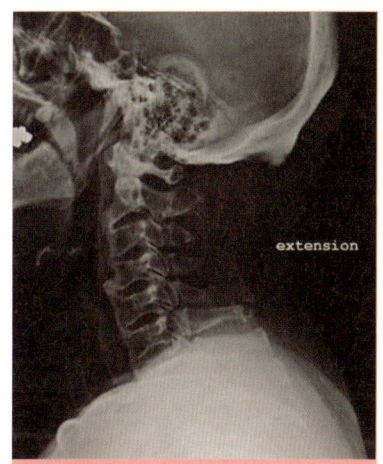

그림 3 이만호 씨의 경추 엑스레이 사진으로 경추 2번에서 7번까지의 전방인대가 골화되어 목척추가 하나로 연결된 것처럼 보인다. 그로 인해 목을 뒤나 옆으로 젖히거나 돌리지 못한다.

강직성 척추염으로 진단되면 일반적으로 약물치료와 운동치료를 병행한다. 아직까지 강직성 척추염을 완치시키는 약물은 없지만 비스테로이드성 소염진통제, 항류머티스 약제 및 TNF-알파 억제제 등이 사용되고 있다. 국소적으로 아픈 부위의 통증이 심할 때는 주사요법을 병행하면 복용하는 약물의 양을 줄일 수 있고 증상을 완화시키고 병의 진행을 억제하는 데 도움이 된다.

약물치료와 더불어 운동치료를 함께하면 치료효과가 배가 되지만 이미 강직이 진행된 상태에서는 과도한 스트레칭이나 요가 등은 피하는 것이 좋다. 목이 뻐근하고 잘 안 돌아간다고 과도하게 스트레칭을 하면 척추 골절이나 경막외강내 출혈 등 심각한 사태가 벌어질 수 있기 때문이다. 엑스레이를 확인하여 이만호 씨와 같이 강직이 일어난 척추체가 확인되면 과도한 스트레칭,

요가 등의 운동을 피하고, 걷기 위주의 유산소 운동을 꾸준히 하는 것이 좋다. 또한 척추 회전이 안 되는 것에 생활을 적응시키고, 자가면역계의 활성화를 유발하는 스트레스를 줄이는 생활환경을 만드는 것이 무엇보다 중요하다.

Buerger's Disease 버거씨병 07

발가락에 생긴 상처가 낫지 않고 가만 있을 때 통증이 심해요

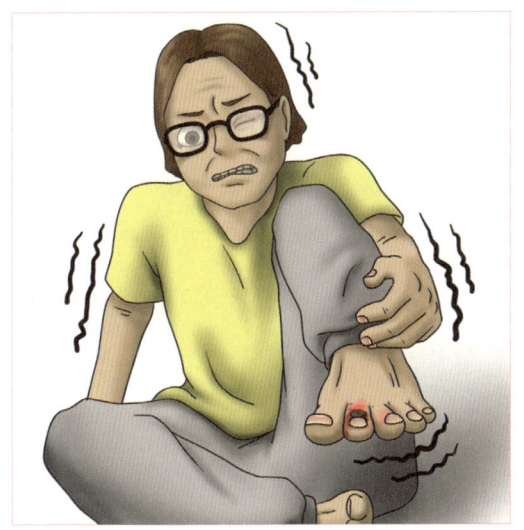

- N 최도일(가명)
- A 47세/남
- J 건축
- V 4~7(최대 통증 10 기준)

최도일 씨는 약 7년 전부터 겨울만 되면 넷째와 새끼발가락이 시리고 저렸다. 증상이 그리 심하지 않고 겨울이라 혈액순환이 잘 안 돼 그러려니 생각하며 그냥 넘기곤 했다. 3년 전에는 겨울에 발 시림이 심하고 발가락 색깔이 푸르게 변해 병원에 갔다가 혈액순환이 잘 되지 않고 버거씨병이 의심되니 금연하라는 말을 들었다. 그러나 날씨가 따뜻해지면 증상이 호전되곤 했기 때문에 그다지 심각하게 생각하지 않고 지냈다.

그런데 지난겨울 왼쪽 넷째발가락이 빨갛게 변해 들여다보니 발톱 끝에 염증이 생겨 있었다. 발톱 염증은 쉽게 낫지 않았다. 시간이 지날수록 점점 심해지더니 한 달 전부터는 통증이 너무 심해 신발을 신고 걷기도 힘들고 밤에 잠을 잘 수조차 없었다. 그제야 심상치 않음을 느끼고 병원을 찾았다.

최도일 씨의 발가락을 살펴보니 왼쪽 넷째발가락은 상처 때문에 부어서 빨갛게 변해 있었다. 발톱 옆은 이미 까맣게 죽어가고 있는 상태였다. 최도일 씨는 발가락이 곪아 터지는 것처럼 쑤시고 아프다며 통증을 호소했다. 혈관 CT 촬영을 한 결과 버거씨병으로 진단되었다. 매일 상처 부위를 소독하고 혈관확장제와 마약성 진통제를 복용하면서 통증이 약간 줄어들기는 했지만 상처는 아물지 않았고, 밤에는 여전히 통증 때문에 잠을 자지 못하였다. 요부 교감신경차단술을 시행하고 하지로 가는 신경이 있는 요추부 경막외강 내로 진통제를 투여했다. 일주일이 경과하자 상처는 빠른 속도로 회복되었다.

담배 때문에 악화되는 병

버거씨병이란 팔, 다리의 작은 혈관에 염증이 생겨 혈관이 막히는 병으로 '폐쇄성 혈전혈관염(thromboangitis obliterans)'이라 부른다. 혈관에 염증이 생기면서 혈액순환에 장애가 생기면 처음에는 발가락이나 손가락이 창백하거나 푸르스름하고 시리고 저린 느낌이 난다. 좀 더 진행되어 혈관 벽에 혈전이 생기고 주변에 염증이 심해지면서 혈관 벽에 있는 신경에까지 염증이 생겨 쿡쿡 쑤시거나 화끈거리는 통증이 나타난다. 혈관 벽에는 교감신경이 분포돼 있어 몸의 상태나 외부 환경에 따라서 혈액의 흐름을 조절한다. 따라서 혈관 벽의 염증이 심해지면 교감신경을 자극하게 되고, 교감신경이 자극되면 혈관이 수축된다. 또한 통증은 다시 교감신경을 자극해서 혈관의 수축을 더욱더 조장한다. 혈전에 의해 서서히 혈관이 막혀가고, 남아 있는 혈관도 통증과 교감신경 자극에 의해 더욱 좁혀지면 결국은 사지로 혈액이 제대로 공급되지 못하면서 사지 말단이 까맣게 썩어가고 몸에서 떨어져나가게 된다.

이렇게 무서운 질병을 부르는 대표적인 주범은 '담배'이다. 최도일 씨도 20대 초반부터 47세가 된 지금까지 담배를 하루에 한 갑 이상 피우는 골초였다. 담배가 주원인이기 때문에 버거씨병은 담배를 많이 피우는 비교적 젊은 남성, 20~40대 청장년층에서 많이 발생하는 것으로 알려져 있다.

담배는 혈관을 수축시켜 혈액순환을 방해한다. 또한 담배에 포함된 니코틴 등의 독소물질은 자가면역체계에도 영향을 미친다. 우리 몸을 보호해야 할 면역계가 거꾸로 우리 몸을 공격하게 만들어 혈관 벽에서 염증을 일으키고 혈관 세포 자체의 허혈을 일으키는 것이다.

버거씨병을 제대로 치료하려면?

버거씨병이 진행되면 손발 상처가 잘 아물지 않고 염증이 심해져 절단해야 하는 사태가 벌어질 수도 있으므로 최대한 빨리 상처를 회복시키는 것이 중요하다. 버거씨병을 치료하기 위해서는 꼭 금연을 하고, 혈액순환이 잘 될 수 있도록 혈관을 확장하는 치료를 해야 한다. 또한 통증을 제대로 치료하지 않으면 염증이 더 악화될 수 있으므로 통증을 적극적으로 조절할 필요가 있다.

버거씨병은 금연 없이는 치료 불가능

버거씨병을 진단받은 이후에는 즉각 금연해야 한다. 담배는 병을 진행시키는 주범일 뿐 아니라 병에 걸려 막힌 혈관을 대신하는 주변 혈관을 좁히는 역할을 하기 때문에 금연 없이는 아무리 노력해도 병이 치료되지 않는다. 최도일 씨의 경우 3년 전 의사가 버거씨병을 의심하여 금연할 것을 권유했지만 계속 담배를 피워왔고, 결국은 상태가 악화된 후에야 담배를 끊었다. 금연과 동시에 치료를 하면서 증상은 급격히 호전되었다.

혈관을 확장하는 치료가 주!

상처를 빨리 회복시키려면 혈액순환이 잘 되도록 수축된 혈관을 확장시키는 치료를 해야 한다. 최도일 씨의 경우 말초혈관확장제를 투여하고, 요추부 교감신경차단술을 시행해 발가락 상처 부위의 혈류 증가를 유도했다. 요추부 교감신경차단술은 혈관에서 오는 통증을 경감시켜주고 혈관을 확장해주는 효과가 있다.

통증 치료 제대로 안 되면 혈관 수축 조장해 염증이 악화된다

버거씨병이 있는 환자 중 금연을 하고, 혈관확장제를 투여받고, 상처 부위를 소독하는 등 열심히 치료를 받아도 상처가 잘 낫지 않고 여전히 심한 통증으로 고통받는 환자들이 있다. 이러한 환자들의 통증은 눈으로 확인되는 것이 아니기 때문에 자칫 환자 스스로 '상처가 낫지 않으니까 아프기도 하겠지'라고 생각하며 통증 치료를 제대로 하지 않고 참고 인내하는 경우가 많다.

하지만 지속되는 통증은 담배처럼 버거씨병을 악화시킬 수 있는 주요인이다. 통증은 뇌에서부터 교감신경계와 면역계를 자극하여 혈관에 생긴 염증을 더욱 악화시킨다. 통증이 병적인 혈관과 주변의 정상적인 혈관 모두의 혈행을 감소시키기 때문이다. 따라서 보다 적극적으로 통증 치료를 해야 한다. 먹는 약이나 정맥 주사로 마약성 진통제를 투여해도 통증이 잘 조절되지 않는다면 적극적으로 신경 주사를 하는 것이 상처 회복에 결정적인 역할을 한다. 뿐만 아니라 초기부터 신경 주사를 병행한다면 더욱 빠른 회복을 기대할 수 있다.

08 동맥경화성 혈관폐색증 Arteriosclerosis Obliterans

걸을 때 엉덩이와 발이 심하게 저리고
잠깐 서 있으면 조금 괜찮아져요

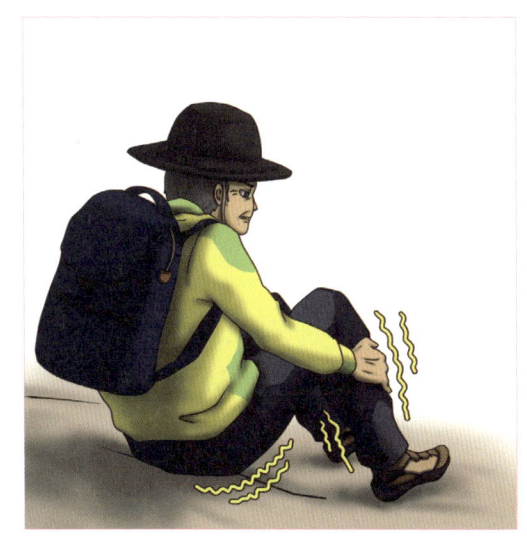

- N 이근배(가명)
- A 55세/남
- J 농사
- V 4~8(최대 통증 10 기준)

　55세 이근배 씨는 몇 년 전부터 겨울이 되면 오른쪽 발이 많이 시렸다. 그러더니 2년 전부터는 발만 시린 것이 아니라 오른쪽 엉덩이와 발이 저려 병원을 찾았다. 이근배 씨는 농사일을 하면서 주말에는 등산을 자주 다녔는데, 언제부터인가 산을 오를 때 엉덩이 쪽에서부터 발까지 저려와 쉬었다 다시 산을 오르곤 했다. 한 달 전부터는 평지를 걸을 때도 증상이 나타났다. 100미터 정도만 걸어도 엉덩이와 종아리가 저려서 잠시 쉬었다 다시 걷는다고 한다.
　1년 전쯤에는 다른 병원에서 척추관 협착증을 진단받은 적이 있다. 당시 병원에서는 증상을 듣고 척추관 협착증이 의심된다며 MRI 검사를 권했다. 검사 결과 4~5번 요추 사이에 협착증이 있어 약을 복용했지만 차도가 없어 통증전문병원을 찾게 되었다.

동맥경화성 혈관폐색증과 척추관 협착증 감별은 이렇게!

동맥경화성 혈관폐색증과 척추관 협착증은 모두 50대 이상의 연령층에서 많이 발생한다. 또한 걸을 때 발이나 다리 저림이 악화되기 때문에 잘 걷지를 못해 일상생활을 하는 데 많은 불편이 따른다는 점도 유사하다. 그래서인지 이근배 씨처럼 다리 통증이나 저림이 있을 때 많은 사람이 혈관보다는 척추에 문제가 있다고 의심한다. 혈관에 문제가 있으리라고는 생각지도 않고 척추 치료에만 집중하는 경우가 허다하다. 그러다 증상이 호전되지 않으면 척추 수술까지 받는 경우가 있으므로 두 질환을 감별하는 일은 매우 중요하다.

이근배 환자에게서 주목해야 할 중요한 증상은 몇 년 전부터 오른쪽 발이 시리다 점차 악화돼 엉덩이부터 발까지 저리고, 100미터 정도를 걸은 후에는 저림이 심해져서 잠시 서 있다가 다시 걷는다는 점이다. 얼핏 증상만 들어서는 척추관 협착증을 의심할 수 있다. 걸으면 다리가 터질 듯이 저리고 아파 쉬었다 가야 하는 것이 척추관 협착증의 대표적인 증상이기 때문이다.

하지만 검사 결과 이근배 씨는 동맥경화성 혈관폐색증인 것으로 밝혀졌다. 동맥경화성 혈관폐색증은 혈관 가장 안쪽 막(내피)에 콜레스테롤이 쌓임으로써 혈관 내피세포가 비정상적으로 자라 혈관이 좁아지거나 막히는 병을 말한다. 동맥경화성 혈관폐색증의 증상이 척추관 협착증과 비슷하기는 하지만 쉽게 구분할 수 있는 방법이 있다.

걸을 때 다리가 저리거나 아픈 증상은 둘 다 비슷하다. 쉬면 통증이 줄어드는 것도 비슷한데, 어떻게 쉴 때 증상이 완화되는지가 다르다. 동맥경화성 혈관폐색증의 경우 가만히 서 있으면 증상이 완화된다. 이에 비해 척추관 협착증은 그냥 서 있어서는 증상이 나아지지 않고 쪼그리고 앉거나 의자에 앉아야만 통증이 완화된다. 쪼그리거나 의자에 앉아 등을 구부린 형태가 되어야 척추관이 넓어져 신경이 덜 눌리면서 통증이 줄어들기 때문이다.

걷지 않고 쉬는 것만으로 통증이 완화되어 다시 걸을 수 있다는 것은 하지 근육으로 가는 혈액이 부족해 근육의 허혈 상태에서 오는 통증이라는 것을 의미한다. 이런 증상은 대부분 고혈압과 당뇨와 같은 성인병을 가지고 있는 중년 이상의 연령대에서 다리로 가는 큰 혈관의 벽이 동맥경화로 두꺼워지면서 혈액순환이 잘 안 돼 나타난다.

문제는 50대 이상 환자들의 경우 동맥경화에 의한 혈관 협착과 함께 종종 요추에 퇴행성 변화에 의한 디스크나 협착증이 동반되는 경우가 많다는 점이다. 이근배 씨의 경우도 동맥경화성 혈관폐색증과 협착증이 함께 나타나 협착증 진단을 받고 약물치료를 했던 적이 있다. 앞에서도 이야기했지만 죽상동맥경화증일 경우 서 있기만 해도 증상이 완화되고, 척추관 협착증은 쪼그려 앉거나 의자에 앉아야 통증이 줄어들기 때문에 증상을 세밀하게 따져보면 어떤 병인지 알 수 있다.

이근배 씨의 경우 확실한 진단을 위해 오른쪽 하지의 대퇴 동맥부터 발등 동맥까지의 박동 감소를 확인하고 혈관 조영술을 시행했다. 그 결과 오른쪽 대퇴 동맥 윗부분인 총장골동맥이 90퍼센트가량 좁아진 것으로 나타났다. 협착의 정도가 심해 혈관 내에 스텐트(금속 혹은 플라스틱으로 만든 튜브)를 삽입해 혈관을 확장시켰다. 현재 이근배 씨는 별 불편 없이 일상생활과 등산을 즐기고 있다.

동맥경화성 혈관폐색증의 예방과 치료

동맥경화성 혈관폐색증이 발병하면 더 이상 진행되는 것을 예방하기 위한 치료와 이미 좁아진 혈관을 넓히는 치료를 병행해야 한다. 더 이상 혈관이 좁아지지 않게 하려면 고혈압이나 당뇨병, 고지혈증처럼 혈관 건강을 위협하는 질병을 철저하게 관리하는 한편 규칙적으로 유산소 운동을 하고 식이요법을 해야 한다. 금연도 필수다. 동맥경화성 혈관폐색증 초기에는 이렇게 혈관을 좁게 만드는 위험 요인들만 잘 관리해도 더 이상 진행되는 것을 막을 수 있다.

하지만 이미 혈관이 너무 좁아져 혈액공급이 원활하지 않기 때문에 이상 증상이 나타났거나 기능이 저하된 경우에는 혈관을 넓혀주는 치료를 해야 한다. 혈관이 너무 좁아져 넓히기가 어려울 경우에는 우회로를 만들어주기도 한다. 이러한 시술을 받은 이후에도 더 이상 병이 진행되지 않도록 예방하는 노력이 필요하다.

GOOD
PAIN
BAD
PAIN

PART 05
다양한 신경병증성 통증

01 **대상포진** 찌릿찌릿, 뜨끔거리는 극심한 통증 후 피부 발진이 생겼어요
02 **대상포진후 신경통** 피부 발진은 좋아졌는데 통증은 더 심해졌어요
03 **당뇨병성 신경병증** 양쪽 발바닥이 자갈돌 밟는 것처럼 아파요
04 **환상지통, 단단통** 잘려진 팔·다리가 아파요
05 **중추성 통증증후군** 뇌·척수를 다친 후 통증이 사라지지 않아요
06 **척추수술후 통증증후군** 척추수술을 했는데도 여전히 아프고 저려요

01 대상포진 Herpes Zoster

찌릿찌릿, 뜨끔거리는 극심한 통증 후 피부 발진이 생겼어요

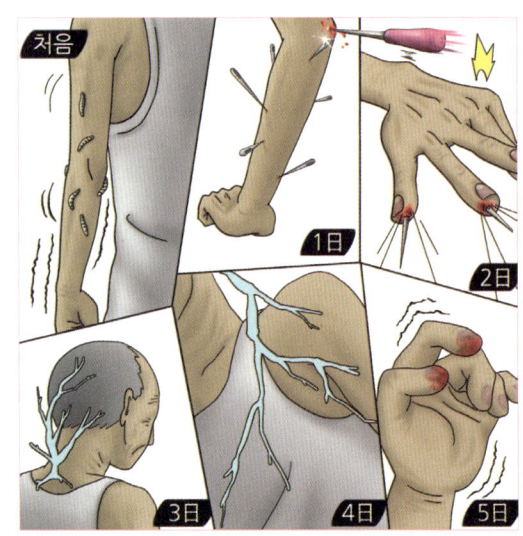

- N 김성수(가명)
- A 68세/남
- J 무직
- V 6~9(최대 통증 10 기준)

    68세 김성수 씨가 갑작스럽게 발생한 왼쪽 팔 통증을 견디지 못해 응급실을 찾았다. 응급실에서는 목 디스크를 의심해 바로 MRI 검사를 시행했다. 디스크 소견이 보이기는 했지만 걱정할 만큼 심하지는 않은 상태라 진통제를 처방받고 집으로 돌아왔다. 하지만 진통제를 복용했는데도 밤새 통증이 심해 잠을 이룰 수 없었다. 그렇게 이틀을 꼬박 통증에 시달린 후 신경통증클리닉 외래를 찾았다.

    김성수 씨는 멀쩡하던 팔이 갑자기 지독하게 아파 당황스러운 모습이었다.

그러면서도 침착하게 어떻게 아팠는지를 설명하기 시작했다.

"처음에는 왼쪽 팔꿈치가 갑자기 뜨끔거리더니 팔꿈치 위아래로 벌레가 기어가는 것처럼 스멀거리기를 몇 시간 동안 했어요. 하루가 지나면서부터 기분 나쁜 스멀거림은 날카로운 통증으로 변했어요. 왼쪽 팔꿈치 아래를 지속적으로 찌르는 듯한 통증이 꼬박 하루를 갔어요. 2일째는 또 달라지더군요. 왼손 엄지와 검지 끝으로 바늘이 빠져나가는 것 같은 순간적인 통증이 한 시간에 한 번꼴로 나타났어요. 3일째는 뒷목에서 뒷머리로 뻗치는 통증이 생겼고, 4일째는 겨드랑이와 가슴 부위까지 통증이 번졌으며, 5일째는 엄지와 검지 끝이 살이 벗겨지는 것처럼 아파 견딜 수가 없었어요."

목 신경에 생긴 대상포진, 경추 퇴행성 질환과의 감별이 필요하다

왼쪽 팔꿈치부터 시작해 팔꿈치 아래, 엄지와 검지로 이어지는 통증 부위는 경추 6번 신경이 분포하는 부위와 정확히 일치한다. 김성수 씨가 호소하는 통증은 신경 자체에 염증이 생겨 손상되었을 때 나타나는 전형적인 '신경인성 통증(neurogenic pain)'에 속한다.

아픈 팔을 들여다보니 팔꿈치 주위로 빨간 반점이 몇 개 있었다. 극심한 통증과 함께 빨갛게 피부 발진이 일어난 것으로 보아 대상포진을 진단할 수 있었다. 대상포진은 신경뿌리에서 시작해 피부까지 연결된 신경의 주행경로를 따라 신경에 염증과 손상을 일으키는 질환이다. 대상포진에 걸렸을 때 발생하는 통증은 일반적으로 발목을 삐끗했거나 수술 후 나타나는 통증과는 사뭇 다르다. 신경 자체의 염증에서 오는 통증은 김성수 씨가 호소했던 것처럼 바늘로 찌르는 것같이 따끔거리거나 전기에 감전된 것처럼 저릿저릿하고, 살갗이 벗겨지는 것처럼 화끈거리고 쓰라린 형태로 나타난다.

대상포진은 신경이 분포된 곳이라면 몸 어디라도 생길 수 있는데, 목 신경에 대상포진이 발생하면 목 디스크나 경추협착증처럼 경추 퇴행성 질환과의 감별이 중요하다. 목 디스크나 경추협착증, 대상포진 모두 척추에서 빠져나오는 신경뿌리 부분에 염증이 생겨 신경이 손상되면서 통증이 발생하는 질환이기 때문이다. 그림1 특히 김성수 씨의 대상포진 발생 부위인 경추 6번은 퇴행성 목 디스크나 협착증이 가장 잘 생기는 부위여서 통증만으로는 구분하기가 쉽지 않다.

대상포진과 경추 퇴행성 질환을 구분하는 중요한 기준은 피부 발진이다. 흔히 대상포진은 피부 발진을 동반하는데, 피부 발진이 발생하기 전에 일종의 예고탄과 같은 전구증상이 나타난다. 전구증상은 보통 3~4일 전부터 나타나며, 전신 근육통 혹은 전신 피로와 같은 전신 증상과 더불어 대상포진 바이러스가 침범한 신경이 분포하는 부위에 통증이 발생한다. 피부 발진이 일어나기 전에는 통증의 원인이 경추 퇴행성 질환인지 대상포진인지를 구분하기 어려우므로 경추 퇴행성 질환에 대한 감별이 필요하다.

어릴 때 수두를 앓았던 사람만 걸리는 신경병?

대상포진은 어렸을 때 수두를 앓았던 사람에게서 나타난다. 그럴 수밖에 없는 것이 수두와 대상포진을 일으키는 바이러스가 동일범이기 때문이다. 수두는 한 번 앓고 나면 평생 면역력이 생겨 다시 걸리지 않는다. 하지만 수두를 일으켰던 바이러스는 우리 몸의 신경뿌리에 잠복해 있다가 면역력이 약해진 틈을 타 다시 활성화되어 염증을 일으키고 신경을 손상시킨다.

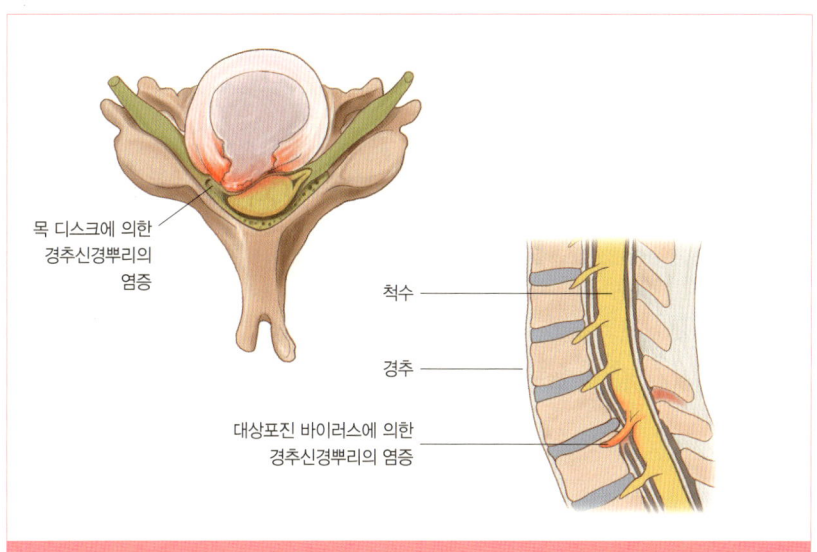

그림 1 목 디스크나 김성수 씨에게 발생한 대상포진 감염 모두 목 척추 신경뿌리의 염증이 통증의 원인이다.

간혹 어렸을 때 수두를 앓은 경험이 없는데 왜 대상포진에 걸렸는지 모르겠다며 의아해하는 분들이 있다. 수두 백신을 맞았거나 면역력이 강하면 수두 바이러스에 의한 감염에도 증상이 나타나지 않을 수 있다. 그렇지만 이미 수두 바이러스는 신경뿌리에 잠복해 있는 상태라 면역력이 약해지면 언제든 대상포진을 일으킬 수 있는 것이다.

잠복해 있던 수두 바이러스가 신경뿌리에서 활성화되면 대부분의 경우 침범된 신경이 가는 몸의 부위를 따라서 통증이 먼저 발생한다. 그 후 바이러스가 신경뿌리부터 신경줄을 타고 피부까지 나오면 피부가 빨갛게 되고 물집이 잡힌다. 그림 2

수두(대상포진) 바이러스는 신경이 있는 곳이라면 어디든 갈 수 있기 때문에 대상포진은 우리 몸의 어떤 신경에서든 발생할 수 있다. 보통 얼굴에 발생하는 대상포진은 뇌신경인 삼차신경이 손상된 경우다. 간혹 안면 근육으로 분포하는 안면신경에 수두 바이러스가 침범해 얼굴에 대상포진이 생기면 귓바퀴에 물집이 잡히면서 안면마비가 오기도 한다.

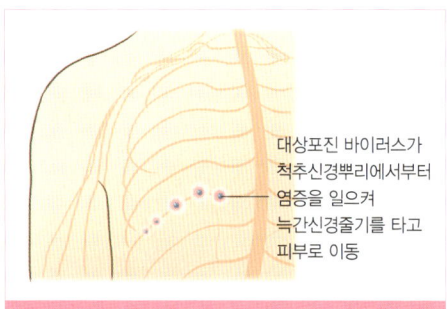

그림 2 수두 바이러스는 신경뿌리에서부터 피부까지 연결된 신경줄을 감염시키면서 통증을 동반한 피부에 수포와 발진을 일으킨다.

목 이하 부위는 척추신경이 감염돼 발생하는 것이다. 척추신경은 경추 8쌍, 흉추 12쌍, 요추 5쌍, 천추 5쌍 등 모두 좌우 30쌍의 신경으로 구성되어 있다. 각각의 척추신경이 분포하는 피부와 몸의 부위는 정해져 있기 때문에 신경뿌리 하나에 대상포진 바이러스가 감염을 일으키면 각각의 신경이 분포하는 부위로 통증을 동반하면서 피부 발진이 생기고 물집이 잡힌다. 그림 3

이처럼 신경이 지배하는 피부 영역이 다르기 때문에 어느 부위에 피부 발진과 물집이 잡혔는지를 보면 어느 신경이 감염돼 대상포진이 생겼는지를 알 수 있다. 대상포진이 가장 많이 발생하는 신경은 가슴, 배, 등 쪽에 분포하는 흉추신경으로, 전체 환자의 약 55퍼센트 정도에서 발생한다. 그 이외에는 경추와 요추 신경 및 뇌신경에 발생하는 경우가 각각 15퍼센트 정도 된다. 그림 4

찌릿찌릿 따끔따끔하다고 다 대상포진이 아니다

요즘에는 스스로 병을 짐작하거나 단정 짓는 환자들이 많다. 인터넷의 발달에 따라 건강에 대한 상식과 질병에 대한 정보를 쉽게 얻을 수 있게 되면서 그

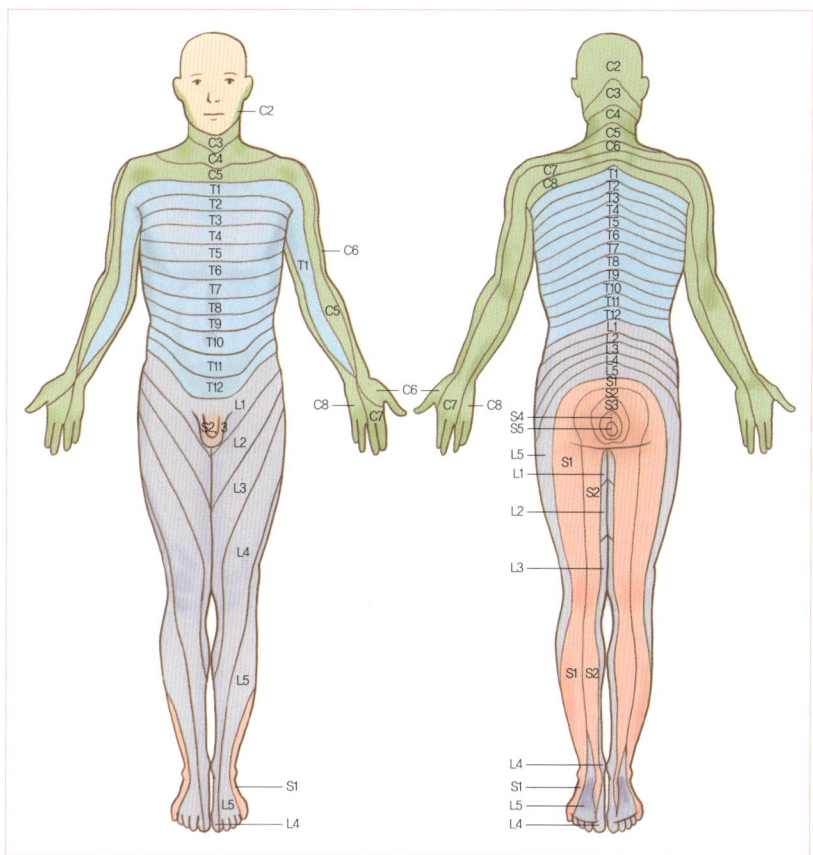

그림 3 신경 피부 분절 분포. 대상포진은 좌우 각각 하나의 신경을 따라서 염증을 일으키고, 염증을 일으킨 신경의 피부 분절에 물집이 생긴다.
C1~C8 : 경추신경, T1~T12 : 흉추신경, L1~L5 : 요추신경, S1~S5 : 천추신경

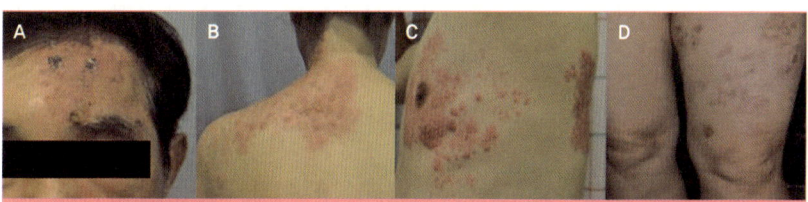

그림 4 각각의 신경이 지나가는 곳에 발생한 대상포진. A는 왼쪽 안와상신경, B는 왼쪽 제4 경추신경, C는 왼쪽 제5 흉추신경, D는 왼쪽 제3 요추신경이 감염돼 대상포진이 발생했다.

> **TIP**
>
> **대상포진은 재발할까?**
>
> 대상포진의 재발률은 1퍼센트 미만이라고 알려져 있다. 그러나 저자의 경험에 의하면 0.1퍼센트 미만이라고 생각된다. 즉 1,000명에 1명 정도 재발한다고 보면 무리가 없다. 아주 드물게 재발할 때는 대상포진이 생겼던 신경이 아닌 다른 신경에 발생한다. 재발률이 매우 낮기 때문에 재발을 걱정할 필요는 없다. 다만 대상포진이 발생한 이후 만성통증을 유발하는 대상포진 후 신경통이 생기지 않도록 조기에 신경에 대한 치료를 받는 것이 중요하다.

런 환자들이 점점 많아지는 추세다. 대상포진 환자들을 진료하다 보면 종종 그런 환자들을 만난다.

"옆구리가 어제부터 갑자기 뜨끔거려요. 허벅지가 따끔따끔한데 하루에 서너 번 그러다가 사라집니다. 대상포진이 아닐까요?"

'따끔따끔, 찌릿찌릿'이란 표현은 주로 신경 자체의 염증이나 손상에서 시작되는 통증을 표현하는 대표적인 단어이다. 의학적으로는 '신경인성 통증(neurogenic pain)'이라고 한다. 이런 통증이 잠깐 왔다 사라지는 것이 아니라 며칠 동안 계속된다면 신경 자체에 병변이 생기지 않았나 의심해볼 수 있다. 따라서 따끔거리거나 찌릿한 통증이 있으면 신경 자체에 문제가 생긴 대표적인 통증 질환인 대상포진이라 생각하는 것도 무리는 아니다.

하지만 찌릿찌릿하고 따끔따끔하다고 무조건 대상포진이라 생각하면 곤란하다. 대상포진은 피부 발진을 동반한다. 피부 발진 없이 신경에서 오는 몸의 국소적인 통증만 있다면 다른 가능성을 열어두어야 한다.

67세 박화순 씨는 3개월 전부터 오른쪽 날갯죽지가 아파 동네 병원에서 물리치료를 받곤 했다. 처음에는 대수롭지 않게 생각하고 소염제를 처방받고 물리치료를 받았다. 통증은 며칠 지나면서 오른쪽 배 쪽으로 퍼졌다. 마치 고춧가루를 뿌린 것처럼 쓰라리고 화끈거리는 아픔이었다.

오른쪽 배가 아프기 시작하면서 내과에서 진료를 받았다. 위내시경과 복부 초음파 검사를 하였지만 이상 소견이 없는 것으로 나타났다. 하지만 여전히 복부 통증은 지속되었고, 소화제와 진통제를 처방받아 복용했지만 오히려 점점 악화되었다. 통증은 주로 밤에 심해졌다. 오른쪽 옆구리와 상복부를 칼로 후벼 파는 듯한 통증이 한 번 발생하면 1~2분 정도 지속되었으며, 수분에서 수십 분 간격으로 반복됐다. 하룻밤에도 10여 차례 심한 통증이 반복돼 잠을 자기도 힘들어졌다. 밤보다는 덜하지만 낮에도 통증이 지속돼 식사도 제대로 할 수가 없었다.

3개월 동안 치료를 계속해도 똑같은 양상의 통증이 반복되자 통증전문클리닉을 찾았다. 그동안 내과적 검사만 했기 때문에 오른쪽 상복부 쪽으로 가는 신경을 확인하기 위해 등 척추 MRI 촬영을 시행했다. 그 결과 흉추 9번에 척추 종양이 있음이 확인되었다.

척추 종양이 통증의 원인이었는데도 엉뚱한 치료만 했으니 통증이 악화되는 것은 당연했다. 척추 종양을 발견한 후 곧바로 종양에 대한 치료와 더불어 적극적인 통증 치료를 시작했다.

대상포진은 온몸에 생길 수 있지만 흉추신경이 지배하는 가슴, 배, 등 쪽에 제일 많이 생긴다. 따라서 박화순 씨처럼 흉추신경으로 암이 전이돼 신경을 자극할 경우 흉추신경이 손상된 대상포진과 비슷하게 복부와 옆구리 통증이 생길 수 있다.

늑골을 삐끗해 생긴 통증이나 척추 관절 부위의 퇴행성 변화에 의한 신경 자극 증상도 대상포진과 비슷하다. 팔 다리로 가는 말초신경에 염증이 생겼을 때도 대상포진과 비슷한 증상을 나타낼 수 있다.

   이러한 질병과 대상포진을 감별하기 위해서는 CT, MRI, 초음파 등의 검사가 필요하다. 특히 MRI 검사는 신경 주변에 생긴 종양이나 척추의 상태를 정확히 보여주므로 유용하다.

> **TIP**
>
> **수포 없이 통증만 일으키는 대상포진도 있다**
>
> 보통 대상포진은 통증과 더불어 신경을 따라서 피부 발진과 수포를 동반한다. 그러나 피부에는 전혀 발진과 수포가 생기지 않으면서 하나의 신경이 분포하는 부위로 찌릿거리거나 따끔거림, 쿡쿡 쑤시거나 쓰라린 통증 혹은 화끈거리는 통증이 발생하는 경우가 있다. 위에 소개된 박화순 씨의 경우도 3개월 동안 지속되는 옆구리와 복부 통증이 한쪽으로 띠를 두른 것처럼 나타났기 때문에 내과에서는 수포 없이 발생하는 대상포진을 의심하고 통증 전문의에게 의뢰를 한 것이다. 하나의 신경이 지나가는 부위에서 통증이 있을 때 다른 질병과의 감별을 위한 다양한 검사에도 통증을 일으키는 다른 원인을 찾지 못했다면 '수포 없는 대상포진(zoster sine herpete)'이라고 진단한다. 대상포진과 유사한 통증은 신경뿌리에 병변이 있는 경우에는 언제나 발생할 수 있다. 따라서 통증의 원인을 찾기 위한 모든 검사에도 불구하고 통증의 원인을 발견하지 못한 경우에 한해서 바이러스성이라고 진단한다. 이런 진단을 내리기까지는 정확한 감별 진단이 요구된다.

Postherpetic Neuralgia **대상포진후 신경통** 02

피부 발진은 좋아졌는데
통증은 더 심해졌어요

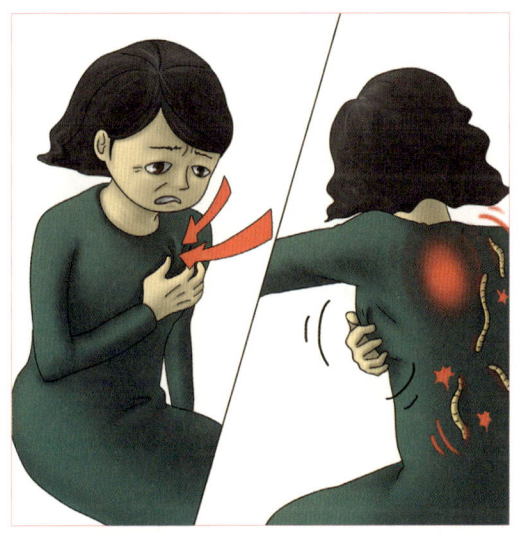

- N 송지연(가명)
- A 55세/여
- J 주부
- V 5~9(최대 통증 10 기준)

여성은 갱년기에 접어들면 여성 호르몬이 급격히 줄면서 살이 찌기 쉽다. 올해 55세가 된 송지연 씨도 폐경과 함께 몸무게가 부쩍 늘어 고민이 많았다. 펑퍼짐한 아줌마가 되어서는 안 된다는 마음으로 다이어트에 돌입했다. 생식을 하고 운동량도 대폭 늘렸다.

그런데 두 달 전쯤부터 왼쪽 날갯죽지가 아팠다. 처음에는 사업으로 인해 스트레스를 많이 받고 운동을 너무 많이 해서 담이 들었다고 생각했다. 땀을 쭉 빼면 스트레스도 풀리고 뭉친 근육도 부드러워질 것이라 기대하며 사우나를 했는데, 이후 등과 가슴에 빨갛게 피부 발진이 생겼다.

피부과에서 치료를 받은 후 피부 발진은 눈에 띄게 좋아졌다. 피부가 깨끗해지면서 마음을 놓았던 것도 잠시, 어찌 된 일인지 통증은 더 심해졌다. 병원에서 처방해준 약을 먹으면서 좋아질 날을 기다렸지만 한 달 반이 지나도록 통증은 줄어들지 않았다. 일반 진통제로는 전혀 효과가 없어 동네 병원에서 강력한 마약성 진통제를 처방받아 복용하기도 했다. 처음에는 그런대로 마약성 진통제가 효과가 있었다. 하지만 시간이 지날수록 하루에 한 번 복용하던 것이 점차 늘어 세 번은 복용해야 통증이 조금 가라앉았다.

그제야 송지연 씨는 자신의 통증이 예사로운 통증이 아님을 느끼고 통증전문병원을 찾았다. 내원할 당시 송지연 씨는 다양한 형태의 통증을 호소했다. 왼쪽 앞가슴은 콱콱 쑤시고 등은 벌레가 기어가는 것처럼 아프고 겨드랑이는 가렵다고 하였다.

73세 강미옥 할머니도 송지연 씨처럼 대상포진을 앓고 난 후 피부 발진과 물집은 깨끗하게 사라졌는데도 통증이 심해 고생한 분이다. 강미옥 할머니는 6개월 전 대상포진 진단을 받았다. 왼쪽 등과 어깨가 쑤시고 가슴이 찌릿하며 아프더니 곧 피부가 빨개지고 물집이 잡혔다. 피부병이 생긴 줄 알고 피부과에 갔더니 대상포진이라고 했다. 병원에서 처방해준 약을 복용하고, 피부에 연고를 발랐지만 통증이 더 심해져 밤에 잠을 자기도 어려웠다.

6개월 동안 피부과, 신경과, 정형외과, 내과를 다니면서 치료를 받았지만 통증은 줄어들지 않았다. 먹는 약은 점점 늘어나서 최근에는 마약성 진통제까지 복용하고 있다. 등은 칼로 쑤시는 것처럼 아팠다. 마치 송곳으로 찔러서 돌리는 것 같은 끔찍한 통증이었다. 겨드랑이는 화끈거리고 피부가 닿으면

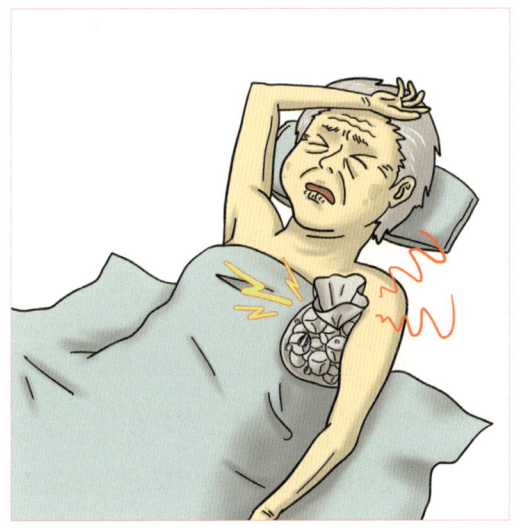

N 강미옥(가명)
A 73세/여
J 주부
V 5~8(최대 통증 10 기준)

쓰라려서 집 안에서는 옷을 벗고 지내야만 했다. 밤에는 겨드랑이 부분의 화끈거리는 통증이 심해져 얼음주머니를 끼고 있어야 겨우 잠을 잘 수 있을 정도이다.

대상포진의 가장 무서운 합병증, 대상포진후 신경통

송지연 씨와 강미옥 할머니처럼 피부 발진이 모두 사라졌는데도 여전히 통증이 지속되어 고통을 받는 이유는 '대상포진후 신경통' 때문이다. 대상포진후 신경통은 대상포진 때문에 발생할 수 있는 합병증 중 가장 무서운 병이다. 대상포진은 신경이 손상되어 발생하는 병인데, 손상된 신경을 정상적으로 치유하지 못하면 만성 통증으로 이어진다. 이를 '대상포진후 신경통'이라 한다.

대상포진후 신경통은 생각보다 많이 발생한다. 나이가 많을수록 대상포진후 신경통이 발생할 가능성도 큰데, 50세 이상의 대상포진 환자 중 약 절반가량에서 대상포진후 신경통이 발생한다. 전체 대상포진 환자 중에는 약 20퍼센트 정도에서 발생하는 것으로 보고되고 있다.

나이가 많은 사람에게서 합병증이 잘 나타나는 이유는 면역력 때문이다. 나이가 많으면 아무래도 젊었을 때보다 면역력이 떨어지기 쉽다. 그래서 바이러스를 이기지 못해 대상포진에 걸리기도 쉽고, 한 번 걸리면 손상된 신경이 잘 회복되지도 못한다.

나이가 많지 않아도 암이나 결핵을 앓고 있어 면역력이 저하된 환자, 장기이식이나 자가면역질환 등으로 면역 억제제를 투여받는 환자도 위험하다. 또한 급성기 피부 발진이 심하거나 피부 발진이 일어날 때 극심한 통증을 동반하는 환자, 바이러스가 뇌신경을 침범해 손상된 환자들도 대상포진후 신경통에 잘 걸린다.

피부 발진이 아물기 전에 신경치료를 받으면 대상포진후 신경통을 예방할 수 있다

대상포진 급성기 치료는 신경과 피부 치료를 종합적으로 해야 한다. 우선 피부 발진이 생긴 지 3일 이내에 다시 살아난 바이러스를 죽이기 위한 항바이러스제를 투여한다. 피부 발진 역시 세심하게 치료해야 한다. 피부 발진과 함께 생긴 물집이 터지면 2차 감염이 될 우려가 크므로 물집이 터지지 않도록 조심하면서 항바이러스 연고를 발라준다. 만약 피부 발진과 수포가 심하다면 2차 감염을 예방하기 위해 항생제를 증류수에 녹인 뒤 항균 거즈에 적셔 상처를 덮어주는 것도 방법이다.

급성기 통증이 심할 때는 감염된 신경뿌리에 대한 신경 염증을 없애기 위한 신경치료를 병행한다. 대상포진이 발생하였을 때는 신경 손상에 의한 통증을 치료하는 데 특히 신경을 써야 한다. 신경치료를 제대로 하지 못하면 피부 발진이 사라진 뒤에도 만성통증을 유발하는 대상포진후 신경통이 발생할 수 있기 때문이다. 일반적으로 피부 상처 치유 전에 해당 신경에 대한 신경치료를 받은 경우에는 항바이러스제만 복용한 경우에 비해 대상포진후 신경통의 발생이 현저히 줄어든다. 조기에 신경치료를 받은 환자의 약 2퍼센트 정도가 대상포진후 신경통이 생기는 것에 비하여 항바이러스 치료만 한 경우에는 약 20퍼센트에서 대상포진후 신경통이 생기는 것으로 보고된다.

일단 대상포진후 신경통이 되어버리면 통증 치료는 쉽지 않다. 웬만한 치료에는 잘 반응하지 않아 진통제를 다량 복용하고도 견디기 힘든 경우가 많다. 따라서 대상포진후 신경통이 발생할 위험이 큰 환자, 즉 급성기에 통증이 심한 환자, 50세 이상의 환자, 만성질환 동반자나 면역억제제 투여 환자들은 더욱더 세심하게 급성기 신경치료를 해 대상포진후 신경통을 예방하는 것이 최선이다.

하지만 대상포진후 신경통이 생겼다고 좌절할 필요는 없다. 대상포진후 신경통이 생겼다는 것은 이미 신경에 만성적인 변화가 일어난 상태이므로 회복이 쉽지 않다는 것을 의미한다. 하지만 대상포진 발생 후 1~2개월 정도 경과한 경우라면 신경을 회복할 가능성이 있기 때문에 적극적으로 신경치료를 하는 것이 좋다.

03 당뇨병성 신경병증 Diabetic Neuropathy

양쪽 발바닥이
자갈돌 밟는 것처럼 아파요

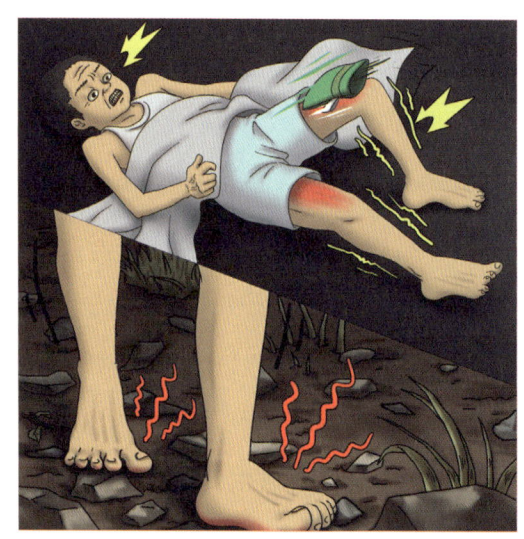

- N 최형조(가명)
- A 48세/남
- J 건설업
- V 4~8(최대 통증 10 기준)

　건설업에 종사하는 48세 최형조 씨는 1년 전부터 하던 일이 잘 되지 않아 거의 매일 술을 입에 달고 살았다. 2년 전 건강검진에서 당이 높다는 진단을 받았으나 특별한 증상이 없어 신경 쓰지 않고 지냈다.

　그런데 6개월 전 왼쪽 엉덩이와 발이 아프기 시작했고, 점차 오른쪽도 왼쪽과 똑같이 아파 통증전문병원을 찾았다. 양쪽 엉덩이부터 발끝까지 다리 뒤가 저리고 쑤시듯이 아팠고, 시간이 흐르면서 점차 허벅지 앞쪽도 통증이 생겼다. 마치 목욕할 때 때를 박박 밀어 피부가 벌겋게 된 것처럼 쓰리고 아팠다.

종아리 앞은 이불만 닿아도 아파서 이불을 덮고 잠을 잘 수가 없었다. 통증은 주로 가만히 있을 때나 밤에 더 심해졌기 때문에 숙면을 취하기는 불가능했다. 자다가도 통증 때문에 깨기를 수없이 반복하며 고통스러운 밤을 보냈다. 낮에는 다리 통증이 덜한 듯했지만 걸을 때는 발바닥이 자갈돌을 밟는 것처럼 아팠다.

통증전문병원을 찾기 전에 최형조 씨는 정형외과와 신경외과에서 허리 디스크가 의심되니 MRI 검사를 해볼 것을 권유받았다. 하지만 당시 형편이 좋지 않아 MRI 검사는 받지 못했고, 진통제만 처방받아 복용했다. 그러는 동안 증상은 점점 더 악화되었고, 몸무게도 1년 사이에 15킬로그램이나 줄었다.

진통제를 복용해도 통증이 전혀 가라앉지 않자 최형조 씨는 지푸라기라도 잡는 심정으로 통증전문병원을 찾았다. 주사를 맞으면 통증이 조금은 쉽게 가라앉지 않을까 하는 기대감에서였다. 혈액검사를 해보니 혈당이 397mg/dL이나 되었다. 보통 공복 시 혈당은 100mg/dL 미만, 식후 2시간 혈당은 140mg/dL 미만이어야 정상인 것을 감안하면 지나치게 높았다. 요추 병변을 감별하기 위해 요추 MRI 검사를 했지만 경미하게 디스크가 팽윤되어 있는 것 외에는 큰 문제가 없었다. 마지막으로 말초신경 검사를 했는데, 하지로 가는 말초신경에서 신경병증이 발견되었다.

최형조 씨를 괴롭혔던 통증은 당뇨병성 신경병증이었다. 우선 혈당을 정상화하는 것이 급했다. 최형조 씨에게 적극적으로 당뇨병을 치료할 것을 권했고, 하지 통증은 요천추 신경뿌리 주사 및 경구 약물치료로 다스렸다. 그 결과 통증이 많이 줄어들어 잠을 잘 수 있게 되었고, 혈당도 조절되었다. 다만 발바닥의 이상감각은 여전히 남아 있었다. 최형조 씨는 발바닥에 풀딱지가 붙어 있는 것같이 불편하다고 호소했다. 이런 이상감각은 유산소 운동을 열심히 하면 점차 호전될 수 있다. 현재 최형조 씨는 매일 30분 이상씩 걷기 운동을 하면서 약물 조절을 하는 중이다.

당뇨병은 왜 신경을 손상시킬까?

당뇨병성 신경병증은 가장 흔한 당뇨 합병증 중의 하나다. 당뇨병 환자의 약 15~30퍼센트가 당뇨병성 신경병증을 앓는 것으로 보고되고 있다. 당뇨병성 신경병증은 높은 혈당 때문에 신경이 손상되어 손발이 저리거나 아프고, 쓰리거나 감각이 둔한 증상이 나타나는 질병이다. 칼로 베는 듯한 통증이나 화끈거리는 통증이 나타나고, 심하면 부드러운 것이 닿았을 때도 통증을 느낀다.

왜 당뇨병이 있으면 신경이 손상될까? 혈당이 높은 상태가 지속되면 혈당을 대사하는 과정에서 발생하는 물질들이 축적된다. 예를 들어 무효소 당화(혈당이 높아지면 효소 없이 혈당을 낮추기 위해 당이 단백질이나 지방과 결합하는 것, glycation)와 폴리올 대사(에너지원으로 사용되고 남은 당이 솔비톨이라고 하는 물질로 환원되는 과정. 산화물질을 발생시켜 세포 손상을 가져온다, polyol pathway)가 증가한다. 또한 에너지 효소가 손상되면 혈관내벽이 손상되면서 말초혈관에 충분한 산소가 공급되지 못함으로써 저산소증이 생겨 신경이 손상되고 파괴된다. 또한 자가면역세포의 활성화로 미세혈관을 조절하는 신경에 염증을 발생시켜 신경이 손상된다. 더불어 이렇게 산소와 영양분을 원활하게 공급받지 못하는 신경이 손목이나 팔꿈치와 같이 경로가 좁은 공간을 지나가면서 압박을 받으면 더욱 빨리 손상이 진행된다. 이러한 신경 손상은 일부 당뇨 환자의 경우 유전적인 소인에 의하여 더 빨리 악화되며, 담배나 술을 즐겨하는 경우 증상은 더욱 악화될 수 있다.

당뇨병성 신경병증은 혈당 관리가 가장 중요

일반적으로 당뇨병성 말초신경병증은 당뇨를 앓은 지 20여 년이 지나면서 발병하는 것으로 생각되지만 당뇨병을 오랫동안 앓았더라도 혈당 관리를 열심히 해서 정상 혈당을 유지해왔다면 그만큼 당뇨병성 신경병증이 발병할 확률이 낮고, 당뇨병을 앓은 기간이 상대적으로 짧더라도 혈당 관리를 잘 못했다면 발병할 확률이 높다.

당뇨병으로 인한 신경 손상은 신경전도 검사를 하면 비교적 쉽게 발견할 수 있다. 하지만 신경 손상 초기에는 교감신경이나 통증과 온도 감각을 전달하는 가는 신경들의 손상이 먼저 일어나기 때문에 신경 손상이 많이 진행되기 전까지는 말초신경 검사인 신경전도 검사에서 정상 소견을 보이는 경우가 흔하다. 당뇨병성 말초신경병증 초기에는 양말을 신고 있는 것처럼 발목 이하 부위의 통증, 화끈거림, 저림, 시림 등의 감각 이상이 오는 경우가 많고, 이런 상태에서는 발에 통증이 있어 검사를 해도 정상으로 나올 수 있다. 그러나 당뇨를 앓고 있는 경우 양쪽 발과 손에 통증과 감각 이상의 증상이 생겼다면 더욱 철저히 당 조절을 해야 하고, 증상이 심해지면 적절한 통증 치료를 받아야 악화를 방지할 수 있다.

당뇨병성 신경병증은 그 어떤 치료보다 혈당 관리가 우선이다. 증상이 비교적 가벼울 때는 혈당을 정상 범위로 유지하면서 유산소 운동을 꾸준히 하면 말초순환이 개선되어 증상이 좋아진다.

손발 끝에 이상감각이 있을 때는 삼환계 항우울제나 선택적 세로토닌 재흡

> **TIP**
>
> **당화혈색소 HbA1c(glycated hemoglobin)가 혈당 조절을 평가**
> HbA1c는 혈액 내에 있는 당이 헤모글로빈과 결합해 만들어지는데, 적혈구의 생존기간이 8~12주이기 때문에 그동안 혈액 내 혈당 정도를 측정할 수 있는 검사방법이다. 공복 시 혈당이나 식후 혈당은 측정 당일에 대한 혈당만을 알 수 있는 반면 HbA1c는 측정 시점에서 약 3개월 동안 혈당에 노출된 적혈구에 따라 측정되기 때문에 3개월간의 평균 혈당 수치를 예측할 수 있다. 정상인의 HbA1c는 3.5~5.5퍼센트이며, 당뇨병인 경우에도 4~6퍼센트를 유지하는 것이 좋다. 당뇨병 환자의 경우 높은 혈당을 대사하는 과정에서 불필요하게 생기는 대사산물에 의한 혈관과 신경의 손상이 합병증을 유발하므로 당일의 혈당 측정뿐 아니라 주기적으로 HbA1c를 측정하여 혈당 조절의 표준 수치로 기억하는 것이 성공적인 합병증 예방의 방법이다. 일반적으로 HbA1c가 1퍼센트 감소할 때 당뇨병성 말초혈관 질환은 40퍼센트 정도 감소되는 것으로 알려져 있다.

수 억제제 등이 효과적이다. 쏘는 듯, 찌르는 듯한 통증에는 항경련제가 도움이 되기도 한다. 이러한 약물치료와 더불어 해당 신경의 신경 주사 치료는 통증을 조절하고 신경병증의 진행을 늦추는 데 도움이 된다.

활동할 때보다 가만 있을 때 다리가 더 아프다면?

당뇨병성 신경병증이 생기면 주로 손발, 다리가 저리거나 아픈 증상이 나타나기 때문에 척추질환을 의심하는 분들이 많다. 허리 디스크나 척추관 협착증과 같은 척추질환이 생겼을 때도 손발이 찌릿하고 저리고 아픈 경우가 많기 때문에 착각하는 것도 무리는 아니다.

일반적으로 척추질환인 경우에는 팔다리의 통증이나 저림이 활동을 하는 시간에 더 심해지며, 당뇨병성 신경병증과 같이 말초신경의 염증이나 손상에서 오는 통증인 경우에는 가만히 있을 때 혹은 밤에 증상이 더 심해진다. 당뇨

> **TIP**
>
> **원인 없는 가슴 통증도 당뇨병성 신경병증 증상 중 하나**
>
> 당뇨병성 신경병증에 걸리면 손발이나 다리가 저리고 아픈 증상부터 떠올리기 쉽지만 당뇨병성 신경병증의 증상은 매우 다양하다. 증상을 느끼지 못하는 경우도 많고, 가슴 통증과 항문 통증을 호소하는 경우도 종종 있다.
>
> 67세 이훈상 씨는 6개월 전부터 시작된 왼쪽 가슴 통증으로 내과를 다니면서 여러 차례 검사를 받았다. 내과에서는 심장과 폐에는 아무 이상이 없다고 했지만 통증은 지속되었다. 몇 개월에 한 번씩 내과를 다시 찾아가 똑같은 검사를 반복해서 받았고, 결과도 언제나 정상이었다.
>
> 이상은 없다는데 왼쪽 가슴 통증은 여전해 항상 불안했다. 가슴 뒤 등 쪽이 은근히 무거운 느낌이 들고 왼쪽 앞가슴에서 쿡쿡 찌르거나 전기가 찌릿하는 통증이 수분간 지속되다가 사라지고 다시 수분 후에 반복되었다. 이훈상 씨는 12년 전에 당뇨를 진단받았고 8년 전에는 고혈압을 진단받아 계속 약물치료를 받고 있었다.
>
> 이훈상 씨는 내원했을 당시 자신이 대상포진에 걸린 것이 아니냐는 의심을 했지만 통증 부위에 피부 발진이 있었던 적이 없었기 때문에 대상포진일 가능성은 낮았다. 통증 부위가 제4 흉추신경 부위였으므로 신경 쪽 병변을 확인하기 위하여 흉추 MRI를 시행하였지만 특이 소견이 없었다. 흉추에 이상이 없는 것으로 보아 이훈상 씨는 당뇨에 의한 늑간신경통으로 진단할 수 있었다. 제4 흉추신경 주사치료와 약물치료로 통증이 호전되었고 환자에게 당뇨병성 신경병증에 대한 이해를 시키는 한편 앞으로 불필요한 검사를 하지 않도록 하고 혈당 조절과 유산소 운동의 중요성을 강조하였다.

로 인한 합병증은 대부분 연세가 많은 사람에게 주로 발생하기 때문에 척추질환과 감별하기가 쉽지 않다. 연세가 많으면 대부분 퇴행성 척추질환을 동반하고 있고, 당뇨병성 신경병증도 초기에는 검사에서 아무 이상이 없는 것으로 나오는 경우가 많기 때문이다. 따라서 더욱더 통증의 원인을 정확히 파악해 적절한 치료를 받는 것이 중요하다.

당뇨병성 신경병증의 종류

지속적인 고혈당에 의한 혈관과 신경의 손상은 다양한 형태로 올 수 있다. 최형조 씨처럼 양측성 다발신경병증(polyneuropathy)으로 나타나는 경우도 있고, 이훈상 씨처럼 국소적 신경병증(mononeuropathy)으로 나타나기도 한다. 이밖에도 어깨나 허벅지와 같은 팔다리로 가는 신경의 근위부(proximal motor neuropathy)에서 통증과 근력 약화가 발생하는 경우, 내장기관에 분포하는 자율신경(autonomic neuropathy)에 발생하는 신경병증과 팔다리로 가는 신경이 좁은 공간을 지날 때 압박되면서 일어나는 신경포착증후군에 해당하는 신경병증(pressure palsies) 등 다양하다. 그림1

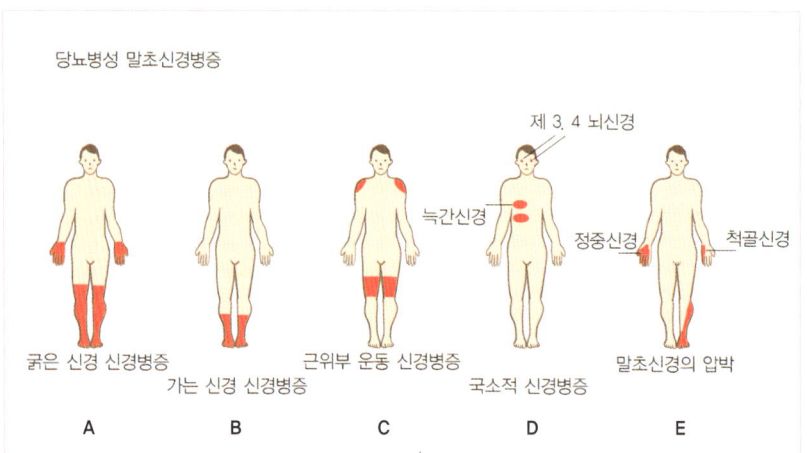

그림 1 당뇨병성 신경병증의 종류
A 굵은 신경 신경병증으로 주로 팔다리 통증과 저림, 근력 약화를 동반할 수 있다.
B 가는 신경 신경병증으로 당뇨병성 신경병증 중 가장 흔하게 발생하며 말초신경검사에서 이상이 발견되지 않으면서 발 저림과 찌릿거림 등이 발생한다.
C 근위부 운동 신경병증. 어깨나 허벅지로 가는 신경 손상으로 통증과 근력 약화가 발생한다.
D 국소적 신경병증으로 한쪽 가슴이나 배에 갑작스럽게 전기가 찌릿하는 듯한 통증이 생기거나 한쪽 눈이 아프면서 복시 등의 증상이 나타난다.
E 말초신경의 압박에 의한 팔다리 근육의 위축이나 국소적인 통증으로 발생한다.

Phantom Pain **환상지통,** Stump Pain **단단통** **04**

잘려진 팔·다리가 아파요

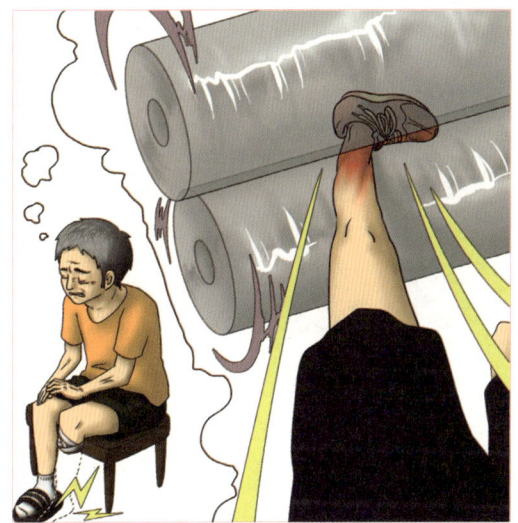

- N 김창용(가명)
- A 52세/남
- J 인쇄업
- V 5~8(최대 통증 10 기준)

    작은 인쇄소를 운영하는 김창용 씨는 6개월 전 인쇄를 하던 중 롤러 기계에 발이 빨려 들어가 크게 다쳤다. 사고 당시 김창용 씨는 극심한 통증을 느꼈다. 발목 윗부분까지 심하게 손상된 상태였지만 어떻게든 손상된 부위를 살리려고 한 달 이상 여러 차례 봉합수술과 광범위 소독을 반복했다. 치료를 할 때마다 통증이 말할 수 없을 정도로 심했지만 발을 살리겠다는 일념으로 참아냈다. 하지만 상처는 잘 아물지 않았다. 사고 후 두 달이 다 되도록 차도가 없었고 통증이 점점 더 심해져 안타깝게도 무릎 아래 부위를 절단해야 했다.

PART 5 다양한 신경병증성 통증   255

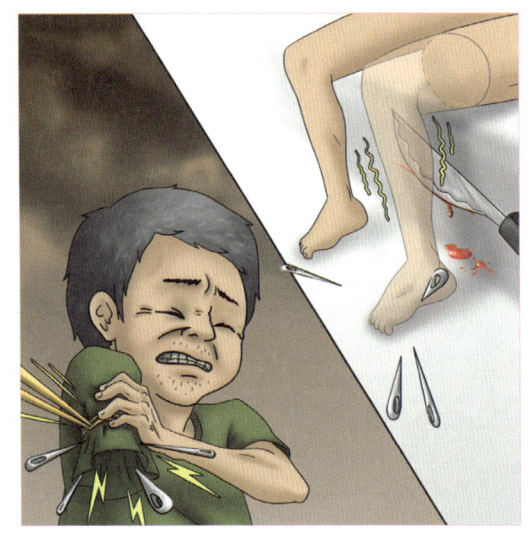

- N 정희철(가명)
- A 46세/남
- J 기계설비
- V 4~8(최대 통증 10 기준)

다리를 절단하는 아픔이 컸지만 한편으로는 더 이상 통증에 시달리지 않아도 된다고 생각하니 조금은 위안이 되었다. 그런데 다리를 절단한 이후에도 통증은 사라지지 않았다. 분명 발이 없는데도 사고 당시처럼 발목이 꺾이고 발가락이 꼬인 상태로 발이 기계에 끼어 있는 듯한 느낌이 들면서 아팠다. 기계에 꽉 눌려 찌르는 듯한 통증이 느껴졌고, 간헐적으로 발끝까지 쩌릿하게 전기가 오는 것 같은 통증이 왔다. 저녁이 되면 발이 화끈거려 제대로 잠을 잘 수도 없었다. 항상 발 모양이 꼬여 있고 꺾여 있는 것 같아 발 모양을 제대로 하고 싶은 생각이 들기도 했다.

기계설비 일을 하던 정희철 씨는 3년 전 기계를 점검하던 중 전기 합선으로 감전 사고를 당했다. 왼쪽 다리와 오른쪽 팔에 3도 화상을 입을 정도로 심한 사고였다. 화상이 너무 심해 어쩔 수 없이 왼쪽 무릎 윗부분과 오른쪽 팔꿈치 윗부분을 절단해야 했다.

팔·다리가 잘린 것도 감당하기 어려운데, 어찌된 일인지 잘린 부위가 견딜 수 없게 아팠다. 오른쪽 팔은 절단된 부위에서 찌릿하게 전기가 오는 것처럼 아프기도 했고, 고무줄로 조이는 것 같은 통증이 오기도 했다. 날씨가 흐린 날에는 쿡쿡 쑤시면서 아팠다. 왼쪽 다리는 무릎 위쪽에서 절단했는데도 없어진 발끝 쪽에서 찌르는 듯한 통증이 느껴지고, 종아리가 저리고 칼로 베인 듯 아리고 아팠다.

단단통(Stump pain), 절단된 부위에 발생하는 통증

정희철 씨와 김창용 씨의 사례처럼 불가피하게 팔과 다리를 절단해야 하는 경우가 있다. 신체의 일부를 절단해야 하는 것만으로도 상실감이 큰데, 설상가상으로 절단한 부위에 통증이 발생하면 환자의 고통과 상실감은 극에 달한다.

사지를 절단한 후 절단된 부위에 발생하는 통증을 '단단통'이라 한다. 사지를 절단하면 뼈와 뼈를 둘러싸고 있는 인대와 근육들만 절단되는 것이 아니라 척추에서부터 사지로 분포하는 신경줄도 모두 절단된다. 신경은 절단되면 다시 살아나기 위해 안간힘을 쓴다. 그러면서 변화가 일어나는데, 절단된 끝부분에 '신경종(neuroma)'이라는 신경 덩어리가 생기기도 하고, 절단된 신경 끝을 살리기 위해 척추 안에 있는 신경뿌리 부위에서는 신경 재생 물질들이 과도하게 분비되면서 신경이 과민해지는 상태로 변한다. 절단 부위에 잘 맞지 않는 인공 수족을 사용하면 압박감이 느껴질 수도 있다. 또한 움직일 때 일어나는 마찰이 절단 부위의 민감한 신경을 자극해 통증이 악화되기도 한다.

절단돼 없어진 부위에서 느끼는 환상지통(phantom limb pain)

분명 팔 혹은 다리가 절단되었는데도 여전히 팔·다리가 있는 것처럼 느끼고 아파하는 경우가 제법 많다. 절단된 후에도 여전히 있는 것처럼 느끼는 것을 '환상지 감각(phantom limb sensation)'이라 하는데, 사지가 절단된 환자의 약 85퍼센트 정도가 이를 느낀다고 한다. 일반적으로 사지가 절단된 지 수주 내에 환상지 감각을 느끼고, 이러한 비정상적인 감각이 수년 동안 지속되기도 한다.

단지 없어진 신체 부위가 있다고 느끼는 데서 그치지 않고 절단 부위에서 통증을 느끼는 경우도 있다. 이를 '환상지통'이라고 하는데, 환상지 감각을 느끼는 환자들 중 50퍼센트 이상이 환상지통을 경험한다고 한다. 이들 중 약 3분의 1은 하루의 절반 이상을 환상지통을 느낀다.

환상지통은 시간이 흐르면서 점차 줄어드는 경향이 있지만 약 60퍼센트 이상의 환자에게서는 만성적으로 지속된다. 일부 환자는 하루 종일 환상지통에 시달리며 고통받기도 한다. 이러한 환상지통은 사소한 육체적 혹은 정신적 자극에 의해 악화된다. 정서적으로 불안하거나 우울해도 통증이 심해지고,

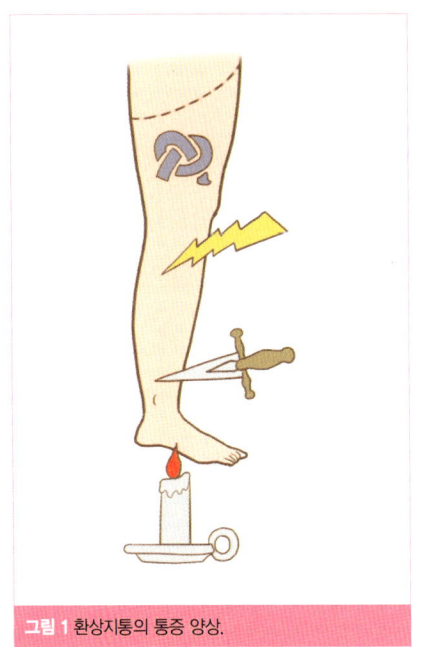

그림 1 환상지통의 통증 양상.

대소변을 보거나 기침을 하는 정도로도 통증이 심해질 수 있다. 추운 환경이나 날씨의 변화에도 영향을 받는다.

환상지통의 통증은 화끈거리는, 찌르는, 전기 쇼크가 오는 것 같은, 조이는 통증이라고 표현하는 경우가 많다. 그림1 앞에서 소개한 김창용 씨의 경우처럼 사고 당시의 통증을 심하게 느끼고 있는 사지의 형태로 기억되기도 한다.

환상지통이 생기는 원인은?

사지를 절단하면 통증을 전달하는 가느다란 신경들도 완전히 절단돼 큰 손상을 입는다. 손상된 신경 끝에서는 신경염증이 일어나게 되고 스스로 재생하려는 반응을 보이는데, 과도하게 신경이 재생되면 신경들이 서로 뭉쳐진 '신경종'이 만들어진다. 모든 환자에게서 다 나타나는 것은 아니고, 약 30퍼센트의 환자에게서 신경종이 관찰된다. 일단 신경종이 생기면 특별한 자극이 없어도 신경이 자발적으로 활성화되면서 자발통을 일으킨다. 또한 손상된 신경이 재생되는 과정에서 손상된 말초신경 부위로 교감신경이 자라나면서 서로 연결된다. 이런 상황에서 감정이나 환경, 온도의 변화 등으로 교감신경이 자극되면 말초감각신경이 같이 자극을 받아 통증이 악화되고, 교감신경이 활성화

> **TIP**
>
> **환상지통은 누구에게 더 잘 생길까?**
> 사지를 절단했다고 누구에게나 환상지통이 생기는 것은 아니다. 그렇다면 어떤 사람들에게서 환상지통이 더 잘 생길까? 일반적으로 상지보다는 하지가 절단된 경우, 몸통에 가깝게 절단 부위가 좀 더 넓은 경우, 한쪽 팔다리가 아닌 두 군데 이상의 사지를 절단한 경우, 절단 전 절단 부위에서의 통증이 심했던 경우 환상지통이 잘 생기는 경향이 있다.

되면서 혈관이 수축되고 혈액순환이 잘 되지 않는다.

 말초신경 중 통증을 전달하는 가느다란 신경이 절단되면 굵은 신경에도 변화가 일어난다. 굵은 신경은 건드리는 자극에 반응하는데, 가는 신경이 절단되면 척수 부위에서는 가는 신경을 향해 신경 가지를 만들어 연결함으로써 가는 신경의 결손을 보충하려 한다. 따라서 건드려지는 자극이 척수 레벨에서는 통증을 전달하는 신경을 자극하게 됨으로써 스치거나 건드리는 자극으로도 통증(이질통)이 발생한다.

 환상지통이 생기는 원인은 또 있다. 우리의 뇌에는 몸의 각 부위에 대한 감각을 인지하는 몸 감각 피질(somatosensory area)이 있고, 바로 옆에는 몸을 움직이게 하는 운동 피질(motor cortex)이 있다. 감각 피질과 운동 피질은 각각 몸의 부위를 담당하는 곳에 따라 뇌 피질의 정해진 부위에 위치하고, 손과 얼굴은 뇌의 넓은 부위로부터 조정된다.

 몸을 조정하는 뇌 피질 부위는 그림 2 와 같다. 그림을 보면 손과 얼굴의 모양이 다른 신체 부위보다 크다. 이를 마치 난쟁이 몸처럼 생겼다고 해서 '난쟁이(homunculus)'라고 부른다. 만약 팔다리의 말단 부위가 절단된다 해도 대뇌 감각 피질에서 사지의 절단된 부위에 해당하는 뇌신경 부위는 여전히 존재한다. 하지만 통증을 전달하는 가는 신경이 절단되면 대뇌의 몸 감각 피질은 더 이상 절단된 부위로부터 정보를 받을 수 없기 때문에 신경의 상호연결에 이상이 발생해 기존 난쟁이 대뇌 피질의 재편성(regorganization)이 이루어지게 된다. 예를 들어 대뇌 피질의 몸 감각 영역에서는 손과 얼굴이 바로 옆에 연결되어 있기 때문에 팔에서 환상지통을 느끼는 환자가 얼굴에 살짝 자극을 받을 경우 절단된 팔에서 통증을 느낄 수 있다.

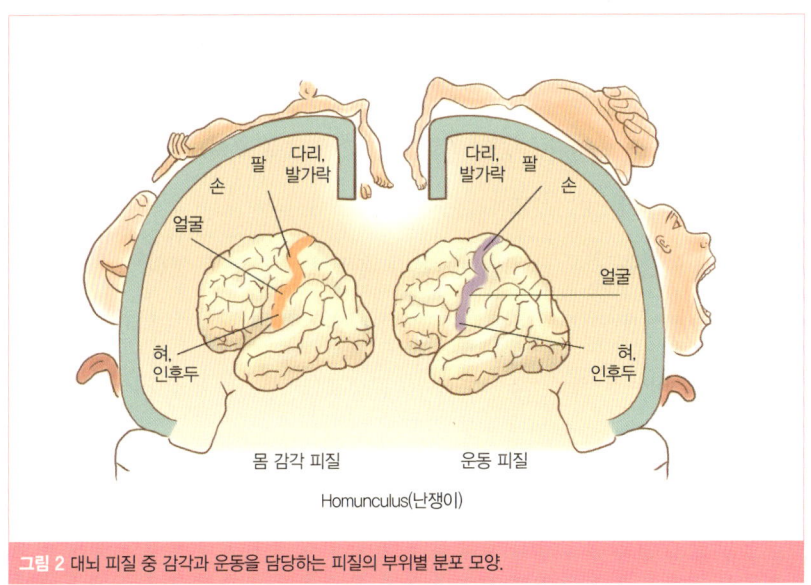

그림 2 대뇌 피질 중 감각과 운동을 담당하는 피질의 부위별 분포 모양.

　결국 환상지통은 말초신경이 절단된 뒤 말초 부위의 신경이 재생되는 과정에서 말초신경의 감작과 신경종에 따른 몸 감각 피질의 재편성과 과감작에 의해 발생한다. 말초신경과 대뇌 피질의 변화가 일어나는 시기는 환자마다 차이가 있다. 하지만 신경 절단 초기에 통증이 심한 환자라면 가능한 한 조기에 적절한 신경치료를 함으로써 신경의 과잉 반응과 비정상적인 재생을 방지해야 한다.

환상지통의 예방 및 치료

　환상지통이 발생하면 초기에 적극적이고 다양한 방법으로 치료를 해야 한다. 우선 약물치료는 항우울제나 항간질제를 기본으로 사용하며, 통증으로 인한 불안이나 불면이 있다면 적절한 약물을 추가로 사용할 수 있다. 절단 부위 가운데 극도로 민감한 부위가 있는 경우 신경종을 의심하여 절단면 성형술(stump revision)을 시행해볼 수 있으나 이는 일부 환자에게만 효과가 있고, 한 번 이상 시행하면 오히려 통증이 악화될 수 있으므로 조심해야 한다.

약물이나 수술적 방법 이외의 중재적 치료법으로는 절단 부위를 촉진해 민감한 부위가 있을 경우 직접 통증 유발 부위에 주사를 놓거나 척추에서 신경뿌리 주사, 교감신경차단술 등 신경치료 방법과 척수 자극기(spinal cord stimulation), 뇌신경 자극기(motor cortex stimulation) 등의 신경 자극기를 삽입할 수 있다.

환상지통을 예방하려면 사고가 발생한 때부터 사지를 절단할 때까지 최대한 통증을 줄이는 것이 중요하다. 절단 전에 직접 절단 부위 신경에 약물을 주입하거나 교감신경차단술, 절단된 부위로 가는 신경의 척추신경 뿌리 주사, 경막외강내 신경 주사 등의 신경 주사 방법과 적절한 경구 약물 사용을 병행하면 신경 염증과 비정상적인 신경 재생에서 발생하는 말초신경과 중추신경 감작을 줄여 통증을 치료하고 만성으로 진행하는 것을 막을 수 있다. 또한 사지를 절단하기 전까지 환자가 겪는 심리적 고통으로 인한 우울이니 불안, 불면 등에 대해서도 적극적으로 치료하는 것이 만성적인 환상지통의 발생을 예방할 수 있는 중요한 요소이다.

Central Pain Syndrome 중추성 통증증후군 05

뇌·척수를 다친 후
통증이 사라지지 않아요

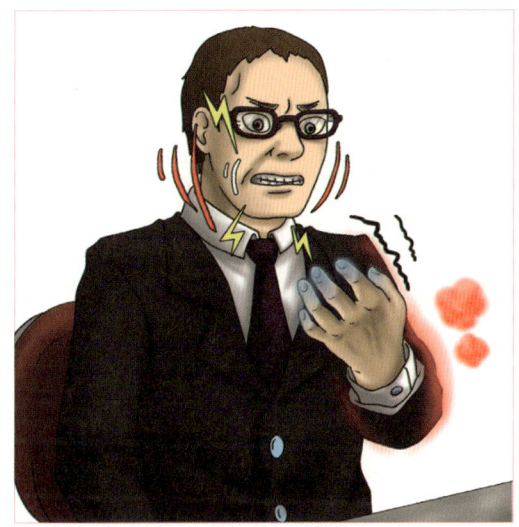

- N 하인수(가명)
- A 48세/남
- J 사무직
- V 4~8(최대 통증 10 기준)

    48세 하인수 씨는 8개월 전 갑자기 왼쪽 팔과 날갯죽지 쪽에 쑤시는 통증이 발생했다. 이후 통증은 점차 왼쪽 몸 전체로 퍼졌으며, 왼쪽 팔다리의 근력이 떨어지고 발음이 부정확해지는 증상이 나타났다. 급히 병원을 찾아 뇌 MRI 검사를 한 결과 뇌경색 진단을 받았다. 이후 약물치료와 함께 운동을 열심히 하려고 노력했지만 증상은 크게 호전되지 않았다. 왼쪽 어깨 쪽은 힘이 빠지는 듯했고, 운동을 하면 근육에 쥐가 나서 운동을 지속하기가 어려웠다. 얼굴도 얼얼하고 쩌릿쩌릿한 느낌이 들었다. 왼쪽 손끝이 시리고 저리며 왼쪽 팔다리는 전체적으로 심하게 화끈거렸다. 온몸은 땀 조절이 잘 되지 않았고 활동을 하거나 매운 음식을 먹으면 손, 발, 겨드랑이에 땀이 지나치게 많이 났다.

통증 억제 신경의 소실과 뇌신경의 성형이 원인

하인수 씨는 통증 전달 신경계에서 말초신경과 뇌신경의 교량 역할을 하는 시상(thalamus) 주변의 기저핵(basal ganglia) 쪽에 경색이 생기면서 통증이 발생한 경우다. 그림1 통증을 전달하는 말초신경이 척수까지 도달해 신경 연접(한 개의 신경세포가 다른 신경세포에 접촉하는 부분)을 이루고, 척수에서부터 시상 부위로 올라와서 다시 신경 연접을 이룬 후 뇌의 몸 감각 영역과 기타 광범위한 뇌 피질로 투사된다. 기저핵은 시상 주변에 있는 변연계에 속하는 부위로 통증 전달 신경계 중 통증을 억제하는 신경기능이 있는 부위일 뿐 아니라 통

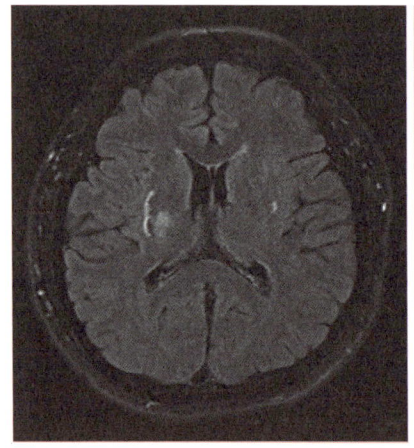 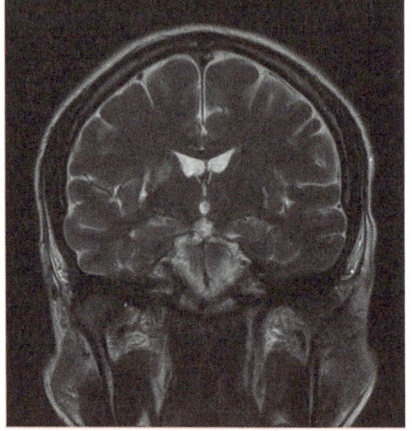

그림 1 48세 하인수 씨는 오른쪽 기저핵 부위의 경색으로 왼쪽 팔다리의 근력이 약화되고 쥐가 자주 나며, 왼쪽 얼굴과 팔다리를 포함한 몸 전체가 저리고, 시리고, 화끈거리고, 왼쪽 상지 등 쪽이 조이는 듯 아프다.

증에 대한 정서적인 면과 운동신경 기능을 조절하는 뇌 부위이다. 따라서 기저핵 부위가 손상되면 통증 조절 기능과 운동 조절 기능이 소실되면서 비정상적인 감각과 근육에서 환자의 의지와 상관없는 수축이 일어나게 된다. 더불어 이러한 기저핵 부위와 함께 뇌에서 통증을 억제하고 조절하는 부위에서 신경이 손상되며, 신경이 회복되는 과정에서 신경 성형(neuroplasticity)이 일어나면서 비정상적인 감각이나 통각 과민, 온도 조절 이상 등의 증상이 발생할 수 있다. 통증 억제 신경은 뇌와 척수에 존재하는데, 척수신경이나 뇌신경이 손상된 이후 발생하는 통증을 '중추성 통증증후군'이라고 한다. 하인수 씨는 뇌경색으로 통증을 조절하는 신경에 이상이 생겨 중추성 통증이 발생한 경우다.

중추성 통증증후군은 중풍, 척수신경의 손상이나 간질, 뇌종양, 다발성 경화증 등이 원인이 되어 발생할 수 있다. 일반적으로 척수신경 손상이나 다발성 경화증처럼 중추신경의 변성을 초래하는 질환의 경우에는 약 25~40퍼센트, 중풍 환자의 경우 약 5퍼센트 정도에서 중추성 통증증후군이 발생하는 것으로 알려져 있다.

주로 상지나 하지 통증이 심하고 그중에서도 손끝과 발끝 쪽 통증이 더 심하다. 통증은 지속적인 경우가 많고, 가볍게 건드리기만 해도 악화되며 움직임이나 감정 변화, 온도 변화, 차가운 환경에서 더욱 악화된다. 환자들마다 아픈 양상은 다르지만 일반적으로 화끈거리는 증상을 가지고 있으며 심부에서 통증을 느끼고 무거운 것으로 누르는 듯한, 쿡쿡 쑤시는 통증과 순간적으로 바늘과 송곳을 찌르는 듯한 통증을 호소한다. 보통 중추신경이 손상된 지 수일에서 수주 후에 많이 발생하고, 한 번 발생하면 만성적으로 지속되는 경우가 많다.

뇌나 척수신경이 손상된 후 통증이 지속되는 이유는 뇌신경에서 통증을 억제하는 신경이 손상돼 통증을 억제하는 신경전달물질이 충분히 분비되지 않는 것이 중요한 요인이다. 따라서 중추성 통증을 치료하기 위해 항우울제의 사용 및 통증 억제 신경 전달 물질인 GABA(gamma-aminobutylic acid) 수용체를 활성화시키는 약물들을 사용해 통증을 억제해주는 신경전달물질을 보충해준다. 기타 만성 통증 환자에게 사용하는 복합적인 약물 사용과 적극적인 운동요법으로 통증을 줄이도록 노력한다. 최근에는 척수 자극기나 척수강 내 약물 주입기 등을 사용하기도 하나 통증 조절 효과는 환자들마다 차이가 있고 다른 만성 통증 질환에 비해 통증 조절이 어려운 경우가 많다.

척수 손상 후 통증증후군

64세 채지만 씨는 3년 전 건설작업 도중 높은 곳에서 떨어지면서 흉추가 부러지고 신경이 손상되는 사고를 당했다. 척수가 손상돼 배꼽 이하 부위의 감각이 둔하고 다리에 힘이 없어 휠체어로 이동하고 보호자의 도움을 받아 일상생활을 하고 있다.

사고 직후에는 하반신이 마비돼 다리에 감각이 전혀 없었다. 하지만 재활치료를 시작한 지 6개월 정도 지나면서부터 점차 마비된 다리 쪽으로 찌릿하거나 조이거나 화끈거리는 통증이 발생했다. 항문 주변이나 엉덩이 부위에도 간헐적으로 심한 통증이 왔다. 처음에는 감각이 돌아오는 과정이라 생각하며 참았지만 시간이 지날수록 통증이 심해져 견디기 어려웠다. 특히 통증 때문에 밤에 잠을 자지 못하면서 힘겨운 나날들을 보내고 있다.

척수는 말초신경에서 통증 자극이 들어오면 뇌로 전달하기 위한 신경의 연접이 일어난다. 빠른 속도로 통증 자극이 뇌로 전달되면 뇌는 다시 척수를 향해 통증 억제 신경을 활성화시켜서 척수에 있는 개제 뉴론(interneuron)을 자극함으로써 통증을 억제한다. 척수는 통증 자극이 뇌로 들어가기 전에 통과해야 하는 중요한 관문 역할을 하는 곳인데, 통증 자극은 척수에 있는 개제 뉴론을 통하여 감소되기도 하고 증폭되기도 한다. 개제 뉴론은 문지르거나 건드리는 촉각을 전달하는 신경에 의하여, 혹은 뇌의 하행성 통증 억제 신경계의 신경 자극에 의하여 활성화되어 통증 자극을 억제하는 기능을 한다. 척수신경이 손상되면 개제 뉴론도 함께 손상되어 통증 억제 기능이 소실되며, 정상적인 자극을 통증으로 느끼거나 통증을 증폭해 느끼게 된다.

또한 척수에서 신경이 손상된 이후 재생 과정에서 신경의 발화에 의한 신경 인성 염증이 발생하면서 자발통이 생기게 된다. 다른 만성 통증 환자들에 비하여 중추신경계 손상 이후 발생하는 통증은 신경의 재생에 따르는 신경인성 염증 반응과 중추신경계에 존재하는 통증 억제 신경의 직접적인 손상이 주원인이기 때문에 통증 조절이 쉽지 않다. 하지만 환자의 상태에 따라서 적합한 약물을 선택하고, 도움이 되는 경우 척추의 중재적 시술을 통하여 개개인의 통증 상태에 따라 최상의 방법으로 통증을 조절하기 위한 노력을 해야 한다.

06 척추수술후 통증증후군 Postlaminectomy Syndrome

척추 수술을 했는데도
여전히 아프고 저려요

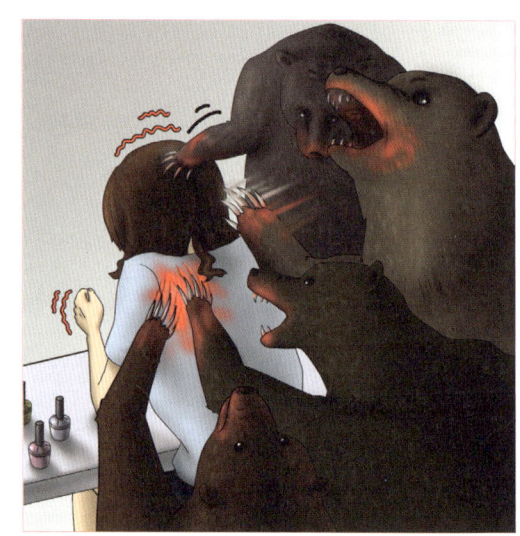

- N 허태경(가명)
- A 32세/여
- J 네일아트
- V 4~7(최대 통증 10 기준)

허태경 씨는 네일아트 일을 하는데, 고객들의 손톱을 예쁘게 다듬으려면 근무시간 대부분을 고개를 숙이고 있어야 한다. 그래서인지 몇 년 전부터 목과 어깨가 뻐근하고 아프기 시작했다. 손님을 많이 받은 날에는 더 아팠지만 그때마다 목 스트레칭으로 통증을 달래면서 살았다. 그런데 시간이 흐를수록 통증을 견디기가 어려워 병원에 갔더니 목 디스크라 했다. 병원에서는 이미 초기를 지나 심각한 상태라며 수술을 권했다. 빨리 통증에서 벗어나고픈 마음에 허태경 씨는 곧바로 수술을 받았다. 그때가 1년 전쯤이었다.

수술만 받으면 지긋지긋한 통증이 사라질 것이라 기대했는데, 어찌된 일인지 수술 후에도 통증은 여전했다. 양쪽 어깨와 날갯죽지는 무거운 곰이 엉겨붙어 물어뜯는 것처럼 아팠고, 뒷머리도 수술 전과 마찬가지로 무겁고 아팠다.

척추수술후 통증증후군, 10명 중 1~4명 정도에서 발생

허태경 씨처럼 목이나 허리 등 척추 수술을 받고도 통증이 지속돼 고생하는 분들이 많다. 허리 디스크가 터져서 수술을 받았는데 다리 통증은 좋아졌지만 허리는 더 아프다는 분, 다리가 저려 협착증 수술을 했는데 여전히 저려 잠을 잘 수가 없다며 고통을 호소하는 분, 디스크 때문에 다리 통증이 심해 급하게 수술을 했는데, 1년이 지나도록 낫지 않고 똑같이 아프다는 분 등 유형도 다양하다.

척추 수술 이후에도 통증이 지속되는 상태를 '척추수술후 통증증후군'이라 한다. 척추 수술을 받은 전체 환자의 약 10~40퍼센트 정도에서 발생하는 것으로 알려져 있다. 결코 적은 숫자가 아니다.

만성 요통이나 만성 경추부 통증으로 오랫동안 고생한 분들 중에는 수술 후 통증으로부터 벗어날 수 있으리라는 기대로 척추 수술을 결정하는 분들이 있다. 하지만 수술을 잘못하면 통증이 줄어들기는커녕 오히려 척추수술후 통증증후군이 생길 수 있으므로 신중을 기해야 한다. 특히 만성 요통이나 경추부 통증은 척추 문제 외에도 여러 가지 다양한 원인에 의해 발생할 수 있으므로 더더욱 신중하게 수술을 결정해야 한다. 실제로 정신적 스트레스나 일상의 나쁜 생활습관이 원인이 되어 만성 요통이나 경추부 통증이 일어나는 경우가 많으므로 수술을 결정하기 전에 통증과 더불어 우울, 불안, 불면 등 정신적으로 불안정한 요인을 갖고 있지 않나 돌아볼 필요가 있다. 또한 바른 자세와 규칙적인 운동 등 건강한 생활을 하고 있는지 꼭 돌아봐야 한다.

MRI는 수술을 결정하는 기준이 아니다

척추 수술을 결정할 때 가장 많이 참조하는 것 중 하나가 MRI 결과이다. MRI 상으로 디스크가 터져 나오거나 척추관이 좁아 신경을 누르고 있는 정도가 심하다고 판단되면 수술을 생각한다. 하지만 MRI는 수술 여부를 결정하는 절대적 기준이 될 수 없다. 통증 때문에 MRI 촬영을 했을 때 허리 디스크나 목 디스크가 발견되면 마치 큰 병을 진단받은 것처럼 스트레스를 받는 분들이 종종 있다. 물론 디스크가 있으면 통증이 발생하지만 MRI 상으로 디스크나 협착증이 확인되어도 통증이 없는 경우도 많다.

실제로 허리나 다리 통증이 전혀 없는 무증상의 성인을 대상으로 MRI 촬영을 하면 60세 이하 성인에서는 4명 중 1명, 60세 이상은 3명 중 1명꼴로 허리 디스크가 있는 것으로 나타난다. 척추관 협착증도 비슷하다. 특별한 증상이 없어도 60세 이상의 경우 5명 중 1명꼴로 척추관 협착증 소견을 보인다. 디스크의 퇴행성 변화는 더 많다. 60세 이하에서는 2명 중 1명, 60세 이상에서는 약 93퍼센트 이상의 사람에게서 퇴행성 변화가 관찰된다. 이렇듯 허리 디스크나 협착증을 가지고 있지만 통증을 전혀 느끼지 못하고 지내는 사람이 많기 때문에 MRI에서 디스크 혹은 협착증 소견을 보였다고 지레 걱정할 필요는 없다.

디스크가 삐져나온 것으로 그치지 않고 디스크가 터져 흘러나왔다 하더라도 수술은 신중하게 결정해야 한다. 디스크가 터지면 바로 수술해야 하는 것으로 알고 있는 분들이 많은데, 수술을 하지 않고도 좋은 결과를 얻는 경우도 많다.

40세 한만식 씨는 디스크가 터졌음에도 수술하지 않고 신경 주사 치료와 약물치료로 호전된 좋은 예이다. 그는 20대 때부터 1년에 한두 차례씩 허리 왼쪽 부분이 아팠지만 특별한 치료를 하지 않아도 호전되곤 하였다. 영업부 직원이어서 근무 시간 대부분을 운전을 하며 돌아다녔고, 운동은 거의 하지 않는 편이었다. 그렇게 아슬아슬하게 허리 통증을 달래며 살았는데, 한 달 전 허리를 크게 다쳤다. 회사에서 무거운 물건을 들다가 넘어지고 말았던 것이다. 이후 왼쪽 엉덩이 부위와 종아리가 터질 듯이 아팠고 발바닥이 저리기 시작했다. 예전에는 조금 쉬면 통증이 가라앉았는데, 시간이 지날수록 통증이 점점 더 심해져 MRI 촬영을 했다. MRI 결과 요추 5번과 1번 사이의 디스크가 탈출해 터져 흘러나왔고, 병원에서는 바로 수술을 받아야 한다고 권유했다.

하지만 한만식 씨는 두렵고 불안해서 수술을 미루고 일단 신경치료와 약물치료를 받았다. 다행히 통증이 호전돼 수술을 받지 않고 잘 지냈는데, 8개월 정도 지났을 때 또다시 허리 통증이 심해서 요추 MRI 촬영을 다시 했다. 그 결과 놀랍게도 이전에 흘러나와 왼쪽 하지 신경을 누르고 있던 디스크가 모두 사라진 것을 확인할 수 있었다. `그림 1`

디스크 환자들을 진료하다 보면 가끔 이런 경우를 만난다. 디스크가 있을 때 허리나 다리에 통증이 오는 이유는 디스크 안에 함유되어 있는 수핵 성분이 허리 신경에 염증을 일으키기 때문이다. 염증은 곧 통증을 불러온다. 반대로 염증이 사라지면 통증도 사라진다. 따라서 염증을 없애주는 치료를 하면

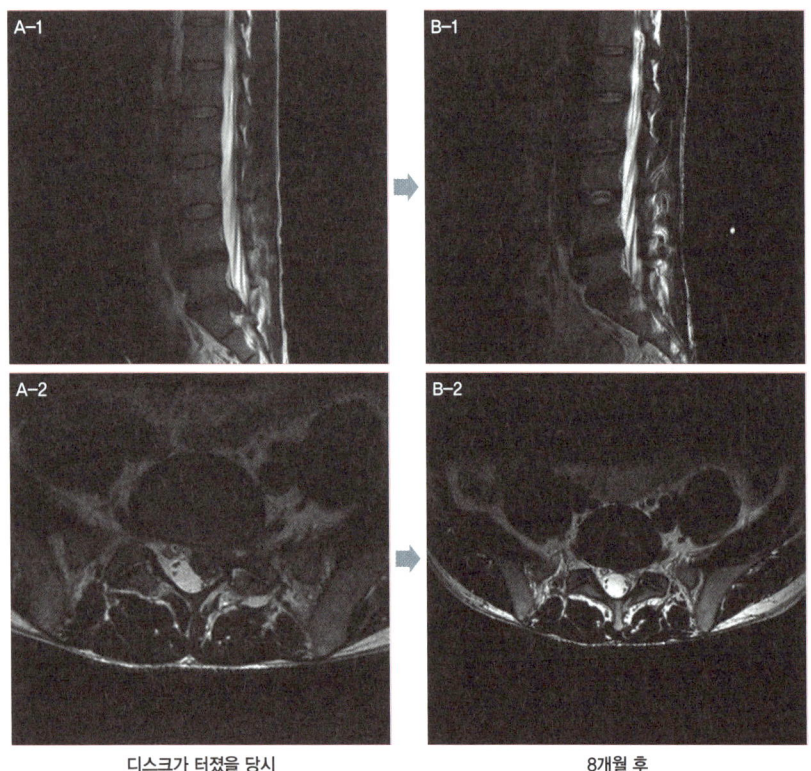

디스크가 터졌을 당시   8개월 후

그림 1 왼쪽은 처음 디스크가 터졌을 때의 MRI 사진(A)이고, 오른쪽은 치료 8개월 후에 다시 찍은 MRI 사진(B)이다. 왼쪽 사진에서는 요추 5번과 천추 1번 사이의 디스크가 터져 왼쪽 하지 신경 쪽으로 흘러나와 신경을 누르고 있고, 오른쪽 사진에서는 터져 나왔던 디스크가 모두 흡수되어 사라진 것을 확인할 수 있다.

수술을 하지 않고도 얼마든지 통증을 줄일 수 있다.

한만식 씨의 경우처럼 갑작스럽게 터져 나온 디스크의 수핵이 시간이 흐르면서 우리 몸의 면역세포의 작용으로 흡수되어 사라지는 경우도 있다. 하지만 자연 치유되기를 기다리는 것은 썩 좋은 방법이 아니다. 통증을 일으키는 신경의 염증을 빠른 시간 안에 가라앉도록 해주면 빠르게 호전될 수 있고, 때로는 디스크의 크기도 현저하게 줄어들 수 있다.

척추수술후 통증증후군을 일으키는 원인

수술만 하면 더 이상 통증으로 고생할 일이 없을 줄 알았는데, 수술 후에도 통증이 여전하다면 그것만큼 당혹스럽고 실망스러운 일도 없을 것이다. 대체 척추수술후 통증증후군은 왜 생기는 것일까? 원인은 다양하지만 그중 대표적인 원인은 다음과 같다.

1. 수술 전 진단이 정확하지 못했을 때

앞에서 소개한 허태경 씨는 양쪽 어깨와 날갯죽지가 아프고, 뒷머리까지 통증이 뻗쳐 목 디스크 진단을 받고 수술을 받았지만 통증이 여전해 고생하는 경우다. 허태경 씨의 경우 경추 MRI 촬영을 했을 때 분명 목 디스크 소견이 있었다.

하지만 MRI 상 목 디스크 소견이 보인다 하더라도 환자가 호소하는 통증의 특징과 직업, 나이 등을 고려해 통증의 원인을 정확히 분석할 필요가 있었다. 허태경 씨의 통증의 일차적인 원인은 잘못된 자세와 경직된 근육이었다. 직업적으로 고개를 숙여서 손가락으로 세밀한 작업을 해야 하다 보니 목 척추를 중심으로 어깨와 팔, 등 쪽의 근육이 딱딱하게 굳고, 시간이 지날수록 더 심해지는 상태였다. 그대로 방치하면 근육 경직이 더 심해지고, 목이 일자목이나 거북목으로 변형되고 디스크 퇴행이 동반될 수도 있다.

다리가 저린 원인도 여러 가지다. 흔히 나이가 많고 척추관이 좁아져 있으면 척추관 협착증이라 진단을 내리기 쉬운데, 척추에서 신경이 협착되었을 때뿐만 아니라 말초신경이 노화되거나 엉덩이 근육이 경직되었을 때도 다리가 저릴 수 있다. 이런 다양한 원인을 고려해 정확한 진단을 해야 척추수술후 통증증후군이 발생할 위험을 최소화할 수 있다.

2. 통증이 주로 허리 혹은 목과 같이 등 쪽으로 있는 경우

허리 디스크로 수술을 받았는데, 다리 통증은 호전되었지만 허리 통증은 오히려 악화되었다는 분들이 종종 있다. 혹은 허리가 아파서 수술을 했는데 수술하기 전보다 더 안 좋다고 하는 환자들도 많다. 이는 곧 허리 통증의 원인은 MRI에서 확인할 수 있는 구조적인 문제뿐만 아니라 검사로 확인되지 않는 다른 많은 요인들이 있다는 것을 의미한다.

정확한 원인을 밝히는 것은 무척 어렵다. 다만 통증이 주로 허리나 목과 같이 등 쪽에서 발생할 때는 수술 후에도 통증이 줄어들지 않는 경우가 종종 있다. 또한 피부를 절개하고 수술 부위까지 들어가 수술한 후 봉합하는 과정에서 군더더기 살이 생겨 딱딱해지면서 허리 통증이 더 심해지기도 한다.

3. 디스크의 재발

디스크 수술을 하고 짧은 시간 후에 다시 수술 부위 혹은 수술한 디스크 위나 아래 디스크가 삐져나오면 수술 전과 유사한 통증을 경험할 수 있다. 일반적으로 척추 수술이 성공하면 수술 후 약 10~15년까지 효과가 지속되고, 그 이후에는 수술하지 않은 사람들의 상태와 비슷하다는 통계 결과가 있다.

4. 경막외강의 섬유화

수술을 하면 척추 내에서 신경을 둘러싸고 있는 경막외강이 자극을 받아 상처가 생길 수 있다. 상처가 아무는 과정에서 섬유화된 상처조직이 신경을 당

김으로써 신경에 염증이 생겨 통증이 발생하기도 한다.

5. 완벽하지 못한 수술 혹은 척추의 불안정성

수술을 하다 보면 디스크를 완벽하게 제거하지 못하거나 수술 중 신경을 손상시킬 수 있다. 이것 역시 척추수술후 통증증후군을 일으키는 한 원인이다. 척추가 불안정할 경우에도 척추 수술 후 통증이 지속될 가능성이 크다.

척추수술후 통증증후군, 치료는 어떻게?

척추수술후 통증증후군을 치료하려면 이학적 검사와 영상검사로 정확한 통증의 원인을 밝히는 것이 중요하다. 원인에 따라서 신경 주사 치료가 필요한 경우도 있고, 동반하고 있는 정신적인 불안정한 요인을 감소시키는 것이 중요할 수도 있다. 영상검사를 통해 통증의 원인이 되는 분명한 구조적인 이상이 있을 때는 재수술을 고려하기도 한다.

또한 주사나 약물 치료로도 통증이 줄어들지 않을 때는 척수 자극기 시술을 시도해볼 수 있다. 척수는 말초신경과 뇌를 연결하는 신경이다. 척수 자극기는 척수에 적절한 자극을 주어 통증을 억제하는 장치이다. 척수를 둘러싸고 있는 경막의 바깥 부분에 작은 전극을 거치하고, 그 전극에 연결된 전선을 통해 외부에서 적당한 전류를 척수신경으로 보내 자극을 주는 치료법이다. 그림 2

이렇게 척수에 자극을 가하면 척수에서 통증을 억제하는 신경 또한 적절한 자극을 받아 신경억제전달물질을 분비하고 교감신경계의 비정상적인 활성도를 억제한다. 또한 척수에 있는 광범위 신경의 감작을 억제하는 역할을 하며 뇌 부위에서도 통증 억제 작용이 일어나서 통증 경감과 교감신경계의 민감도를 감소시킨다.

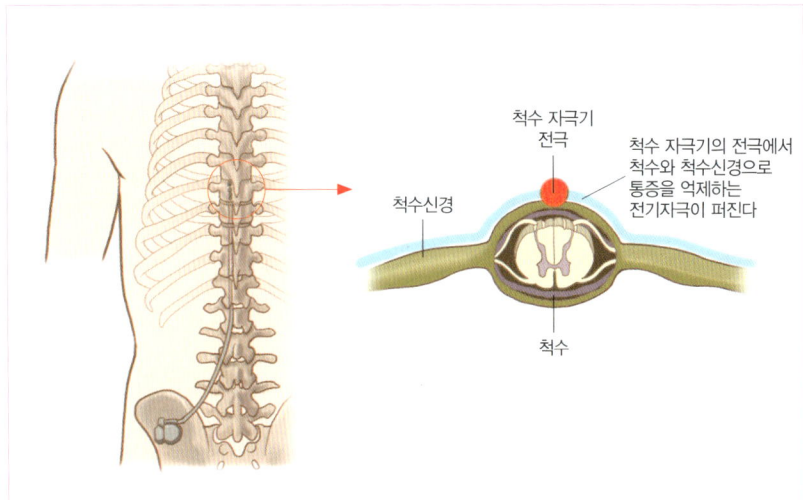

그림 2 척수 자극기는 척수신경을 싸고 있는 경막외강에 전극을 거치하고 피하에 위치한 컴퓨터화된 전원에서 각자의 신경에 적합한 전류를 조절하여 보낼 수 있다. 이러한 전류가 척수에 전달되면 통증 억제 신경의 활성화와 과도한 교감신경계를 억제하여 통증이 줄어든다.

> **TIP**
>
> **척추 수술 후 통증이 지속될 가능성이 높은 경우**
>
> 만약 통증이 허리에만 국한돼 있다면 디스크를 제거해도 통증이 지속될 수 있다. 요통을 일으키는 원인은 디스크 탈출증 이외에도 척추 관절의 염증이나 노화, 인대 약화, 허리 근육이나 복근의 약화 등 다양하기 때문이다.
>
> 척추가 불안정하면 척추를 단단하게 고정시키는 척추 유합술을 할 수 있다. 그런데 여러 척추 마디에서 퇴행성 디스크 질환을 앓고 있는 경우에는 수술 후 성공률이 떨어진다. 따라서 척추 유합술은 확실한 척추 불안정성이 있을 때에만 시행하는 것이 좋다.

GOOD
PAIN
BAD
PAIN

PART 06
온몸을 돌아다니며 괴롭히는 전신 통증

01 복합부위 통증증후군 살짝만 건드려도 화끈거리고 칼로 베는 것 같아요

02 섬유근육통증 너무 예민해서 여기저기가 아프다고요?

01 복합부위 통증증후군 Complex Regional Pain Syndrome

살짝만 건드려도 화끈거리고
칼로 베는 것 같아요

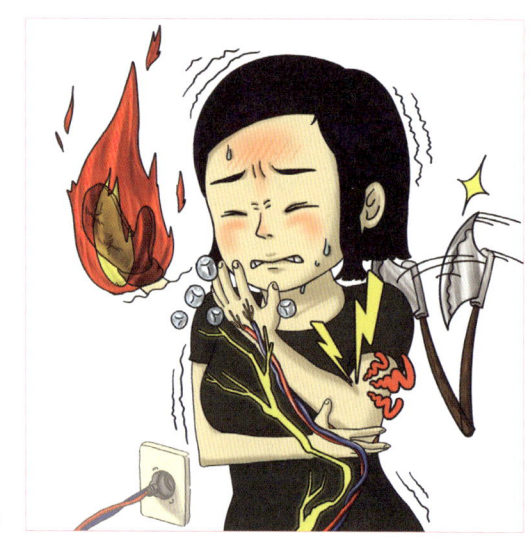

- N 손예원(가명)
- A 29세/여
- J 간호사
- V 7~10(최대 통증 10 기준)

29세 손예원 씨는 3년 전만 해도 6개월 된 딸을 키우면서 종합병원 간호사로 일하던 커리어우먼이었다. 누구보다 간호사 일을 좋아했지만 아이를 키우면서 일을 하는 것은 쉽지 않았다. 그래서인지 언제부터인가 양쪽 팔꿈치부터 팔 아래로 네 번째와 다섯 번째 손가락 쪽으로 타고 내려가면서 저린 증상이 생겼다. 당시 손예원 씨는 중환자실에서 일하고 있었는데, 환자 침대를 정리하거나 몸을 가누지 못하는 중환자를 다룰 때마다 팔 저림이 더욱 심해져 힘이 들었다.

그 상태로는 일을 제대로 할 수가 없어 정형외과를 찾아 진료를 받았다. 정형외과에서는 팔꿈치 부위에서 척골신경이 압박된 것으로 진단하고 수술을 권유했다. 양쪽 팔이 다 저렸지만 덜 사용하는 왼쪽 팔부터 수술을 받았다.

그런데 어찌된 일인지 수술 후 팔 저림은 통증으로 변했다. 시간이 지나면서 왼쪽 손이 점점 붓고, 급기야는 살짝만 건드려도 아팠다. 통증 때문에 잠을 자기도 힘들었다. 너무 아파 진통제를 복용하고 주사도 맞았지만 시간이 흘러도 통증은 가라앉지 않았다.

통증이 발생한 지 3개월쯤 되었을 때 손예원 씨는 통증전문병원을 찾았다. 왼쪽 척골신경이 지나가는 부위에 통증이 심했고, 손가락은 벌겋게 부어 있었다. 왼쪽 팔꿈치는 45도 정도로 굽혀진 상태였다. 손예원 씨는 말로 표현하기조차 힘들 정도로 다양한 통증을 호소했다.

"날갯죽지를 도끼로 찍는 것 같아요. 손이 시려 장갑을 끼면 손바닥이 타는 것처럼 뜨거워요. 그래서 장갑을 벗으면 얼음물에 담근 것처럼 시리고 아파 미치겠어요. 하루에도 몇 번이나 장갑을 꼈다 벗었다를 반복하는지 몰라요. 그뿐만이 아니에요. 왼쪽 팔의 안쪽은 쓰라리면서 전기에 감전된 것 같고, 통증이 심할 때는 온몸이 아프면서 미열이 나요."

순간적인 심한 통증은 수시로 나타났고, 수분 간격으로 둔한 통증이 이어졌다. 통증이 발생하면서 손예원 씨의 삶은 완전히 달라졌다. 간호사 일도 그만둘 수밖에 없었고 통증 때문에 사랑하는 아이를 제대로 안아줄 수도 없다. 어쩌다 아이가 엄마에게 다가와 안기면 자지러지게 아파 소리를 지른 적도 많았다. 집안일도 제대로 할 수가 없어 집안은 늘 엉망이다.

복합부위 통증증후군이란?

발목을 삐끗하거나 넘어지면서 무릎을 땅에 부딪치는 일 또는 교통사고로 종아리뼈가 골절되는 일은 흔히 일어나는 작고 큰 사고다. 이런 사고를 당한 후 발목 부목 고정, 관절경 수술, 뼈 고정 수술을 받고 한두 달 충분히 회복기를 거쳤는데도 다친 부위뿐 아니라 손끝이나 발끝 쪽을 포함해서 전체 팔다리의 통증이 심해진다면 복합부위 통증증후군을 의심해볼 수 있다. 혹은 회복기 중에도 유난히 통증이 심하거나 부종이 있고, 피부색이 뻘겋고 퍼렇게 변하거나 다친 팔다리 쪽으로 땀이 많이 날 경우 또는 이질통(건드려지는 자극에 통증이 유발되는 상태) 등이 심하다면 복합부위 통증증후군일 가능성이 있다.

복합부위 통증증후군은 간단하게 설명하기 어렵다. 염좌나 타박상, 골절 등 몸에 손상이 생기거나 수술을 한 이후 이러한 원인과 맞지 않는 통증을 호소하거나 원인이 모두 치유되었는데도 여전히 통증이 지속될 경우, 감각 과민과 이질통이 있으면서 특징적인 자율신경계 이상 증상과 근육과 관절 기능 이상 및 피부 변화를 동반하는 경우 비로소 복합부위 통증증후군이라 말할 수 있다.

자율신경계 이상 증상은 혈관운동 이상으로 피부색의 변화(붉거나 퍼렇게 변하는 것), 피부 온도의 차이(정상인 곳에 비교하여 1도 이상 상승 혹은 저하를 보이는 것)를 보이거나 땀 분비신경 이상(아픈 부위에 땀이 많이 나거나 적게 나는 것, 부종이 있는 것)을 보이는 것을 말한다.

근육과 관절 기능 이상은 근육의 떨림이나 근력 약화, 관절 운동 제한, 관절 강직 등으로 나타난다. 피부 변화로는 피부의 영양분이 없어지면서 맨질거리거나 각질이 많이 생길 수 있고, 손톱이나 발톱이 변형되기도 한다. 복합부위

> **TIP**
>
> **복합부위 통증증후군의 진단**
> 복합부위 통증증후군을 진단하는 기준은 크게 다음 4가지다. 이 4가지 항목을 기준으로 환자가 자각하는 증상의 개수와 의사가 검진을 통해 확인하는 개수에 근거하여 진단을 내린다.
>
> ① 원인과 관계없는 지속적인 자발통, 통증 부위 감각 과민이나 이질통.
> ② 혈관 기능 이상.
> ③ 땀 분비 기능 이상.
> ④ 근육과 관절 기능 이상 및 피부 변화.
>
> 2004년 이후 세계 통증 전문가들의 모임에서 위에서 적시한 4개의 항목 중 자각증상과 의사의 검진으로 확인되는 증후의 개수가 각각 2개, 2개에 해당하면 임상적으로 복합부위 통증증후군으로 진단하기로 약속했다. 또한 환자의 자각증상 3개, 의사의 검진에 의한 증후 2개가 해당하면 의학 연구 목적의 진단을 하자고 약속했다.

통증증후군이란 통증과 더불어 이와 같은 자율신경계 이상과 근육, 관절, 피부 변화를 보이는 것에 대한 자각 증상 및 의사의 검진을 통해서 진단되는 병이다.

아주 작은 자극에도 통증이 심해 일상생활이 어렵다

앞에서 소개한 손예원 씨는 손 저림 때문에 정형외과를 찾아 척골신경이 눌렸다는 진단을 받고 수술을 한 경우다. 분명 수술은 잘 되었다고 하는데, 척골신경 부위가 아닌 왼쪽 팔 전체, 특히 어깨 관절, 팔꿈치 관절과 손가락 마디마디에 통증이 심했다. 뿐만 아니라 건드리기만 하면 팔 전체가 자지러지게 아팠다. 이런 경우 환자의 통증을 어떻게 설명할 수 있을까?

이러한 환자들의 공통점은 마치 전기에 감전된 듯 찌릿하고 날카로운 통증이 순간적으로 발생하기도 하고, 바람에 스치거나 아주 살짝만 건드려도 통증이 굉장히 심해진다는 것이다. 따라서 샤워를 한다거나 길을 걸을 때 다른 사람과 살짝 부딪치는 등의 평범한 일상에서도 주체할 수 없는 통증이 나타나기 때문에 일상생활을 제대로 할 수 없다. 또한 온도 변화나 날씨 변화, 정신적 스트레스에 의해서도 통증이 급격히 악화되기 때문에 항상 모든 환경으로부터 자신의 몸을 보호하려고 움츠리는 생활을 하게 된다. 손예원 씨의 경우에도 손이 시려 장갑을 끼면 불덩이 속에 넣은 것처럼 화끈거리고, 벗으면 실내에서도 얼음물에 담그고 있는 것처럼 손이 시려 장갑을 꼈다 벗었다를 반복했다. 그만큼 온도 변화에 민감한데, 이로 인해 통증이 악화되면 통증이 있는 손끝과 발끝 쪽에서 혈액순환 장애가 발생한다.

모든 만성 통증 환자들은 자신의 고통이 가장 심할 것이라고 생각하지만 복합부위 통증증후군의 통증은 겪어보지 않은 사람은 상상하기조차 어려울 정도로 심하다. 환자들은 '용광로에 아픈 팔을 넣어놓은 것 같은', '면도칼로 아픈 부위를 가로로 긁고 다시 90도로 꺾어 세로로 긁는', '딱따구리 같은 새가 부리로 계속 쪼아대는 듯한', '상처 난 자리를 담뱃불로 지지는 듯한' 통증이라고 표현한다.

외상을 입고, 외상이 다 회복된 이후에도 이런 무시무시한 통증을 호소한다면 그런 말을 하는 환자를 이상한 사람으로 생각할 수도 있을 것이다. 아무리 아파도 그렇게까지 아플까 싶기도 할 것이다. 하지만 객관적인 통증의 강도는 사실 큰 의미가 없다. 통증의 강도가 아무리 강해도 산통을 겪는 산모처럼 아이를 낳기 위해 참아야 하는 통증이라면 기꺼이 받아들일 수 있다. 통증을 견디지 못해 고통스러워하기보다는 통증을 겪은 후에 탄생할 아이를 생각하며

> **TIP**
>
> **복합부위 통증증후군은 왜 생길까?**
> 복합부위 통증증후군이 생기는 원인은 아직까지 정확하게 밝혀지지 않았다. 환자의 90퍼센트 이상에서는 염좌, 골절, 수술 후에 발생하며, 10퍼센트 미만의 환자에서는 정확한 원인을 모른 채 발생하기도 한다. 외상의 정도와 복합부위 통증증후군의 발병과는 큰 상관이 없다. 교통사고로 팔이나 다리를 심하게 다친 후 복합부위 통증증후군이 발병하기도 하지만 팔을 바닥에 짚고 넘어지는 정도의 손목 염좌 이후에도 발생할 수 있고, 버스에서 내리다 다리를 삐끗하는 정도의 비교적 가벼운 외상 후에도 발병하기 때문이다. 지금도 세계 곳곳에서 손상 부위 말초신경의 민감, 중추신경계의 변성, 면역세포의 기능 이상, 교감신경계의 불균형, 유전자적 소인 등 복합부위 통증증후군의 통증 발생 기전에 대한 연구가 진행되고 있다.

즐거운 마음으로 통증을 맞이한다. 그 결과 엄청난 산통을 겪으면서도 많은 엄마들이 진통제 없이 아이를 출산할 수 있는 것이다.

하지만 아플 만한 원인이 모두 해결되었는데도 통증이 지속되고, 손예원 환자처럼 통증 때문에 직업도 잃고 사랑하는 사람이 다가오는 것도 두려움이 된다면 이미 통증의 강도는 의미가 없다. 통증은 강도의 문제를 떠나서 정신적 고통이 되고 가정과 사회에서의 고립과 자존감의 상실, 불안의 원인이 되며 불면, 우울 등 환자의 삶 자체를 망가뜨리는 요인이 되어버린다.

복합부위 통증증후군, 조기 진단이 어렵다

복합부위 통증증후군은 세계통증학회에서 인정하는 통증, 혈관운동성, 땀분비 기능, 근육과 관절 기능 및 피부 변화 등에 대해 환자가 호소하는 증상과 의사가 관찰할 수 있는 증후를 가지고 진단한다. 객관적인 검사 결과를 근거로 진단하는 것이 아니기 때문에 정확하게 진단하기가 쉽지 않다. 또한 환자

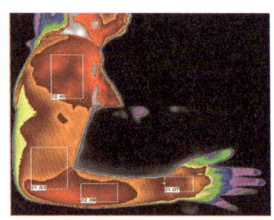 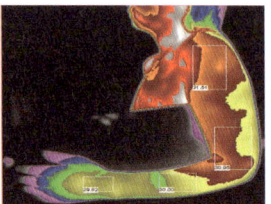 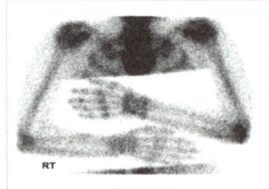

그림 1-A 손예원 씨의 오른쪽 팔의 체열 사진.

그림 1-B 아픈 좌측 팔의 체열 사진. 오른쪽 팔에 비해 실온에서 약 2도 차이를 보인다.

그림 1-C 손예원 씨의 삼상 골스캔 사진. 복합부위 통증증후군 환자의 약 40퍼센트 정도에서 발견되는 대로 통증이 있는 부위의 다관절에 동위원소 섭취 증가를 보인다.

의 90퍼센트 이상이 외부에서 가해지는 손상에 의해 복합부위 통증증후군이 발생하는데, 겉으로 드러나지 않는 가벼운 손상 이후에 발생하거나 일정한 손상 회복 기간이 지난 이후에도 극심한 통증을 호소한다면, 환자가 통증에 너무 민감하거나 정신적으로 문제가 있는 것은 아닌지 의심받기도 한다.

복합부위 통증증후군의 객관적인 검사로는 피부 온도 차이를 검사하는 체열검사, 그림 1-A,B 연부조직이나 관절의 혈류 변화를 보는 삼상 골스캔, 그림 1-C 심한 골다공증을 확인하는 단순 엑스레이, 땀 분비 이상을 검사하는 정량적 땀 분비 신경 검사 등이 있다. 하지만 통증 발생 기전이 환자마다 다르고 환자의 통증 진행 시기에 따라서도 다르기 때문에 환자의 약 반수 정도에서 양성을 보이며, 한 환자에서도 통증 시기에 따라 검사 결과가 다르게 나오는 등 불일치성을 보인다.

조기 치료가 치료 성공률을 높인다

복합부위 통증증후군은 그 어떤 병보다 조기 치료가 중요하다. 증상이 나타났을 때 빨리 치료하지 않으면 통증이 점점 퍼져 전신으로 확대될 수도 있고, 치료 시기가 늦어질수록 통증을 조절하기가 어려워지기 때문이다.

일반적으로 증상이 발생한 지 2~12주 내에 치료를 시작하면 비교적 경과가 좋다. 하지만 안타깝게도 복합부위 통증증후군은 객관적인 방법으로 진단할 수 없다는 단점 때문에 조기 진단이 어려운 경우가 많고, 통증이 주관적인 특성을 가지기 때문에 적절한 치료가 이루어지지 않은 채 치료시기를 놓치는 경우가 많다.

군복무 중 무릎을 다친 후 복합부위 통증증후군 진단을 받은 강지훈 씨의 경우가 조기 치료로 통증을 완화시킨 좋은 예이다. 강지훈 씨는 군복무 중 훈련을 받다 오른쪽 무릎을 바위에 부딪친 적이 있다. 그 후 오른쪽 다리 전체에 통증이 발생하였고, 한 달 정도 지나면서 발목 아래로 부종과 발적이 심해지더니 자발적인 통증과 건드리면 아픈 이질통이 동반돼 전혀 걸을 수가 없었다. 무릎을 다친 뒤 약 3개월 동안 진통제를 복용하고 신경 주사 치료를 받았지만 통증이 점점 심해져 통증전문병원을 찾았다.

강지훈 씨는 반바지를 입고 휠체어를 탄 채 어머니와 함께 진료실로 들어왔다. 다친 오른쪽 무릎 아래로 옷이 스치기만 해도 통증이 발생하기 때문에 긴 바지를 입을 수가 없었다. 오른쪽 발은 온통 벌겋고 부종이 심한 상태였고, 감각 상태와 운동 상태를 평가하기 위해 다리를 만지면 소스라치게 놀랄 정도로 통증이 심했다.

"주로 발목 아래가 바늘로 찌르는 것처럼 아파요. 타는 것처럼 뜨겁고 저린 느낌도 심해요. 발을 바닥에 대면 찌르는 듯한 통증이 심해지고 전기에 감전된 듯한 통증이 와 전혀 걸을 수가 없어요. 통증 때문에 밤마다 진통제와 수면

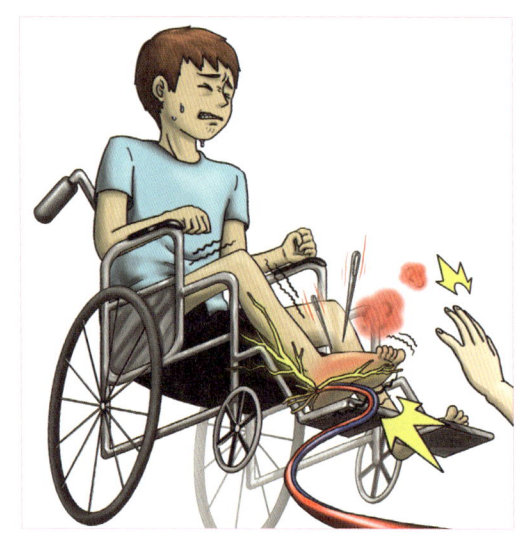

N 강지훈(가명)
A 20세/남
J 군인
V 7~10(최대 통증 10 기준)

제를 먹어도 여러 차례 깨곤 해요."

증상을 호소하는 강지훈 씨의 얼굴에 절박함과 절망감이 가득했다. 무릎을 다친 뒤 3개월 여가 흘렀지만 낫기는커녕 통증과 부종이 더 심해져 전혀 걸을 수조차 없게 되었으니 그럴 만도 했다.

통증 때문에 3개월 동안 오른쪽 다리를 사용하지 않아 허벅지 근육이 많이 소실된 상태였다. 검사를 해보니 MRI 사진에서 부종이 심한 오른쪽 발 피부 이하 연부조직이 부어 있었고, 피부 온도는 오른쪽이 왼쪽에 비해 3도가량 낮았다. 그림2 증상과 검사 결과를 토대로 복합부위 통증증후군으로 진단되었다.

오른쪽 하지로 가는 요추 신경뿌리를 치료한 후 부종과 통증이 많이 감소했다. 통증이 완화되면서 강지훈 씨는 발을 딛고 운동치료를 해봐야겠다는

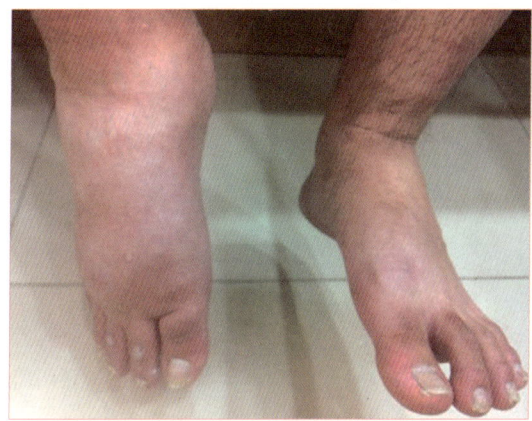 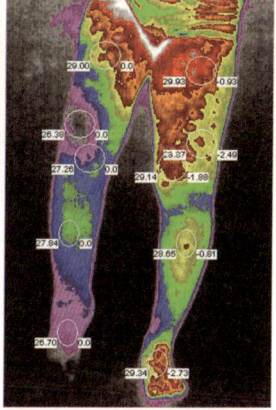

그림 2 강지훈 환자의 통증 발생 3개월째 오른쪽 발 사진이다(왼쪽). 발목 아래로 심하게 부어 있는 것을 볼 수 있다. 우측은 강지훈 환자의 체열 사진으로 실온에서 측정하였을 때 통증이 있는 우측 하지의 온도가 좌측에 비해 3도 이상 낮은 것을 확인할 수 있다.

의지를 갖게 되었다. 그 후 약 3주간의 반복적인 신경치료를 하면서 우측 하지 운동치료를 병행하였고, 환자는 목발을 짚고 수분간 걸을 수 있는 상태가 되었다.

척수 자극기, 고질적인 통증 조절에 도움

복합부위 통증증후군의 치료 목적은 최대한 통증을 줄이고 최대한의 기능을 회복시키는 것이다. 그러려면 통증치료, 재활 및 운동치료, 심리치료 모두가 균형 있게 이루어져야 한다. 무엇보다 조기에 진단하고 통증 발생 초기부터 적극적인 치료를 하는 것이 중요하다.

과거에는 복합부위 통증증후군을 '반사성 교감신경위축증'이라고 불렀다. 외상 이후 교감신경 기능이 항진되어 통증이 유발되고 만성화되면서 사지가 위축된다고 믿었기 때문이다. 하지만 통증의학이 발전하면서 복합부위 통증증후군이 교감신경계의 기능 이상뿐 아니라 뇌신경의 통증 조절 기능 이상에 의해서도 발생한다는 것이 밝혀졌다. 이후 통증 치료는 다방면으로 이루어져야 하며 뇌신경 이상이 영구화되기 전 조기 치료의 중요성이 대두되고 있다.

치료는 환자마다 각기 다르게 이루어져야 하며, 약물치료 및 교감신경 차단술을 포함한 신경 주사 치료 등 적극적으로 통증을 조절하는 것이 우선이다. 복합부위 통증증후군 환자들은 대부분 아프지 않은 자극에 의해 통증이 폭발적으로 유발되는 이질통을 호소한다. 따라서 강지훈 환자처럼 통증을 줄이려면 꼭 운동을 해야 한다는 것을 잘 알면서도 통증 때문에 운동을 하지 못하는 경우가 많다.

약물치료와 신경치료 등 다양한 방법으로 통증 조절을 해봐도 심한 통증이 잘 조절되지 않는다면 '척수 자극기'를 고려해볼 수 있다. 척수 자극기란 척수에는 통증을 조절하는 중개 신경이 있어 통증을 억제하기도 하고 악화시키기도 한다는 통증의 관문조절설(gate control theory)을 기반으로 고안된 의료기기다. 척수에 미세한 전기 자극을 주어 통증 억제 신경을 자극함으로써 통증 억제 기능을 증강시키고, 교감신경계의 항진을 억제시킴으로써 실제 느끼는 통증을 줄여주는 통증 치료방법이다.

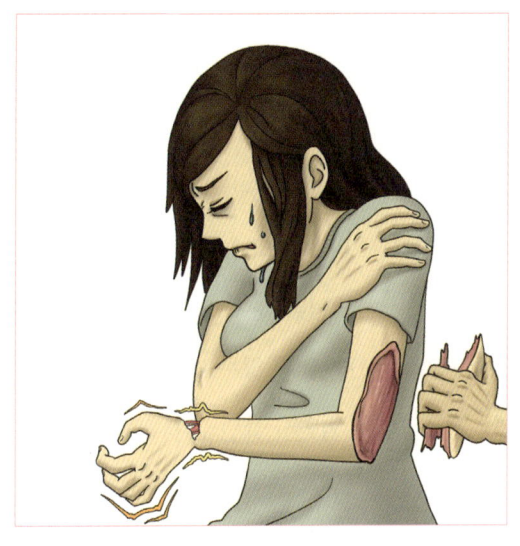

N 정애란(가명)
A 25세/여
J 경리사원
V 4~9(최대 통증 10 기준)

    정애란 씨는 2년 동안 복합부위 통증증후군으로 고통받다 척수 자극기를 삽입한 후 안정을 찾은 환자다. 그녀가 처음 통증전문병원을 찾은 것은 증상이 나타난 지 약 8개월이 지났을 때였다. 사고는 대수롭지 않았다. 버스에서 내리려는 순간 버스와 버스가 추돌해 왼쪽 어깨를 버스 문 모서리에 부딪쳐 넘어진 것이다. 다행히 특별한 외상은 없었는데 그때부터 왼쪽 팔이 아프기 시작해 지금까지 통증이 지속되고 있다.

    내원하기 전, 개인 정형외과에 입원해 물리치료 및 진통제 주사를 맞았다. 정형외과에서는 특별한 소견이 없으니 더 이상 치료하지 않아도 된다고 했지만 통증이 여전해 통증전문병원을 찾게 된 것이다.

    내원 당시 정애란 씨는 왼쪽 팔 어디라도 건드려지거나 스치면 통증을 호소했다. 왼쪽 손은 부종으로 퉁퉁 부어 있었고, 손을 조금이라도 사용하거나 추운 곳에 나가면 왼쪽 손이 빨갛고 퍼렇게 변했다. 어깨 관절 운동에도 제한이 있어 왼쪽 어깨를 제대로 움직이지 못했다. 아픈 팔은 항상 시리고 차가웠다.

사고가 나기 전까지만 해도 정애란 씨는 작은 회사의 경리사원으로 일하는 명랑하고 외향적인 아가씨였다. 그러나 통증으로 고통받으면서 친구를 만나는 것도 힘들어졌고, 외출도 꺼리게 되었다. 왼쪽 팔의 통증은 마치 닭다리를 뜯을 때 살이 뜯겨져 나가는 것 같다고 생각되었다. 손목도 금방이라도 끊어질 듯 달랑거리는 것처럼 아프고, 손가락은 구부러져 있는 느낌이라고 호소했다. 통증으로 평화로웠던 일상이 엉망진창이 되면서 불면증과 우울증 증세까지 생겼다.

통증을 줄이기 위해 왼쪽 상지신경과 어깨 관절에 주사치료를 받았고, 불면증과 우울증을 치료하기 위해 항우울제와 항간질제 그리고 안정제를 처방했

> **TIP**
>
> **복합부위 통증증후군은 정신적인 원인에 의해서 생기는가?**
> 복합부위 통증증후군 환자들의 3분의 2 이상은 불안, 우울, 불면 등 정신적인 문제를 안고 있다. 통증 기간이 길어지면서 점차 외관상의 자율신경계 이상 증상들이 사라지고 통증만이 주증상으로 남았을 때, 일부 환자들은 우울증 때문에 통증을 심하게 느끼는 것이고 마음만 고쳐먹으면 나을 수 있는 것을 아프다고 호소하는 것으로 오해받기도 한다. 하지만 현재까지 정신적인 요인이 복합부위 통증증후군의 원인으로 작용하지는 않는다고 알려져 있으며, 복합부위 통증증후군 환자에서 보이는 불안, 우울, 불면 등은 일반적인 다른 만성 통증 환자에서와 비슷하다. 그러나 복합부위 통증증후군 환자들에게 정신적인 스트레스는 통증 악화의 중요한 요인으로 작용하며, 이런 환자들은 통증 치료뿐 아니라 심리적인 문제나 정신과적인 문제에 대한 적절한 치료가 같이 이루어져야 한다. 무엇보다 환자의 보이지 않는 통증에 대한 이해와 가족이나 주변 친지들의 격려가 필요하다.

지만 큰 효과가 없었다. 마약성 진통제로도 통증은 줄어들지 않았고, 오히려 정신만 몽롱해질 뿐이었다.

약 2년가량 약물과 신경치료를 지속했지만 통증이 잘 조절되지 않아 척수신경 자극기 시술을 결정했다. 우선 시험시술을 했다. 그 결과 왼쪽 팔 통증이 감소해 영구적 척수신경 자극기를 삽입했다. 척수 자극기의 도움으로 정애란 씨의 통증은 많이 줄어들었다. 스트레스를 받거나 날씨에 변화가 있을 때는 통증이 심해지기도 하지만 조금씩 못하던 것을 해보려고 노력하면서 약물 조절과 운동치료를 지속하고 있다.

02 섬유근육통증 Fibromyalgia

너무 예민해서
여기저기가 아프다고요?

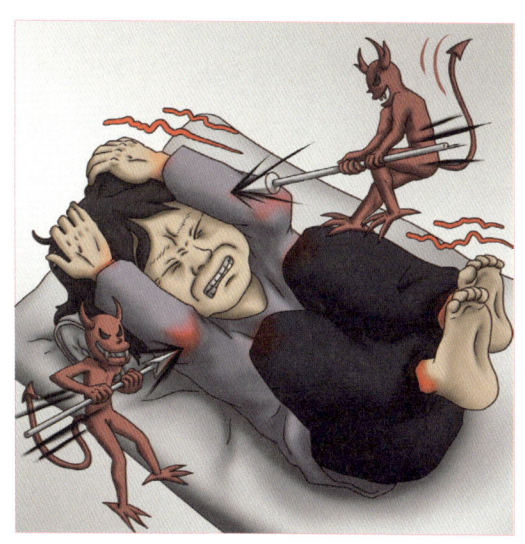

- N 최복희(가명)
- A 43세/여
- J 음식점 주방일
- V 8~10(최대 통증 10 기준)

    온몸이 쑤시고 아픈데 막상 검사를 해보면 이상이 없다고 나오는 것처럼 기막힌 일도 없을 것이다. 최복희 씨의 경우가 그렇다. 그녀는 약 7년 전부터 온몸에서 발생하는 통증 때문에 고통을 겪어왔다. 통증만으로도 견디기 어려운데 소화도 잘 되지 않고 걸핏하면 신물이 올라와 위내시경을 받았더니 역류성 식도염이 있다고 하였다. 설상가상으로 과민성 대장 증상까지 있어 조금만 힘들면 묽은 변을 보곤 했다.

    늘 근육통 같은 기분 나쁜 통증이 전신을 괴롭혔다. 딱히 어디라 할 것도 없이 온몸이 지속적으로 아팠는데, 특히 어깨와 팔꿈치, 손목 관절, 무릎과 발목 관절의 통증이 심했다. 도저히 참을 수 없을 정도로 심한 통증이 하루 5회 이상 반복됐고, 한 번 통증이 시작되면 한두 시간은 꼼짝없이 통증에 시달려야 했다. 일을 마친 후에는 통증이 더 심해졌다. 10여 년 전부터 언니가 운영하는 식당에서 음식 만드는 일을 돕고 있는데, 하루 종일 주방에서 씨름하고 나면 통증이 심해져 밤에 잠을 잘 수가 없었다.

통증으로부터 벗어나기 위해 대학병원을 여러 군데 다녔다. 척추 MRI, 류머티스 관절염에 대한 검사, 위내시경, 장내시경, 복부 초음파 등 통증과 연관된 검사는 모두 받아보았지만 어찌된 일인지 이상 소견이 없다고 했다. 분명 통증이 있는데, 이상이 없다니 기가 막힐 노릇이었다.

시간이 흐를수록 통증은 더 심해졌다. 3년 전부터는 등 통증이 심해지고, 몸 전체의 관절이란 관절은 다 쑤시고 찌르는 듯 아팠다. 결국 통증을 견디다 못해 일주일에 서너 차례는 한밤중에 응급실에 가야만 했다. 응급실에 가면 처음에는 일반 진통제 주사를 맞았지만 최근 몇 개월 전부터는 마약성 진통제 주사를 맞아야 겨우 통증이 조금 가라앉았다.

통증은 최복희 씨의 삶을 엉망진창으로 망가뜨렸다. 낮이고 밤이고 통증에 시달리다 보니 사는 게 전혀 즐겁지가 않았다. 통증으로 인한 불면증이 워낙 심해 병원에서는 정신과 진료를 받아볼 것을 권했다. 잠이라도 제대로 잘 수 있으면 그나마 견딜 수 있을 것 같은 마음에 정신과에서 처방한 약도 복용했지만 불면의 밤은 계속될 뿐이었다.

아무 이상이 없다는데도 온몸이 여기저기 아프면 섬유근육통증 의심

최복희 씨처럼 온몸이 아파 잠들기가 어렵고, 숙면을 취하지 못한다면 일단 섬유근육통증을 의심해볼 수 있다. 밤에 잠을 잘 자지 못하기 때문에 아침에 일어나면 잔 것 같지도 않고 쉽게 피로해지는 것도 섬유근육통증일 때 자주 나타나는 증상 중의 하나이다. 또한 늘 통증에 시달리다 보니 쉽게 우울해지고, 남들이 다 하는 일상적인 일도 하기 어렵게 된다. 기운이 없어 운동을 하고 싶어도 못하는 경우도 허다하다.

이처럼 섬유근육통증은 삶을 피폐하게 만드는 통증 질환이지만 단순 방사선 촬영이나 MRI, 혈액검사 상으로는 아무런 이상이 나타나지 않는다. 객관적인 검사에서 이렇다 할 이상 소견이 보이지 않기 때문에 예전에는 꾀병으로 오해하거나 신경이 예민해 별로 아프지도 않은데 아프다고 한다고 생각하는 경우도 적지 않았다. 그래서 섬유근육통증 환자 중에는 병원을 찾아 의사에게 통증을 호소해도 "아무 이상이 없으니 아픈 것을 너무 민감하게 생각하지 말라" 혹은 "아무 이상이 없는데도 아프고 우울하고 잠을 못 잔다면 정신과 진료를 받아보라"고 말해 서운했다고 하는 환자들이 종종 있다.

섬유근육통증은 일반적인 검사로는 이상이 나타나지 않기 때문에 전문가들이 정한 진단기준을 충족할 경우 진단을 내리는 질환이다. 보통 3개월 동안 전신 근육통이 있으면서 전신에 다양한 정도의 다발성 압통점이 있고, 항상 피곤하며 잠에서 일어날 때 개운하지 않고, 기억력이나 집중력의 감퇴와 같은 인지기능의 이상이 있는 정도와 기타 신체 증상의 발생 정도를 수치화해 진단한다. 섬유근육통증이 동반하는 신체 증상은 흔히 손발이 차고 저리거나 시리고, 소화가 잘 안 되고, 변비나 묽은 변을 자주 보는 등의 과민성 대장 증상,

두통, 생리 불순, 방광염, 불면증, 우울증 등을 들 수 있다. 그리고 이러한 신체적 증상이 일어날 만한 다른 원인이 없음을 확인한 후 진단을 내린다.

최복희 씨의 경우 섬유근육통증 진단 설문지 기록에서 전형적인 섬유근육통증 환자로 진단(전신 통증 점수는 12점, 신체 증상 점수는 7점)되었다.

1. 섬유근육통증 진단 기준

미국 류머티스학회가 2010년 제시한 진단 기준은 다음과 같다.

❶ 전신의 통증 점수가 7점 이상이면서 신체적 증상의 중증도 점수가 5점 이상인 환자.
❷ 전신의 통증 점수가 3~6점이면서 신체적 증상의 중증도 점수가 9점 이상인 환자.
❸ 신체적 증상이 3개월 이상 유사한 정도로 지속됨.
❹ 전신 통증이나 신체적 증상이 일어날 만한 다른 원인이 없음.

2. 전신 통증 점수의 계산

섬유근육통증을 진단할 때 중요한 기준이 되는 것 중의 하나가 전신 통증 점수이다. 그림1 에서 환자가 최근 1주일 동안 통증을 느꼈던 부위가 얼마나 많은지 세어본다(0~19). 한 부위당 1점씩 점수가 추가된다.

3. 신체적 증상 점수 계산

피곤함, 아침에 일어나면 잔 것 같지 않음, 인지 기능의 저하, 기타 전신적인 신체 증상이 지난 일주일 동안 어느 정도 발생하였는지를 계산한다. 0은 전혀 이상 없음, 1은 약간의 이상 있음, 2는 중등도로 이상 있음, 3은 심각한 이상이 있음으로 표기한다. 피곤함, 아침에 일어나면 잔 것 같지 않음과 인지 기능의 저하에 대한 각각의 중증도 점수와 기타 전신적인 신체 증상을 전반적

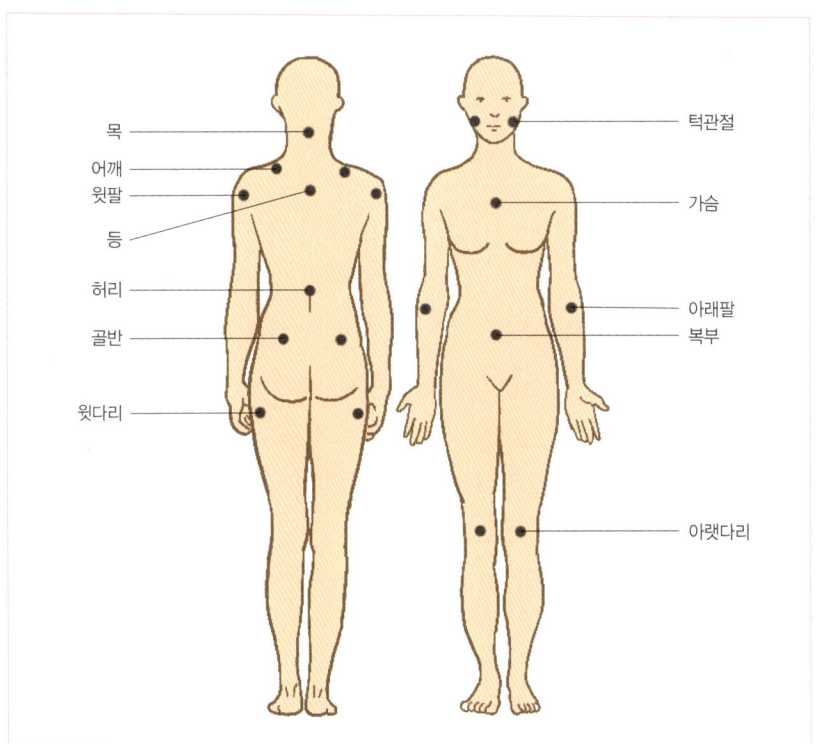

그림 1 섬유근육통증 진단 시 전신 통증 점수에 사용되는 압통점(tender point)의 위치(환자가 지난 일주일 동안 통증을 느꼈던 부위들을 표시한다).

으로 봤을 때 중증도 점수를 0~3 사이에 표시하여 모두 합하면 0~12점 사이가 나온다.

전신적인 신체 증상에 포함될 수 있는 기타 증상은 다음과 같다.

근육 통증, 과민성 대장 증상, 문제를 생각하거나 기억하는 능력, 근력 약화, 두통, 복부 통증이나 뭉치는 느낌, 저림, 어지러움, 불면, 우울, 변비, 상복부 통증, 울렁거림, 구토, 속쓰림, 민감함, 가슴 통증, 눈이 침침함, 열, 설사, 입이 마름, 가려움, 기침, 레이노드 현상(혈액순환 장애로 손가락이나 발가락이

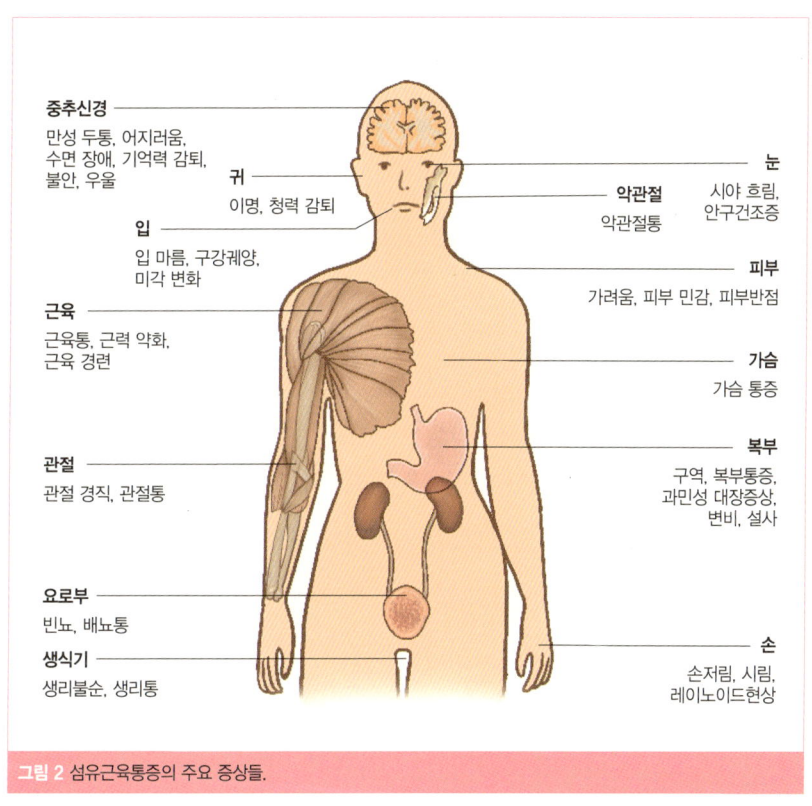

그림 2 섬유근육통증의 주요 증상들.

추위에 노출되었을 때 색이 변하는 현상), 두드러기, 햇빛에 민감함, 귀에서 소리가 남, 청력 저하, 구강염, 입맛이 변하거나 없어짐, 경기, 눈이 마름, 숨이 가빠짐, 쉽게 멍이 듦, 탈모, 빈뇨, 소변 볼 때 통증을 동반함, 방광 경련. 그림 2

원인은 불분명, 중추신경계 과감작증후군(central sensitization syndrome)

섬유근육통증은 전체 인구의 3~6퍼센트 정도에서 발생하는 것으로 알려져 있으며 90퍼센트 이상이 여성에서 발생한다. 근육이나 인대, 건, 관절 주위 조직 등에 염증이 일어나 통증을 유발하는 질환으로 추정되지만 아직까지 정확한 원인은 밝혀지지 않았다. 섬유근육통증은 신경계-면역계-호르몬계의 이상을 동반하는 질환으로 생각된다. 지금까지의 연구 결과에 의하면 뇌에서 분비되는 스트레스와 신체의 염증 반응을 조절하는 신경전달물질이나 호르몬의 분비 이상이 섬유근육통증을 유발하는 것으로 추정된다. 신경전달물질 중에서도 통증을 유발하는 물질의 증가와 통증을 억제하는 신경전달물질인 세로토닌이나 노르에피네프린의 부족이 하나의 원인으로 작용한다고 보고 있다. 또한 최근에는 섬유근육통증 환자들은 중추신경계가 예민해 과감작(sensitization · 신경이 반응해야 하는 자극보다 작은 자극에 반응하는 민감해진 상태)이 일어나서 조그마한 자극에도 통증 반응을 보인다는 연구 결과도 보고되었다. 이는 아픈 부위에 자극을 주면서 뇌 혈류의 변화를 측정하는 기능적 뇌

> **TIP**
>
> **섬유근육통증과 근근막통증증후군, 무엇이 다른가?**
>
> 섬유근육통증과 증상이 유사한 질환으로 근근막통증증후군이 있다. 근근막통증증후군은 일반적으로 근육을 지나치게 많이 사용하거나 한 자세로 수년간 일을 한 이후에 한 부위의 근육이 뭉치거나 심하게 마모되어 손상되면서 발생하는 근육통이다. 얼핏 보면 섬유근육통과 증상이 비슷해 착각하는 경우가 많은데, 조금만 주의하면 어렵지 않게 차이를 알 수 있다.
>
> 근근막통증증후군은 한두 부위의 근육에서 통증이 오는 경우가 많고 아침보다는 오후와 같이 근육을 많이 사용한 이후에 통증이 발생한다. 또한 아픈 근육을 만져보면 딱딱하게 만져지는 근육 뭉침이 있는 경우가 많으며 치료자가 치료 목적으로 통증유발점 주사를 할 때 근육이 기타줄처럼 튀는 'twitch 반응'을 보인다. 근근막통증증후군 환자에서는 섬유근육통증 환자와 같이 다양한 신체 증상을 동반하지 않는 경우가 많다는 것도 섬유근육통과 다른 점이다. 또한 근근막통증증후군은 한두 부위의 근육을 과도하게 사용하거나 불균형의 원인을 환자의 주변 환경에서 찾을 수 있는 경우가 대부분이기 때문에 환경에서 이러한 원인을 제거하고 국소적인 근육 치료로 좋은 치료 효과를 가져올 수 있다.

MRI 등의 검사로 입증되고 있다.

섬유근육통증과 유사한 다른 질환들(중추신경계 과감작증후군)

섬유근육통증 환자가 전신의 통증을 동반한 특정 신체 증상을 가지고 병원을 방문하면 의사들은 전공에 따라서 각기 다르게 진단하고 치료할 수 있다. 내과 전문의는 기능성 소화기계 질환, 과민성 대장 증후군, 식도 괄약근 운동 이상 환자라고 볼 수 있고, 신경과 전문의는 만성 두통 환자라고 생각하며, 비뇨기과나 산부인과 전문의는 만성 골반통, 무균성 방광염, 만성 전립선염, 만성 외음부통으로 진단하고, 치과 전문의는 악관절증이라고 진단할 수 있다. 눈에 보이는 검사 결과 원인이 없는데도 환자가 여기저기 아프다고 하면 신체화 장애(somatization disorders)라고 진단하기도 한다.

앞에서 언급한 질환들 모두 증상이 있는 몸의 국소적인 부분의 이상보다는 통증과 감각 신경계의 전달과정에서의 기능적인 문제가 발생한 것으로 추정된다. 따라서 이러한 환자들의 치료에 사용되는 약물이나 치료법도 유사하게 진행된다. 섬유근육통증과 앞에서 언급한 섬유근육통증 환자가 흔히 가

> **TIP**
>
> **면역계, 호르몬, 간 기능 이상으로 섬유근육통증이 나타날 수도 있다**
> 섬유근육통 환자의 약 25퍼센트 정도는 류머티스 관절염, 전신 홍반 루프스 등 기타 면역계의 이상에 의하여 발생하는 면역계 질환의 조기 증상으로 다른 특징적인 증상이 발생하기 전에 먼저 나타나는 경우가 있다. 따라서 젊은 여성에서 섬유근육통증 양상의 통증이 있는 경우에는 면역계 이상에 대한 검사를 하여 특별한 면역계 질환이 없는지 확인해야 한다. 또한 섬유근육통증은 갑상선 기능 저하증, 부갑상선 기능 항진증, 빈혈, 간염, 코티졸 분비 이상 질환 등의 증상으로 나타날 수 있으므로 치료 전에 정확한 감별이 필요하다.

지고 있는 다른 이름의 질병은 호르몬과 신경전달물질의 불균형적인 분비 때문에 중추신경이 통증에 민감한 상태가 되는 중추신경계 과감작증후군에 해당된다.

완치보다는 통증을 다스리는 방법을 배운다

원인이 불분명하다면 치료는 어떻게 할까? 섬유근육통증의 치료는 환자의 현재 증상을 최대한 완화시키고 기능을 최대한 회복하는 데 목표를 두고 있다. 환자 역시 통증은 심각하지만 실제로 심각한 원인이 있어 통증을 유발하는 것이 아니라는 점을 인식하는 것이 중요하다.

근육에 통증이 있을 때 일반적으로 많이 사용하는 소염진통제나 근육이완제, 스테로이드제를 복용하거나 아픈 근육 부위에 맞는 통증유발점 주사는 효과가 없는 경우가 대부분이다. 환자의 증상에 따라서 치료는 각기 다르게 이루어지는 것이 바람직하다. 약물치료 없이 규칙적인 운동이나 생활습관을 바꾸는 것만으로도 충분히 회복되는 환자가 있는 반면 다양한 종류의 약물치료와 정신과적 인지행동치료 등 각고의 노력에도 불구하고 만성적인 통증과 신체 증상으로 힘들어하는 환자도 있다.

섬유근육통증을 완화할 수 있는 좋은 방법 중의 하나가 유산소 운동이다. 유산소 운동은 혈류의 증가와 근육, 인대, 관절 등에 대한 산소 공급을 증가시켜 근육과 관절 경직을 감소시키고 통증을 경감시킨다. 또한 운동을 하면 뇌에서 엔도르핀과 같은 통증 억제 물질의 분비가 증가되어 통증, 불안, 우울감이 줄어들고 숙면을 취할 수 있다. 자신의 몸을 자신이 관리할 수 있다는 자신감을 갖는 데도 도움이 된다.

보통 사람들이 운동을 잘 하지 않는 것은 의지가 부족하거나 게으르기 때문이지만 섬유근육통증 환자들은 다르다. 병 자체 때문에 운동을 할 수 없을 정도로 의욕이 저하되어 있거나 운동을 하면 통증이 더 심해져 운동을 할 수 없다고 호소하는 환자들을 종종 만난다. 이러한 환자들의 경우에도 운동 시간과 강도를 조절하며 꾸준히 운동을 하는 것이 매우 중요하다.

보통 섬유근육통증은 통증이 한곳에 국한되어 있는 것이 아니기 때문에 주사치료로는 성상신경절 치료가 도움이 되기도 한다. 이는 자율신경계를 안정시키는 치료로 환자에 따라 좋은 결과를 가져오는 경우가 있다. 또한 호소하는 증상에 따라서 주사요법이나 경구 약물을 적절히 조절하는 치료로 통증이 완화되기도 한다. 환자에 따라서 통증, 불면, 피로, 우울 중 가장 힘들어하는 증상을 찾아 우선적으로 약물을 사용하는 것이 바람직하다.

대부분의 환자들은 증상에 맞는 치료를 하면 통증이 완화된다. 하지만 드물게 어떠한 치료에도 만족스럽게 통증이 완화되지 못하는 경우가 있다. 이런 환자들은 이 의사 저 의사를 찾아 여러 병원을 돌아다니는 경향이 있는데, 통증을 완화하는 데는 별 도움이 되지 않는다.

통증을 달래려면 병에 대한 정확한 진단을 받는 것이 중요하다. 진단을 받

> **TIP**
>
> **섬유근육통증 환자의 운동 강령**
> ① 시작은 부드럽게, 중등도의 강도로 시작한다.
> ② 병 자체에 의한 제한이 따르는 것을 이해하고 천천히 운동량을 늘린다.
> ③ 운동 시간과 중간 휴식 시간을 적절히 배분하여 운동량을 늘려간다.
> ④ 유산소 운동 전후에는 반드시 스트레칭을 한다.

은 후에는 가능하면 검사나 치료가 과잉되지 않도록 해야 한다. 무엇보다 환자 스스로 자신의 병은 생명에 심각한 영향을 주는 것은 아니라는 것과 완치되지는 않더라도 잘 다스린다면 충분히 좋아질 수 있다는 자신감을 가지는 것이 중요하다. 또한 여러 병원을 전전하지 말고 증상이 악화되었을 경우 믿을 만한 의사에게 지속적으로 관리를 받으면서 스스로 자신의 병을 다스릴 수 있는 운동요법과 식이요법을 찾아내도록 노력하면 지긋지긋한 통증으로부터 벗어날 수 있다.

섬유근육통증 환자의 통증 이겨내기 5단계

다른 질병도 마찬가지지만 통증을 치료하려면 병원 치료에만 의존하지 말고 일상생활에서 스스로 통증을 조절하려는 노력을 해야 한다. 통증을 조절하는 방법은 앞에서 설명했지만 좀 더 체계적으로 통증을 관리하면 효과가 더 좋다. 단계별 통증 조절 방법은 다음과 같다.

1단계 운동, 운동, 운동!

근육을 움직여 딱딱하게 굳은 근육을 풀어줄 뿐 아니라 뇌를 자극하여 통증 억제 물질 분비를 돕는다. 운동이 힘들다면 집 안에서 걷기부터 시작해보자. 안방에서 부엌까지, 부엌에서 화장실까지를 가상의 걷기 길로 생각하고 매일 매일 걸어보자.

2단계 숙면

숙면을 취하려면 절대 낮잠을 자지 않도록 한다. 잠자는 시간을 가능한 한 지키도록 노력해보자. 잠은 안 오고 아침엔 일어나기 어려울지라도 잠자고 일어나는 시간을 정해서 지키려고 노력하는 것이 좋다. 잠자기 전에 우유 한 잔에 꿀 한 스푼을 넣어 마시거나 바나나와 우유를 갈아 마시는 것도 숙면에 도움이 된다. 혹은 잠자기 전 반신욕을 10분 정도 해도 잠이 잘 올 수 있다.

3단계 식생활 개선

섬유근육통증 환자들이 꼭 먹어야 할 음식과 피해야 할 음식을 고려하여 식생활을 바꿔보자. 특히 음식 첨가물이 들어간 음식이나 밀가루 음식은 가능한 한 피하는 것이 좋다.

4단계 스트레스 관리하기

스트레스가 증상 악화의 주요인이 되기 때문에 스트레스 조절을 하도록 노력한다.

5단계 약 조절해서 복용하기

섬유근육통 증상이 심한 경우 주치의 처방에 따른 약물을 복용한다. 약은 증상을 완화하는 데 도움을 주는 것이기 때문에 꼭 필요한 만큼 복용할 수 있도록 주치의와 긴밀하게 상의한다. 통증이 만성화되면서 불필요한 검사 또는 검증되지 않은 약물이나 치료로 건강을 해치지 않도록 한다.

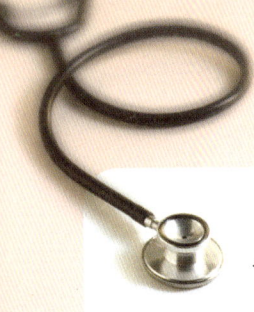

섬유근육통 환자를 위한 식이요법 처방

섬유근육통 환자가 꼭 먹어야 할 음식

❶ **신선한 채소와 과일** : 비타민 A와 C처럼 항산화작용을 하는 영양 성분이 다량 함유되어 있어 근육과 관절 손상을 줄이고 면역력의 향상을 돕는다. 감귤류(오렌지, 레몬, 라임 등), 멜론, 딸기, 브로콜리 등.

❷ **두부, 두유** : 육류에서 섭취해야 하는 단백질을 대신할 수 있어 포화지방산 섭취를 줄이고 에너지원으로 작용하여 피로감을 경감시킨다.

❸ **잡곡밥** : 복합적인 탄수화물 섭취를 통해서 혈당이 일정하게 유지되도록 돕고, 지속적인 에너지원으로 작용하여 피로감을 경감시킬 수 있다.

❹ **마늘** : 면역계를 증강시킬 수 있는 좋은 음식이다.

섬유근육통 환자가 피해야 할 음식

❶ **가지과 채소들** : 가지과 채소는 솔라닌(solanine)이란 성분이 함유되어 있어 섬유근육통 환자처럼 민감한 환자의 염증 반응을 더욱 증강시킬 수 있다. 단, 고추나 토마토, 파프리카, 가지 등의 채소를 섭취해서 증상이 나빠진다고 느낀다면 피하는 것이 좋다.

❷ **글루텐 함유 곡물** : 밀, 보리, 호밀 등과 같이 글루텐을 함유하고 있는 음식은 피하는 것이 좋다. 빵, 케이크, 과자, 국수 등 밀가루 음식을 먹고 속이 편하지 않으면 피해야 한다. 글루텐 성분은 알레르기를 일으키는 물질로 작용할 수 있어 염증과 피로감을 가중시킬 수 있다.

❸ **인공 첨가물, 인공 감미료** : 소다, 캔음료, 인스턴트식품에 들어 있는 음식 첨가물이나 감미료 등은 섬유근육통증 환자의 증상을 악화시킨다.

❹ **MSG(monosodium glutamate) 함유 식품** : 간장 소스, 육수, 인스턴트 수프 등에는 MSG가 함유되어 있으므로 가능한 한 집에서 음식을 조리해서 먹도록 한다.

❺ **트랜스 지방을 함유하는 음식** : 포화지방산을 많이 함유한 음식은 혈액순환 장애를 가져올 수 있다. 튀김, 사먹는 과자나 스낵류 등에 트랜스 지방이 많다.

❻ **기타 음식들** : 당류를 많이 함유한 음식들(사탕, 아이스크림, 과일향 주스 등)과 소금을 많이 함유한 음식은 피한다. 또한 초콜릿, 커피, 차, 소프트드링크 등 카페인을 많이 함유한 음식들과 술도 피하는 것이 좋다.

섬유근육통증을 줄이는 데 도움이 되는 영양소

① **비타민 E** : 비타민 E는 항산화작용이 있으며, 적혈구를 건강하게 만들어 전신에 산소 공급을 증강시켜준다. 부족할 때는 근력 약화, 면역력 약화를 가져온다. 비타민 E가 풍부한 음식은 올리브오일, 아몬드, 땅콩버터, 아보카도, 시금치 등이 있다.

② **비타민 C** : 항산화작용을 하는 영양 성분이 다량 함유되어 있어 근육과 관절 손상을 줄이고 면역력의 향상을 돕는다. 감귤류(오렌지, 레몬, 라임 등), 멜론, 딸기, 브로콜리 등에 다량 함유되어 있다.

③ **셀레늄(selenium)** : 셀레늄 역시 항산화작용이 있으며 우리 몸의 세포들이 손상되는 것을 막는 역할을 한다. 쇠고기, 참치, 대구, 호두, 잡곡빵 등에 다량 함유되어 있다.

④ **아연(zinc)** : 아연은 근력 약화와 떨림과 관계되는 물질로 근육을 부드럽게 해준다. 고기, 간, 호박씨, 녹색잎이 많은 채소에 다량 함유되어 있다.

GOOD
PAIN
BAD
PAIN

PART 07
기능성 통증증후군

01 **기능성 가슴 통증** 가슴과 배가 송곳으로 찌르듯이 아파요

02 **기능성 복통** 배와 옆구리가 뼈가 끊어지는 것처럼 아파요

03 **기능성 골반통** 장염을 앓고 난 후 아랫도리가 아파요

04 **기능성 항문 통증** 항문 주위가 고춧가루를 뿌려놓은 것처럼 화끈거리고 아파요

01 기능성 가슴 통증 Functional Chest Pain

가슴과 배가
송곳으로 찌르듯이 아파요

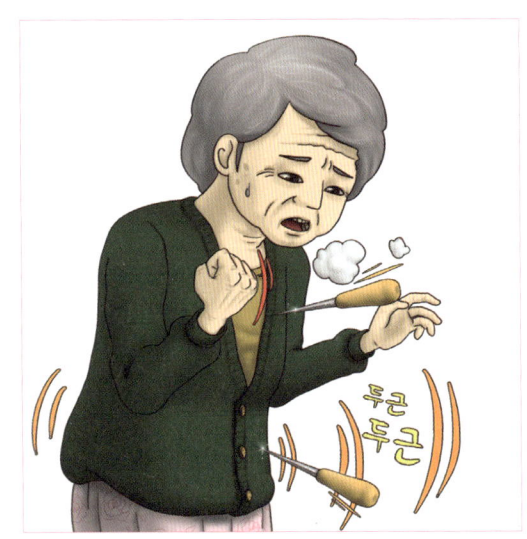

- N 김정순(가명)
- A 72세/여
- J 주부
- V 10(최대 통증 10 기준)

　이해선 씨가 심각한 가슴 통증으로 내과를 찾은 것은 약 17년 전, 그녀의 나이 43세 때의 일이다. 그녀의 기억으로는 아이를 낳을 때보다 심한 통증이었다. 특별한 병은 없었다. 다만 35세 때부터 천식이 시작되었고 그 후 힘들거나 환경 또는 계절이 바뀌면 자주 천식 발작이 있었다.

　당시 이해선 씨는 내과 선생님이 권하는 검사를 모두 했다. 혹시 천식 발작 때문에 가슴이 아픈 것은 아닌지 의심했지만 검사 결과 큰 상관관계는 없는 것으로 나타났다.

그런데 검사 후 약을 처방받아 복용해도 통증은 좀처럼 가라앉지 않았다. 통증이 지속된 기간이 어느 정도였는지는 기억이 가물가물하다. 다만 꽤 오랫동안 가슴 통증으로 고생했던 느낌만 남아 있다. 그러던 중 우연히 찾아간 동네 내과병원이 구세주가 되어주었다. 내과 선생님이 처방해준 '에트라빌'이라는 약을 복용하면서 통증이 한결 줄어든 것이다.

그 후 몇 년 동안은 통증 없이 잘 지냈다. 그러다 또다시 가슴 통증이 재발했다. 가슴만 아픈 것이 아니라 배까지 아파 밥을 먹을 수조차 없었다. 통증으로 식사를 제대로 못해 몸무게가 10킬로그램 가량 빠지면서 걷기도 힘들어졌다. 통증이 조절되지 않아 대학병원 응급실에도 여러 차례 갔다. 그토록 통증이 심한데도 일반 진통제로는 통증이 좀처럼 가시지 않아 에트라빌 복용량을 늘려가면서 겨우 겨우 살았다.

하지만 내성이 생겼는지 4년 전부터는 에트라빌을 먹어도 통증이 가라앉지 않을 때가 많아졌다. 1년에 2개월 정도는 꼼짝 없이 통증에 시달리며 고통스럽게 지내는데, 그때의 통증이란 말로 다 하기 어려울 정도다. 가슴과 배가 송곳으로 찌르는 것처럼 아팠다. 가슴은 가위에 눌렸을 때처럼 답답했고, 복부는 북을 칠 때처럼 쿵쿵 울리면서 아팠다. 견디기 어려울 정도로 심한 통증은 한두 시간 정도 지속되는데, 시간이 지날수록 통증이 지속되는 시간도 길어졌다. 최근에는 하루에 20시간 이상 죽을 것 같은 통증이 지속되는 경우도 잦아, 사는 것이 고통 그 자체였다.

환자가 진료실에 들어섰을 때는 최근 2주 전부터 극심한 가슴 통증으로 밥도 못 먹고, 잠도 거의 못 자 탈진 직전 상태였다. 가슴 통증을 유발하는 원인을 찾기 위해 여러 가지 검사를 했다. 물론 환자는 이미 17년 전부터 내과적인 검진을 받아왔고, 최근 통증이 심해지면서 위내시경도 받았지만 어떤 검사에서도 이상 소견은 없다고 했다. 그렇지만 더욱 정확한 진단을 위해 심장내과에서 심장에 대한 검사를 시행하였고, 가슴 CT를 다시 한 번 확인하였다. 더불어 가슴 쪽으로 가는 신경에 대한 검사로 흉추 MRI 촬영을 했다. 검사 결과는 모두 정상 소견을 보였다.

독실한 기독교인이었던 환자는 무척 차분한 성격이었다. 열심히 기도하며 통증을 다스리려고 무던히도 애를 썼지만 통증은 줄어들지 않았다. 숨을 쉬고 있는 것조차 힘이 든다며 고통을 호소했다.

통증이 너무 심해 입원치료를 했다. 가슴으로 가는 신경의 과흥분을 가라앉히기 위해 등 척추 신경으로 약물을 주입하는 줄을 삽입하였으며 매일 성상신경절 주사치료를 하였다. 치료를 시작한 지 일주일이 지나면서 환자의 통증은 거의 사라져 식사를 정상적으로 할 수 있을 정도로 회복되었다. 간헐적으로 약한 통증이 남아 있었지만 일상적인 생활이 가능해 퇴원을 시켰다.

내장기관에 이상이 없는데 아프다?

갑작스럽게 가슴이나 배가 아프면 긴장하기 마련이다. 게다가 통증이 금방 가라앉지 않고 일주일 혹은 한 달 이상 지속되면 불안감은 극에 달한다. 혹시 암이 생긴 것은 아닐까 걱정하고, 심장이나 폐를 비롯한 내장기관에 문제가 생겼으리라 지레짐작하며 불안에 떤다. 하지만 가슴이나 배가 아파 내과를 찾은 환자들 중 35~55퍼센트는 심장이나 식도, 위장이 정상이다.

보통 가슴이 아파 병원을 찾으면 심장과 폐에 대한 검사를, 배가 아픈 경우에는 위나 장 내시경, 복부 초음파나 CT 검사를 한다. 그런데, 검사 결과 아무 이상이 없는데도 특정 부위가 계속 아프다고 하는 환자들이 있다. 이처럼 병원에서 시행하는 검사로 아픈 원인을 입증하지는 못하지만 환자가 통증을 호소할 때 '기능성 통증증후군'이라 진단한다. 이런 환자들은 전체 인구의 0.5~2퍼센트 정도인 것으로 알려져 있다. 분명한 원인 때문에 발생하는 궤양성 장염이나 만성 췌장염이 0.005퍼센트 정도의 발생률을 보이는 것에 비하면 매우 흔한 편이다. 또한 남성과 여성의 비율은 2:3 정도로 여성에게 많이 발생하며 주로 40대에서 많이 발생하는 것으로 알려져 있다.

최근에는 '기능성 통증증후군'이란 진단명이 모호해 개정해야 한다고 생각하는 통증 전문의들이 많다. 이들은 이런 환자들을 '중추 감작성 통증증후군(central sensitization pain syndrome)'이라 분류하기도 한다. '중추 감작성'이란 통증을 전달하는 중추신경의 반응 역치가 떨어져 통증 자극보다 낮은 강도의 자극에도 통증으로 반응한다는 의미이다.

> **TIP**
>
> **증상으로 구분하는 가슴 통증**
>
> 위산이 식도로 올라와 염증이 생기면 가슴이 쓰리고 아픈 증상이 나타난다. 심장 혈관이 막혀도 가슴 통증이 생긴다. 역류성 식도염에 의한 가슴 통증은 주로 식사 후 30분경에 누워 있는 자세에서 명치가 쓰리고 화끈거리고 등이 뻐근하면서 신물이 올라온다는 느낌이 드는 경우가 많다. 반면 심장 혈관 문제로 가슴 통증이 온다면 뛰거나 계단을 오르거나 하는 활동이 증가된 상태에서 특히 왼쪽 부위 가슴 통증이 발생하고, 겨드랑이나 어깨 쪽으로 뻗치는 통증이 동반되기도 한다. 즉, 식사 혹은 신체 활동과 연관이 있는 통증이 발생하는 경우는 내장기관의 이상을 의심해야 한다. 하지만 이해선 환자의 경우처럼 분명히 기억하는 통증 유발 요인이 없을 때는 내장기관의 이상에 의한 통증이라 보기 어렵다. 이해선 씨의 경우 과거에는 감기가 걸린 후나 몸이 많이 힘들었을 때 통증이 발생한 것으로 기억하지만 10여 년이 지난 최근에는 이렇다 할 만한 이유도 없이 심한 통증을 겪고 있는 상태였다. 이런 경우에는 내장신경 과감작(visceral hypersensitivity)에 의한 통증이라 볼 수 있다.

내장신경 과감작이 만성 통증의 원인

만성 통증에 대한 연구가 활발해지면서 말초에서의 통증 자극이 없어도 중추신경에서 통증의 억제가 이루어지지 않으면 통증이 유발된다는 것이 밝혀졌다. 이를 기초로 최근에는 중추신경의 과감작에 의해 만성 통증이 지속될 수 있음을 이해하기 시작했다. 예를 들어 섬유근육통증이나 복합부위 통증증후군, 악관절통, 만성적인 근근막통증증후군, 만성 두통 등은 통증을 일으킬 만한 분명한 원인이 없는데도 환자들은 다양한 형태의 통증을 느끼고, 대부분 통증이 만성화된다.

우리의 뇌가 통증을 감지하는 과정은 단순하지 않다. 보통 외부 환경으로부터 통증 자극이 가해지면 신경이 이를 받아들여 뇌로 전달하는 한방향 전달방식만을 생각하기 쉽다. 하지만 우리 몸에는 통증 자극을 조율하는 통증 조절 시스템이 있다. 중추신경에 존재하는 이 시스템은 통증 자극에 대응해 우리 몸을 보호하고 항상성을 유지하기 위해 뇌로 올라오는 통증 자극을 억제한다. 즉 통증 자극이 있을 때 이를 뇌로 전달하는 신경과 올라오는 통증신호를 억제해 아래로 내려보내는 하행신경 두 행로가 있는 셈이다.

내장신경에서 오는 통증도 이러한 통증 억제 시스템에 의하여 조절된다. 또한 근골격계에서 오는 통증과 마찬가지로 중추성 감작이 일어나게 되어 만성 통증과 장 기능 이상을 일으키는 것으로 보인다.

내장기관의 통증은 교감신경과 부교감신경인 미주신경(vagus nerve)에 의하여 척수를 통해 뇌로 전달된다. 근골격계의 통증도 뇌로 전달되는데, 내장기관의 통증과는 전달되는 뇌의 영역이 다르다. 근골격계에서 오는 통증은 뇌의 몸 감각 영역으로 주로 전달된다. 반면 내장기관에서 오는 통증은 전두엽을 비롯하여 감정과 기억, 동기 부여 등 정서적인 면을 관장하는 변연계를 포함한 뇌의 전반적인 부위로 정보를 보낸다. 따라서 내장기관에서 오는 통증은 어디가 어떻게 아픈지 정확하게 설명하기가 어렵다. 아픈 부위와 양상이 모호해 뭐라고 표현할 수 없게 아픈 경우가 많고, 뱃속이나 가슴에서 통증이 발생하면 강도가 세지 않더라도 더 고통스럽고 견디기 힘들게 느껴진다.

내장에 분포한 신경의 반복적이고 지속적인 염증에 의한 통증은 일반적으로 뇌에서 받아들인 통증뿐만 아니라 뇌의 변연계에서 일방적으로 감정과 직접 연관되고 해마에 의해 과거 기억과도 상호 작용을 하게 된다. 따라서 중추

> **TIP**
>
> **뇌-내장 축(Brain-Gut Axis)**
>
> 내장기관과 뇌는 양방향의 조절을 하고 있다. 스트레스나 우울, 불안, 긴장, 극한 감정 등에 의하여 뇌의 변연계가 자극되면 시상하부에서 스트레스 호르몬의 분비를 자극하여 부신피질에서 코티졸을 분비한다.
>
> 코티졸은 스트레스 호르몬으로 면역계를 자극하여 염증 유발 물질의 분비를 증가시킨다. 또한 교감신경계가 활성화되어 내장의 운동성과 혈액순환을 저하시킨다. 내장에 분포하는 신경에는 염증이 발생하고, 민감한 내장신경의 정보가 다시 뇌로 전달되면 변연계를 거쳐 내장 부위에서 오는 통증으로 감지된다. 즉 내장신경은 뱃속이나 심장에서 일어나는 병변이 없더라도 스트레스나 정서적 자극에 대한 즉각적인 반응을 할 수 있는 '뇌-
>
>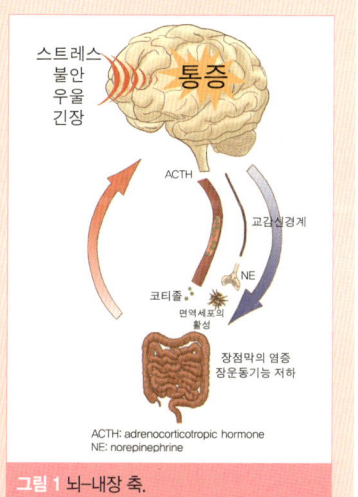
>
> 그림 1 뇌-내장 축.
>
> 내장 축'에서 불균형이 발생하면 만성적인 가슴, 복부, 골반 통증을 일으킬 수 있다. 그림 1 따라서 가슴이나 복부에서 오는 만성 통증은 다른 만성 통증에 비해 정신적 스트레스의 영향을 많이 받는다고 볼 수 있다.

신경이 민감해진 상태가 되면 내장기관에서 오는 사소한 자극도 스트레스나 불안, 과거의 나쁜 기억들과 연관되어 통증으로 반응할 수 있다.

같은 검사 반복, 병원 쇼핑의 함정

기능성 복통 혹은 가슴 통증을 앓고 있는 환자들의 대부분이 가슴이나 복부 쪽에서 통증이 심하게 오기 때문에 응급실을 찾아가고, 같은 검사를 반복한다. 검사 상으로는 이상이 나타나지 않기 때문에 매번 정상이라는 결과를 듣고 진통제만 맞고 돌아오기를 되풀이하는 경우가 많다. 1년에도 몇 차례씩 아플 때마다 불안해하면서 이 병원 저 병원을 찾아다니며 같은 검사를 반복하는 환자들도 있다.

내장 부위에서 오는 통증은 뇌 전체로 퍼져 감지되기 때문에 통증 부위가 불확실하고 모호하다. 또한 감정과 공포, 위기감 등을 조절하는 변연계 부위와 상호 작용하기 때문에 불안감이나 위기감을 더 많이 느낀다. 따라서 환자들은 검사 결과가 정상이라고 해도 쉽게 불안감을 떨쳐버리지 못한다. 뿐만 아니라 병원과 의사를 불신의 눈초리로 쳐다보기도 한다. 검사 결과가 정상이라는 의사의 말을 믿지 못하고 의사가 실력이 없어서 혹은 검사 기구가 최신형이 아니어서, 이전에는 정상이었어도 다시 무슨 문제가 생겨서일지 모른다는 생각으로 끊임없이 검사를 하길 원한다.

만성 통증의 원인이 아픈 부위의 문제가 아니라 뇌에서 통증을 억제하는 신경이 약해지거나 통증을 감지하는 신경이 민감해졌기 때문이라는 것을 알아야 한다. 그리고 더 이상 불필요한 검사를 반복하거나 배가 아프다고 소화제만 복용하는 일이 있어서는 안 된다.

Functional Abdominal Pain 기능성 복통 02

배와 옆구리가 뼈가 끊어지는 것처럼 아파요

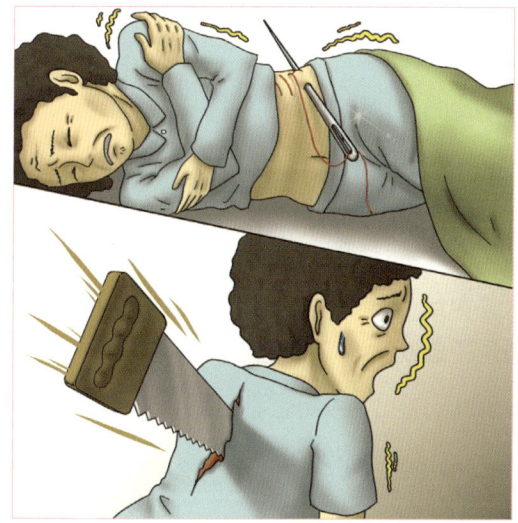

- N 김정순(가명)
- A 72세/여
- J 주부
- V 10(최대 통증 10 기준)

최숙자 씨가 옆구리와 배가 아파 고생한 지는 2년 정도 되었다. 그동안 이 병원 저 병원을 전전하며 위염 약도 많이 먹고, 통증을 달래주는 진통제도 많이 먹었지만 통증은 여전했다. 배의 통증도 심각했지만 오른쪽 옆구리 통증도 만만치 않았다. 허리가 끊어질 듯이 아프고, 심하면 옆구리에서 등 쪽까지 뻗치듯이 아파왔다. 어쩌다 술을 조금 먹는 날에는 견딜 수 없을 정도로 통증이 심해지곤 했다.

식사를 하면 배가 뻐근하게 아팠다. 어떤 때는 자다가도 갑자기 배가 뭉클

하며 아파 잠을 깨기도 한다. 등과 옆구리는 뼈를 자르는 것 같은 통증이 왔다가 바늘로 피부를 떠서 잡아당기는 느낌이 들곤 했다.

2년여 세월이 흐르는 동안 통증이 약해진 것인지 아니면 통증에 익숙해진 것인지 모르겠지만 지금은 처음처럼 못 견딜 정도로 통증이 심하지는 않다. 하지만 통증이 사라지지 않고 2년 동안 지속되자 불안한 마음에 대학병원 내과를 찾아 정밀검사를 받았다. 대학병원에서는 검사 상으로는 아무 문제가 없다고 하면서 통증전문클리닉을 권했다고 한다.

의학적 검사로 아무 이상이 없으면서 배가 아픈 경우에는 심리적인 요인이 통증의 중요한 유발 요인이 되는 경우가 많다. 이 환자 역시 다시 꺼내는 것조차 너무나 힘든, 가슴속에 묻어두었던 아픈 사연이 있었다.

최숙자 씨는 2년 전 여름, 아들을 잃었다. 37세 늦은 나이에 본 늦둥이라 애지중지하던 귀한 아들이었다. 그런 아들이 초등학교 6학년 때 친구들과 물놀이를 하다 익사를 한 것이다. 아들이 죽은 후 그녀는 슬픔을 이기지 못하고 한 달 동안 하루에 소주를 7병씩 마시며 지냈다. 그렇게 하지 않고서는 도저히 맨 정신으로는 살 수가 없었기 때문이다.

지금은 2년 전처럼 마구잡이로 술을 마시지는 않는다고 한다. 자신의 의지로 술을 마시지 않는다기보다는 술을 한 잔만 마셔도 옆구리 통증이 심해져 먹을 수가 없다고 했다. 하지만 그녀의 고통은 아직도 끝나지 않았다. 비록 술은 마시지 않지만 자는 내내 고통스러운 기억이 꿈으로 나타나 잠을 잘 못 자는 상황이다.

최숙자 씨의 경우 아들을 잃은 정신적 충격과 지나친 음주로 위장 기능이 약화되었고, 내장으로 가는 신경이 지속적으로 민감해지는 상태가 되어 배와 옆구리에 통증이 생기는 것으로 추정되었다.

이 환자에게는 흉추신경 주사와 성상신경절 주사치료를 했고, 소화제 대신 마음의 안정과 숙면을 도울 수 있는 약물을 처방해주었다. 일주일 후에 다시 방문한 환자의 얼굴은 밝아 보였고 눈빛도 안정감이 있었다. 진료실 의자에 앉으면서 그녀는 밝은 목소리로 말했다.

"이젠 병원을 제대로 찾은 것 같아요. 잠도 잘 잤어요. 꿈도 꾸지 않고, 옆구리 아픈 것도 괜찮고, 배도 아프지 않아요. 아팠던 자리가 약간 느낌이 남아 있기는 하지만 아프다는 생각은 안 들어요."

내장신경은 정신적 스트레스에 민감하다

내장신경은 뇌와 양방향으로 교류하면서 우리 몸의 항상성을 유지하려 한다. 더불어 내장신경은 스트레스에 민감하게 반응한다. 특히 최숙자 씨의 경우처럼 애지중지하던 아들을 잃는 것 같은 큰 충격이나 갑작스런 정신적 스트레스를 받으면 내장신경은 예민해질 대로 예민해진다. 정신적 스트레스는 뇌의 편도 및 해마에 작용하여 슬픔, 상실감, 원망 등 나쁜 감정을 만든다. 뿐만 아니라 자신이 감당하고 조절할 수 없는 스트레스로 인해 스트레스 호르몬이 대량 분비되고 교감신경계를 흥분시켜 결국 내장신경에 염증을 일으킨다.

불규칙한 식사와 과음도 내장신경의 염증을 악화시키는 데 한몫을 한다. 불규칙한 식사와 과음을 되풀이하면 위장 벽이 손상되고, 과도한 위산 분비로 위장 벽 내에 염증이 생긴다. 위장 벽에 생긴 염증은 정신적 스트레스를 받은 뇌로부터 만들어진 내장신경의 염증을 더욱 악화시키고 지속시킨다.

이렇듯 뇌와 내장기관 사이에는 서로 영향을 주고받으면서 균형을 잡는

'뇌-내장 축'이 존재한다. 이 축은 정신적 스트레스로 뇌가 자극을 받을 때 스트레스 호르몬이 분비되고, 자율신경계가 균형을 잃게 하고, 염증 유발 면역세포를 활성화시키는 기능을 한다. 이는 내장 자체의 병변에서 오는 통증 정보를 뇌에 전달하는 것 이상으로 중요한 역할이라 할 수 있다. 이처럼 뇌와 내장기관은 서로 밀접하게 연결되어 있기 때문에 내장신경에서 오는 통증과 정신적 스트레스는 서로 민감하게 반응할 수밖에 없다.

심장이나 복부에 이상이 없는데도 가슴이나 복부 통증을 호소하는 환자들 중 일부는 정신적 스트레스가 내장기관에 영향을 미쳐 통증을 유발할 수 있다는 사실을 인정하지 않는 사람들이 종종 있다. 자신은 스트레스에 강해 정신적 스트레스 때문에 통증이 발생했을 리 없다며 통증과 스트레스에 대한 대화를 회피하려 든다.

정신적 스트레스는 내장신경의 통증 전달 신경계의 과감작을 일으킬 수 있다. 환자와 의사 모두 이 사실을 이해하는 것이 중요하다. 그렇다고 환자가 느끼는 통증이 머릿속에만 있는 통증, 실제로는 아무 이상이 없는데 환자가 정

> **TIP**
>
> **어떤 상황에서 내장신경의 과감작이 일어날까?**
> 어려서부터 심한 스트레스, 예를 들어 부모와의 이별 혹은 아동 학대 등에 오랫동안 노출되어 있는 경우나 유전적으로 신경이 약한 사람들이 내장신경의 과감작이 일어날 가능성이 높다. 지속적으로 심한 스트레스를 받던 사람들이 가족이나 가까운 사람과의 이별이나 사망, 심한 감염(심한 감기, 장염 등) 혹은 심각한 경제적 위기 등 갑작스런 정신적·육체적 스트레스를 겪게 되면 호르몬과 면역계의 불균형으로 내장신경의 과감작이 유발될 수 있다. 또한 본인의 처지와 통증에 대한 과도한 불안감이 지속되면 이런 상태는 영구히 지속되는 쪽으로 진행되기도 한다.

신적으로 민감해서 느끼는 통증 혹은 환자가 마음을 편하게만 먹으면 없어지는 통증이라고 생각해서도 곤란하다. 우리의 신경은 매우 유동적이어서 나쁘게 변하기 시작하면 나쁜 모양으로 성형된다(neuroplasticity). 시간이 흐르면 나쁘게 성형된 모양 그대로 유지되기 때문에 굳어지기 전에 신경치료를 잘해주어야 한다.

왜 배가 아프다 옆구리가 아플까?

사례에서 소개한 최숙자 씨의 경우 배만 아픈 것이 아니라 옆구리, 허리, 등까지 통증이 심했다. 마치 통증에 발이 달린 것처럼 배, 옆구리, 허리, 등으로 돌아다니면서 아픈 통에 더 힘들어했다. 왜 배가 아프다 옆구리, 허리, 등까지 아픈 것일까? 이유는 내장신경과 체성신경이 연결되어 있기 때문이다. 내장신경은 주로 내장을 움직이며 혈관을 조절하고, 체성신경은 근육과 뼈, 관절, 피부 등으로 가는 신경인데, 복부에서는 복부 쪽의 근육과 피부로 간다.

자율신경과 체성신경은 모두 척수신경에서 가지를 쳐서 온몸에 분포하며, 척수에서는 다시 내장과 근육, 피부에서 오는 정보를 교환한다. **그림 2**에서 보는 것처럼 내장에서 오는 통증 감각이 교감신경줄을 타고 척수로 들어오면 척수신경을 따라 같은 척추 레벨의 근육과 혈관으로 가는 체성신경을 자극한다. 그러면 근육이 경직되고 혈관 수축을 유발해 특정 부위의 연관통을 일으킨다. 따라서 위장에서부터 통증이 시작되었지만 위장으로 가는 척추신경(흉추 7~8번)이 분포하는 근육과 피부 쪽에서도 통증을 느끼는 것이다.

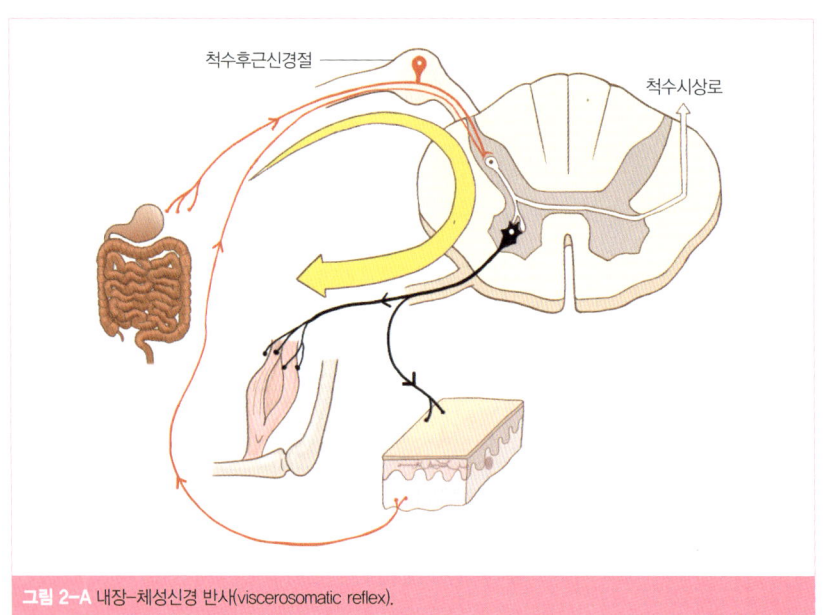

그림 2-A 내장-체성신경 반사(viscerosomatic reflex).

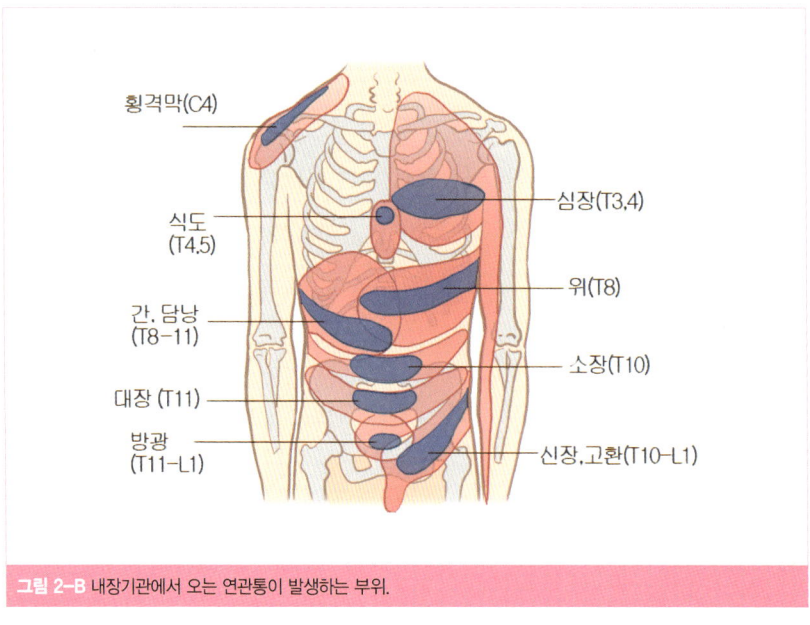

그림 2-B 내장기관에서 오는 연관통이 발생하는 부위.

Functional Pelvic Pain 기능성 골반통 03

장염을 앓고 난 후
아랫도리가 아파요

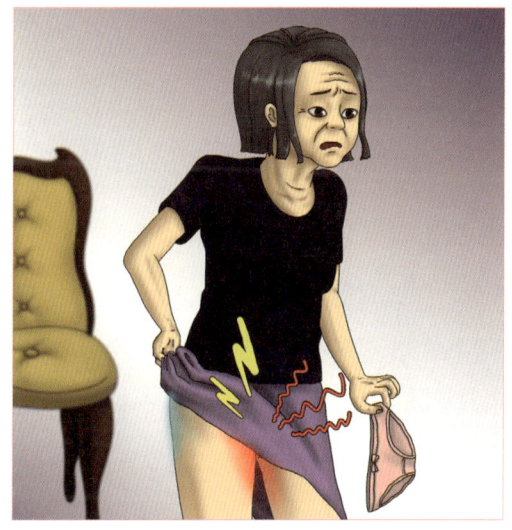

- N 이영숙(가명)
- A 64세/여
- J 주부
- V 5~10(최대 통증 10 기준)

　오랫동안 통증에 시달린 분들은 대부분 예민하고 신경질적인 편이다. 시도 때도 없이 통증에 시달리다 보면 원래 차분하고 온화했던 사람들도 다른 사람처럼 성격이 바뀌곤 한다. 64세 이영숙 씨도 통증으로 무척이나 예민해진 상태였다. 진료실에 들어와 짜증과 분노에 찬 얼굴로 앉지도 않은 채 그동안 통증으로 고생했던 이야기를 쏟아놓기 시작했다.

　이영숙 씨가 생전 경험해보지 않은 이상한 통증에 시달리게 된 것은 한 달 전 장염을 앓고 난 후부터였다. 무얼 잘못 먹었는지 심한 설사로 고생을 하다가 설사약을 먹어도 소용이 없어 병원을 찾았더니 장염이란 진단이 나왔다. 워낙 설사가 심해 일주일간 내과에 입원해 치료를 받았다.

그 후 설사는 멎었는데 항문 주위와 요도 부위, 외음부, 치골 부위가 아프기 시작했다. 통증을 없애기 위해 피부과, 산부인과, 신경과, 신경외과 등을 찾아다니며 여러 가지 검사를 받았다. 방광염이나 질염, 대상포진 등을 의심했지만 정작 관련 검사 결과는 정상으로 나왔다.

답답한 마음을 뒤로 하고 통증이라도 줄여보자는 마음으로 병원에서 약을 처방받아 복용했지만 어찌 된 일인지 약을 먹으면 통증이 더 심해지는 느낌이었다. 통증은 밤에 더 심해졌다. 잠을 잘 수 없을 정도로 통증이 심해지면서 얼마 전부터는 수면제까지 복용하고 있는 상황이었다.

아픈 부위가 바닥에 닿으면 통증이 더 심해지기 때문에 앉는 것을 피하다 보니 이만저만 불편한 것이 아니다. 속옷을 입으면 피부가 민감해지면서 아프기 때문에 속옷을 입을 수 없어 긴 치마를 입어야만 했다. 치골 부위는 털이 쭈뼛쭈뼛 서서 찌르는 듯 아팠고, 양쪽 사타구니는 살이 무른 것같이 축축하면서 얼얼했다. 외음부와 요도 부위도 쓰라리게 아프고, 엉덩이는 차갑고 시린 느낌이었다.

이영숙 씨는 의사들에 대한 불신이 깊은 상태였다. 한 달 동안 여러 과의 전문의들을 만났고, 각종 검사를 받았고, 통증을 줄여주는 약물을 처방받아 복용했는데도 완화되기는커녕 더 심해지니 그럴 만도 했다. 피부가 민감해져 옷을 입기도 힘들고, 앉아서 밥을 먹을 수도 없을 정도로 통증이 심해져만 가니 심신이 지칠 대로 지치는 것은 당연했다.

그동안 통증과 연관된 검사는 거의 다 받은 상태였으므로 또 다른 검사를

> **TIP**
>
> **심한 내장신경 염증이 반복되면 만성 신경통증이 된다**
>
> 신경이 손상되거나 염증이 생기면 통증이 나타난다. 일반적으로 염증이 심하지 않으면 비교적 쉽게 염증을 치료할 수 있고, 염증이 가라앉는 것과 비례해 민감해졌던 통증 전달 신경이 정상화가 되면서 통증도 줄어든다.
>
> 하지만 신경 염증이 심하거나 오래 지속되면 말초신경이 강하게 지속적으로 자극되고, 말초신경에서 척수를 통해 뇌까지 연결된 통증 전달 신경계에 지속적인 통증 자극이 전달되면서 점차 척수와 뇌신경 쪽에서 통증에 민감한 변화가 일어난다. 따라서 오랜 시간 심한 염증에 노출되었던 신경은 말초 부위에서의 염증이 사라져도 염증이 있었던 상태처럼 통증을 지속적으로 느끼게 된다. 사례에서 소개한 이영숙 씨도 심한 장염을 앓으면서 신경이 통증에 민감한 상태로 변했기 때문에 장염이 치료된 후에도 통증이 지속되었던 것으로 생각된다.

하는 것은 불필요했다. 통증 발생 전에 심하게 앓았던 대장염에 의한 내장신경의 지속적인 염증반응에 따른 신경통일 가능성이 높았다.

골반 장기로 가는 교감신경인 상하복신경총 차단술과 외톨이 교감신경 차단술을 실시하자 통증이 줄어들었다. 이후 미추신경 주사 및 성상신경절 주사 등을 반복하면서 약물치료를 병행하였다. 일주일이 지나자 이영숙 씨는 진료실에 앉아서 상담을 할 수 있을 정도로 호전되었다. 통증이 줄면서 수면장애도 많이 개선되었다.

기능성 골반통 치료, 교감신경 차단술과 약물치료가 해결책

우리 몸에는 '자율신경계'라는 것이 있다. 자율신경계란 뇌나 척수에서 나와 신체의 구석구석까지 이르는 말초신경계의 한 부분으로 주로 호흡, 순환, 소화, 배설과 같이 생명을 유지하는 데 직접 관계하고 내장기관을 무의식적으로 조절하는 역할을 한다. 자율신경계는 교감신경계(sympathetic nervous system)와 부교감신경계(parasympathetic nervous system)라는 두 개의 신경계로 구분되며, 서로 반대의 역할을 하면서 우리 몸의 항상성(homeostasis)을 유지하기 위하여 밸런스를 이룬다. 즉 교감신경계가 우리 몸이 에너지를 소비하는 강한 활동을 할 수 있도록 돕는다면 부교감신경계는 우리 몸이 음식물을 소화시키고 휴식을 취하며 에너지를 얻어 보존할 수 있도록 돕는다. 교감신경계는 스트레스 상황이나 긴장된 상태에서 주로 작동하는 신경계로 우리 몸을 외부로부터 무장시키고 공격하는 자세로 만든다. 예를 들어 산에서 멧돼지를 보고 놀라서 도망가는 상황이라면 눈은 커지고 심장은 두근거리고 장은 긴장된다. 이런 상태를 유지시켜주는 신경이 교감신경이다. 반대로 우리가 집에서 식사를 할 때는 소화가 잘 되도록 소화액도 분비되고 장 기능도 원활해지는데, 이럴 때 주로 활동하는 신경이 부교감신경이다.

또한 정신적으로 스트레스를 받는 상황에서는 자율신경계의 중추인 시상하부에서 뇌하수체를 자극해 부신피질에서 스트레스 호르몬을 분비시키게 되고, 이 호르몬은 교감신경을 자극하게 된다. 내장기관의 감각은 자율신경계에 의하여 뇌로 전달되기 때문에 교감신경이 자극되면 내장기관을 긴장시킬 뿐 아니라 신경과민으로 통증을 일으키게 한다. 따라서 내장기관에서 시작된 통증은 초기에는 교감신경의 활성화에 의한 경우가 많기 때문에 교감신경을 차단시키는 것이 통증 치료의 중요한 방법 중 하나가 된다.

내장신경의 과감작과 중추신경의 통증 억제 기능 결여는 세로토닌과 노르에프네프린의 부족이 원인인 경우가 많다. 따라서 이러한 기능성 복통 환자들에게는 단순한 소화기계 약물이 아니라 세로토닌과 노르에프네프린을 증가시켜주는 항우울제가 통증 조절 약물로 우선 사용된다. 그 이외에도 환자들의 통증을 유발시킬 만한 정신적 요인이 없는지 살핀 뒤 환자의 불안이나 우울 등을 적절히 해소할 수 있는 약물을 사용할 수 있고, 스트레스를 조절할 수 있는 방법을 찾아내도록 노력해야 한다.

04 기능성 항문 통증 Chronic Perianal Pain

항문 주위가 고춧가루를 뿌려놓은 것처럼 화끈거리고 아파요

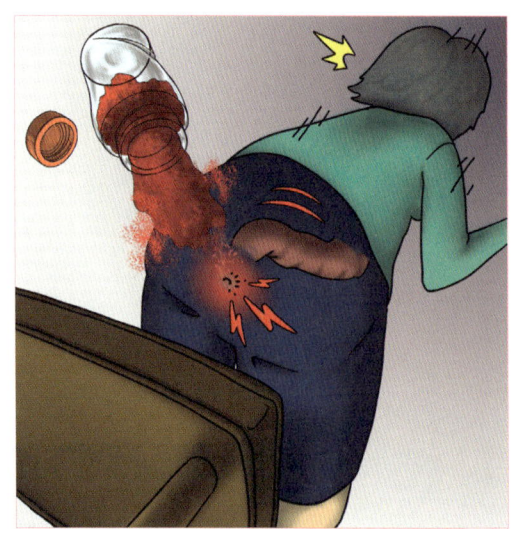

- N 이선화(가명)
- A 53세/여
- J 주부
- V 5~8(최대 통증 10 기준)

    53세 이선화 씨는 진료를 받는 내내 서 있어야만 했다. 항문과 항문 부위가 어딘가에 닿으면 통증이 심해 앉을 수가 없었기 때문이다.

    통증이 발생한 지는 약 4개월 정도 되었다. 처음에는 치질인 줄 알고 대장항문클리닉에서 치료를 받았지만 차도가 없었다. 혹 다른 곳에 문제가 있나 싶어 복부 CT, 요추 MRI 등 항문으로 가는 신경과 항문 및 대장을 포함한 복부 장기에 대한 검사를 모두 받았지만 모든 검사에서 정상 소견을 보였다. 의학적 검사 상으로 아무 이상이 없는데도 계속 통증을 호소하자 항문외과 선생님은 정신과 진료를 권했다. 분명 통증이 심한데, 아픈 것을 인정받지 못하는 것처럼 서러운 일도 없다. 게다가 정신과 진료를 받아보라는 말까지 들으니 마치 정신적으로 문제가 있는 사람 취급을 받는 것 같아 더 서러웠다.

항문 부위는 고춧가루를 뿌려놓은 것처럼 따끔거리고 아팠다. 통증만 있는 것이 아니라 항문 안쪽은 늘 대변이 차 있는 것처럼 묵직했다. 통증은 대변을 본 지 약 3~4시간 후에 가장 심했다. 똑바로 누우면 통증이 더 심해져 항상 옆으로 눕고, 밤이 되면 통증이 항문에서 머리로 뻗치는지 머리가 조이듯 아파 잠을 제대로 잘 수가 없다. 이미 오래전부터 진통제를 복용하고 있지만 지금은 먹어도 통증이 줄어들지 않는다.

이선화 씨는 50세가 넘도록 가정을 위해 열심히 살림을 해온 가정주부였다. 손으로 하는 일을 좋아해서 틈나는 대로 도자기공예, 한식 전문 교육, 바느질, 수놓기 등을 꾸준히 배웠고, 많은 시간을 그런 취미생활을 하면서 지내왔다. 통증이 발생하기 6개월 전부터는 하루 종일 소파에 앉아서 수를 놓았다. 대부분의 시간을 한자리에 앉아 보내고 운동은 전혀 하지 않았다.

앉아 있을 수 없을 만큼 통증이 심해 일상생활이 불가능할 정도라 입원치료를 시켰다. 지속적으로 경막외강내 약물 주입술과 성상신경절 주사치료를 했다. 일주일이 지나면서 비록 짧은 시간이나마 편안하게 앉을 수 있게 되었고, 잠을 설치는 일도 없어졌다. 퇴원 후에도 약 3주 동안 신경 주사 치료를 꾸준히 받으면서 매일 1시간 이상 걷기 운동을 했다. 치료를 시작한 지 한 달 후 이선화 씨는 일상생활을 하는 데 큰 불편이 없을 정도로 회복되었다. 지금도 대변을 보고 3~4시간 후에 발생하는 통증은 약간 남아 있지만 그 이외의 통증은 사라졌다.

항문거상근이 경직되면 항문 주위 통증이 온다

항문은 내장기관의 끝이면서 방광과 생식기와 함께 골반 안에 위치하는 장기이다. 항문거상근은 골반의 바닥을 이루는 근육인데, 이 근육 사이에 요도, 여성인 경우 질과 그 뒤로 항문이 위치한다. 항문거상근은 골반 안의 장기를 받쳐주면서 직장과 항문 근육과 연결되어 있는 구조를 하고 있다. 그림 3 항문거상근에 분포하는 신경은 음부신경으로 감각과 운동을 담당할 뿐 아니라 교감신경가지를 포함하고 있다. 골반 안의 장기인 방광, 자궁, 직장과 이들 장기에 분포하는 자율신경과 더불어 항문 내 괄약근에 분포하는 교감신경과 부교감신경, 항문 외 괄약근에 분포하는 음부신경의 가지들은 이들 장기의 팽창, 염증 상태에 민감하게 반응하게 된다. 즉 골반 안은 우리 몸의 어느 부위보다 교감신경과 부교감신경이 밀집되어 분포하면서 생식기나 항문에 분포하는 감

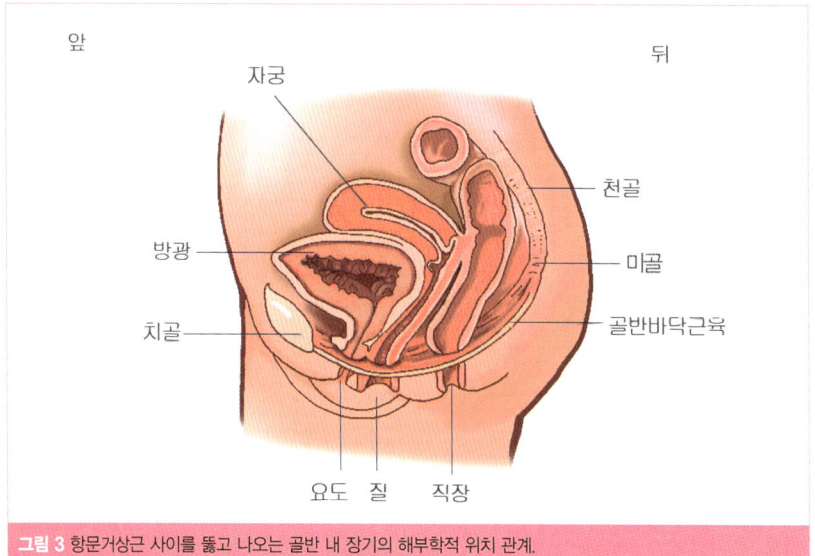

그림 3 항문거상근 사이를 뚫고 나오는 골반 내 장기의 해부학적 위치 관계.

각 신경이 이들 자율신경들과 긴밀하게 연결되어 있는 구조이다.

일반적으로 골반 바닥을 구성하고 있는 항문거상근의 경직에서 시작되는 항문 주위 통증을 항문거상근증후군(Levator ani syndrome)이라고 말한다. 항문거상근이 경직되는 원인은 정확히 알려져 있지 않다. 항문거상근은 자궁 안 장기를 받치고 있을 뿐 아니라 직장벽, 항문 괄약근, 전립선과 질과 연결되어 있다. 따라서 이러한 장기의 기능 이상이나 염증이 생기면 신경 반사(viscerosomatic reflex)에 의해 근육이 경직될 수 있을 것으로 추정된다. 또한 항문 괄약근 사이에는 정맥총과 임파관이 풍부하기 때문에 오랫 동안 앉아서 정적인 활동만을 하는 경우 항문 주변으로 혈액과 임파관의 저류현상이 일어나고 염증세포들이 모여들면 음부신경을 포함한 자율신경에도 염증이 발생하면서 통증이 발생할 수 있다. 이런 상태가 지속되면 내장신경 감작이 일어나서 만성적인 통증 상태로 진행하기도 한다.

이선화 씨의 경우도 6개월 동안 하루 종일 꼼짝도 하지 않고 소파에 앉아 수를 놓은 것이 원인이 되어 통증이 발생했다. 수험생의 밤샘 공부 또는 이선화 씨처럼 취미생활로 장시간 앉아서 수를 놓거나 꽃꽂이를 하는 등의 일은 모두 항문 주위 신경통을 일으키기 쉽다. 따라서 불가피하게 장시간 앉아 있어야 할 경우에는 주기적으로 일어나 가벼운 스트레칭을 하거나 매일 유산소 운동을 해 혈액순환과 면역력을 높이는 것이 중요하다.

교감신경과 부교감신경, 음부신경의 과감작도 원인

장시간 앉아 있는 것 외에도 항문 주위 신경통을 유발하는 요인은 많다. 홍세화 씨는 지난해 자연분만으로 예쁜 딸을 얻었다. 꼬박 하루 동안 산통과 싸

우느라 진이 다 빠졌지만 아기와 첫 대면을 하는 순간 거짓말처럼 평화가 찾아왔다. 하지만 자연분만을 할 때 너무 고생을 해서인지 몸이 쉽게 회복되지 않았다. 전체적으로 기력이 떨어진 것도 문제지만 회음부와 항문 주변이 아파 견딜 수가 없었다. 산부인과에서는 출산과 관련하여 자궁과 질은 정상으로 회복되었다고 했고 좌욕을 열심히 할 것을 당부하였다.

처음에는 출산 후유증이라 생각하고 시간이 지나면 나아질 것이라 기대했지만 출산 후 3개월이 되어 출근할 날짜가 다가오는데도 통증은 오히려 점점 더 심해졌다. 처음에는 앉아 있을 때 심했는데 점차 누워 잠을 잘 때도 통증이 와서 잠을 자기 힘들어졌다. 홍세화 씨의 경우 자연분만을 하는 과정에서 골반 바닥 근육과 인대가 손상돼 염증이 생긴 것이 더디게 회복되면서 골반 바닥 근육으로 가는 음부신경의 염증 상태가 지속되고, 음부신경이 민감해지면서 직장과 항문까지 통증을 느끼게 된 것으로 생각된다.

골반과 항문 주변의 신경은 서로 연결되어 있기 때문에 골반에 염증이 생기면 항문 통증이 생기기 쉽다. 따라서 분만으로 인해 골반 근육과 인대가 손상되었거나 골반 내 장기 즉 대장, 방광, 전립선에 심한 염증이 생기면 항문 통증이 발생할 수 있으므로 조기에 적절한 치료를 하는 것이 필요하다.

항문 주위 통증 치료

항문 주위에 통증이 발생하면 일반적으로 통증을 일으키는 다른 원인에 대한 검사를 진행한다. 골반 장기에 대한 초음파나 복부 CT, 대장 내시경 및 산부인과 검사를 통하여 골반 장기와 연관된 원인이 있는지를 확인한다. 분명한 원인 없이 통증이 있는 경우에는 통증 발생 전에 환자의 생활습관이나 운동습관 등을 확인하여 통증 유발 요인을 알아낼 필요가 있다. 일반적으로 만성적인 항문 주위 통증은 골반 바닥 근육이 경직되고 혈액순환 장애가 지속되어 음부신경이 과감작 상태가 되거나 음부신경과 연관된 자율신경의 불균형이 원인이 되어 발생한다.

만성적인 항문 주위 통증은 단순한 진통소염제로는 잘 가라앉지 않는다. 이런 경우 항우울제를 포함한 만성 신경통을 치료하는 약물을 사용하며, 음부신경과 음부신경의 뿌리인 미추신경 주사 및 골반 장기로 가는 교감신경 주사 등을 병행하는 것이 신경의 과감작을 치료할 수 있는 방법이 된다.

심리적인 치료가 필요할 수도 있다. 항문 주위 통증에 시달리는 환자들 중에는 기능성 복통 환자와 같이 우울증과 불안증을 함께 앓는 분들이 많다. 우울증과 불안증은 항문 통증을 악화시키는 요인이 될 수도 있기 때문에 환자의 기분과 수면 상태에 대한 평가 후에 필요할 경우 심리적인 치료를 병행하면 더욱 효과적으로 통증을 치료할 수 있다.

항문 주위 통증을 없애기 위한 생활요법

항문 주위 통증을 없애려면 원인을 찾아 적절한 치료를 하는 것도 중요하지만 통증을 악화시킬 수 있는 잘못된 자세를 바로 잡고, 적절한 운동으로 항문 주위 근육의 긴장을 풀고 혈액순환을 돕는 생활요법도 중요하다. 항문 주위 통증으로 고생하는 환자들이 주의해야 할 사항은 다음과 같다.

❶ 장시간 앉아 있는 것을 피한다.
❷ 등을 비스듬히 한 채 꼬리뼈 쪽에 힘을 주고 앉는 자세를 피한다.

❸ 가운데 구멍이 뚫린 도넛형 방석을 사용하지 않는다. 이런 방석을 사용하면 꼬리뼈 쪽으로 압력이 몰리면서 항문 주위에 피가 몰려 정체되고, 가뜩이나 긴장된 골반 바닥 근육을 더욱 긴장시킨다.
❹ 변비가 되지 않도록 식이섬유가 풍부한 음식을 먹는다.
❺ 전신 유산소 운동을 규칙적으로 한다.
❻ 골반 바닥 근육 강화 운동(케겔 운동, Kegel exercise)을 한다.

골반 바닥 근육 강화 운동법(케겔 운동법)

케겔(Kegel) 운동은 골반 바닥 근육을 강화시키는 대표적인 운동으로 항문 주위 통증이 있는 환자, 임산부와 같이 골반 근육이 쉽게 피로해질 수 있는 임산부, 요실금 환자들에게 매우 유용하다. 화장실에 앉아 두 다리를 약간 벌리고 소변을 보다가 순간적으로 소변을 멈추게 해보고 이때 힘이 주어지는 근육이 어떤 근육인지 느껴본다. 이 근육을 수축시키고 이완시키는 동작을 약 3~5초간 반복한다. 한 번에 10~15회 반복하면 좋다.

케겔 운동은 어떤 상황, 어떤 자세에서도 비교적 쉽게 할 수 있다는 것이 장점이다. 누워 있거나 앉아 있을 때 혹은 서 있을 때 등 어떤 자세에서도 가능하다. 하루에 2차례 정도 꾸준히 하면 골반 바닥 근육을 강화하는 데 도움이 된다.

골반 바닥 근육을 강화하는 운동을 할 때는 엉덩이와 허벅지 근육에는 힘을 주지 않아야 한다. 골반 근육을 수축할 때 배나 엉덩이 근육에 힘이 안 들어가는지 손으로 만져보면서 확인한다. 복근과 엉덩이 근육은 그대로 있는 상태에서 소변과 대변을 멈추는 데 사용되는 골반 바닥 근육만을 조였다 풀 수 있도록 연습한다.

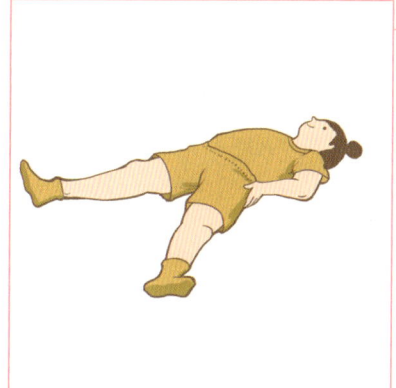

1

양쪽 다리를 어깨너비만큼 벌린 채 바닥에 눕는다. 아랫배와 엉덩이 근육의 긴장을 푼 상태에서 항문을 조이면서 골반 근육을 수축시킨다.

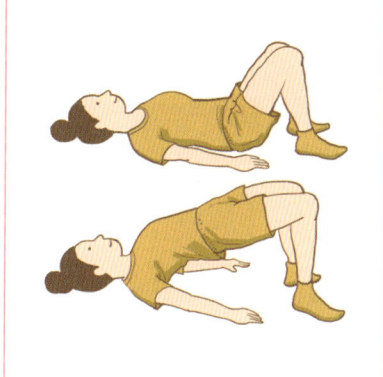

2

똑바로 바닥에 누워 무릎을 구부린다. 숨을 들이마시며 엉덩이를 서서히 들면서 항문을 조여 골반 근육을 5초간 수축시킨다. 그런 다음 어깨, 등, 엉덩이 순으로 바닥에 내리면서 힘을 뺀다.

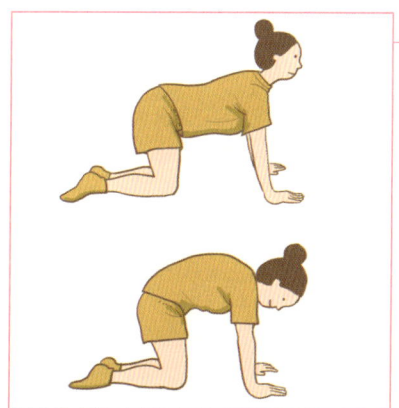

3

양 무릎과 손바닥을 바닥에 댄다. 숨을 들이마시면서 등을 동그랗게 올리고 5초간 골반 근육을 수축한다. 그런 다음 숨을 내쉬면서 등을 내려 원상태로 돌아간다.

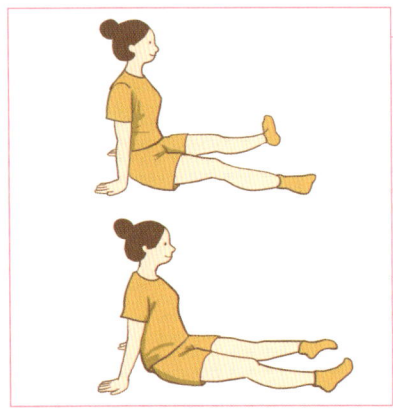

4

다리를 벌리고 양 발끝을 바깥으로 향하게 해서 앉는다. 손은 엉덩이 뒤 바닥에 댄다. 그 상태에서 골반 근육을 5초간 수축하면서 양 발끝을 안쪽으로 향하게 한다.

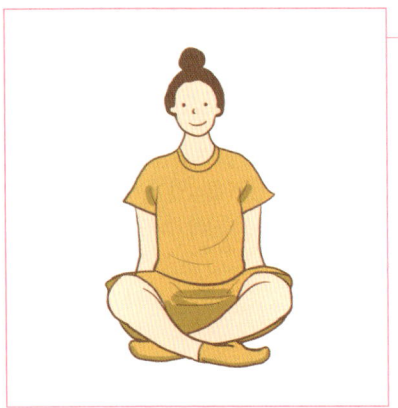

5

가부좌를 틀고 앉은 자세에서 골반 항문과 질을 서서히 조여준다.

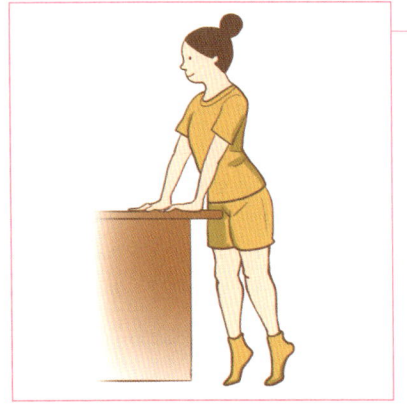

6

의자나 탁자를 잡고 서서 몸의 균형을 잡는다. 이 상태에서 양 발꿈치를 서서히 들었다 내리기를 반복한다.

좋은 통증 나쁜 통증

초판 1쇄 인쇄일 | 2013년 05월 21일
초판 1쇄 발행일 | 2013년 05월 23일

지은이 | 한경림
펴낸곳 | 북마크
펴낸이 | 정기국
책임편집 | 이헌건
기획 | 유혜규
편집 | 조문채
디자인 | 나인플럭스
일러스트 | 이화 · 양지영
마케팅 · 관리 | 안영미

주소 | 서울특별시 마포구 성산동 81-6 수흥빌딩 202-A호
전화 | 02-325-3691
팩스 | 02-335-3691
등록 | 제 303-2005-34호(2005.8.30)

ISBN | 978-89-92404-82-2 13510
값 | 18,000원

이 책은 저작권법에 따라 보호를 받는 저작물이므로 무단 전재와 무단 복제를 금하며, 이 책 내용의 전부 또는 일부를 이용하려면 반드시 저작권자와 메디마크의 서면동의를 받아야 합니다.

* 잘못된 책은 바꾸어 드립니다.